D1729480

Mit freundlicher Unterstützung

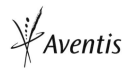

Aventis

Jahrbuch

DER NEUROMUSKULÄREN ERKRANKUNGEN

2000

im Auftrag der Deutschen Gesellschaft
für Muskelkranke e.V.

Hrsg. D. Pongratz (München)

Arcis Verlag

Die Deutsche Bibliothek – CIP-Einheitsaufnahme

Jahrbuch der neuromuskulären Erkrankungen . . . / im Auftr. der Deutschen Gesellschaft für Muskelkranke e.V. – München : Arcis-Verl.
ISSN 1435-4209
Erscheint jährl. – Aufnahme nach 1996 (1997)

1997 (1998) –

© Arcis Verlag GmbH, München 2001

Redaktion: Gabriele Lindlar, Manuela Schaller, Margit Schork, Dr. Wilhelm Fischer

Herausgeber: Prof. Dr. med. Dieter Pongratz
im Auftrag der Deutschen Gesellschaft für Muskelkranke e.V.

Printed in Germany: Ziele Druck GmbH, 85748 Garching

Dieses Buch ist auf chlorfrei gebleichtem Papier gedruckt.

ISBN 3-89075-148-2

Inhalt

Anhang

Vorwort

Dank weiterer großzügiger Unterstützung durch die Firma Aventis Pharma Deutschland GmbH kann das Jahrbuch der neuromuskulären Erkrankungen 2000 im Auftrag der Deutschen Gesellschaft für Muskelkranke e.V. erneut erscheinen.

Es schließt sich an die Jahrbücher der neuromuskulären Erkrankungen 1996, 1997, 1998 und 1999 an und bringt aktuelle Jahresberichte aus dem Jahr 2000, welche über die Arbeit der Neuromuskulären Zentren und Sprechstunden in der Bundesrepublik Deutschland im Auftrag der Deutschen Gesellschaft für Muskelkranke e.V. (DGM) informieren.

Es enthält weiterhin zwei aktuelle Übersichtsarbeiten zu den Themen:

– Multifokale motorische Neuropathie
– Fibromyalgie. Eine Standortbestimmung

Es folgen Kurzdarstellungen der Preisträger 2000 der Deutschen Gesellschaft für Muskelkranke e.V. betreffend den Forschungspreis 2000 für neuromuskuläre Erkrankungen, gesponsert von der Firma Aventis Pharma Deutschland GmbH. Den Anhang bilden wie in den vorangegangenen Jahrbüchern

– die aktualisierte tabellarische Zusammenstellung über die in den Zentren etablierten Muskelsprechstunden sowie
– die aktualisierte Fassung der Kurzdarstellung neuromuskulärer Erkrankungen, Erbgang, Genort, Genprodukt, molekulargenetische Diagnostik.

Möge das Jahrbuch der neuromuskulären Erkrankungen 2000 allen Kolleginnen und Kollegen in Praxis und Klinik als rasche Orientierungshilfe auf diesem Gebiet dienen und damit den Patienten mit neuromuskulären Erkrankungen in Deutschland zugute kommen.

Die Deutsche Gesellschaft für Muskelkranke e.V. (DGM) dankt ganz besonders herzlich den Herren Dr. Wilhelm Fischer und Helmut Schmid für ihr Engagement bei der Realisierung des Projektes sowie der Firma Aventis Pharma Deutschland GmbH für die neue Auflage, welcher weitere in regelmäßigen Abständen folgen mögen.

München, April 2001

Prof. Dr. med. D. Pongratz
Ltd. Arzt des Friedrich-Baur-Instituts
Klinikum Innenstadt der Univ. München
2. Vorsitzender
der Deutschen Gesellschaft
für Muskelkranke e.V.

Qualitätskriterien für die Muskelzentren der Deutschen Gesellschaft für Muskelkranke e.V. (DGM)

Zwingende Voraussetzungen für ein Muskelzentrum der DGM sind:

Regelmäßige ambulante Muskelsprechstunden von Neurologen und Neuropädiatern sowie stationäre Betten mit der Möglichkeit der intensivmedizinischen Betreuung einschließlich Beatmung. Die Fachbereiche der Neurologie, Neuropädiatrie, Kardiologie und Pulmologie müssen vertreten und eine humangenetische Beratung möglich sein.

Zusätzlich gewünschte Fachbereiche sind die Orthopädie, Rheumatologie sowie eine Sozial- und Hilfsmittelberatung und eine beratende Physiotherapie.

Im Rahmen der diagnostischen Möglichkeiten müssen neurophysiologische Untersuchungen durchführbar sowie bildgebende Verfahren vor Ort möglich sein. Muskelbiopsien sollten vor Ort entnommen und untersucht werden können.

Biochemische und molekularbiologische Untersuchungsverfahren müssen nicht vor Ort vorgehalten werden und sind auch in Kooperation mit anderen Zentren möglich.

Allgemeine Voraussetzungen für ein Muskelzentrum der DGM sind auch eine ausreichende Anzahl von Muskelkranken in der Betreuung sowie dazu ein regelmäßiges Sprechstundenangebot.

Innerhalb des Muskelzentrums sollen gemeinsame, interdisziplinäre Sitzungen und Fallbesprechungen stattfinden. Eine Zusammenarbeit mit der jeweiligen Landesgruppe ist unbedingt notwendig.

(Diese Kriterien wurden bei der Sitzung der Sprecher der Muskelzentren am 27.09.2000 in Baden-Baden beschlossen.)

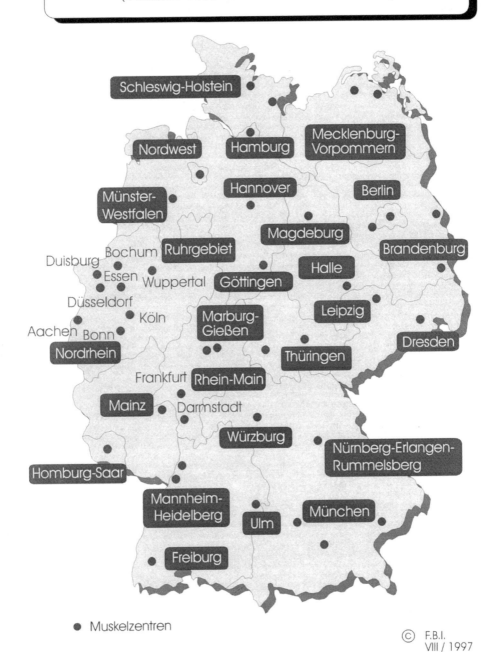

Neuromuskuläre Zentren in der Bundesrepublik Deutschland
im Auftrag der DGM
(Deutsche Gesellschaft für Muskelkranke e.V.)

Schleswig-Holstein

Nordwest Hamburg Mecklenburg-Vorpommern

Münster-Westfalen Hannover Berlin

Duisburg Bochum Ruhrgebiet Magdeburg Brandenburg

Essen Wuppertal Göttingen Halle

Düsseldorf Köln

Aachen Bonn Marburg-Gießen Leipzig

Nordrhein Dresden

Frankfurt Rhein-Main Thüringen

Mainz Darmstadt

Würzburg

Homburg-Saar Nürnberg-Erlangen-Rummelsberg

Mannheim-Heidelberg Ulm München

Freiburg

● Muskelzentren

© F.B.I.
VIII / 1997

Deutsche Gesellschaft für Muskelkranke e. V. – DGM

Das Jahr 2000 war für die DGM gekennzeichnet durch die notwendige Konsolidierung der Finanzen aufgrund des schlechten Vorjahresergebnisses.

Dennoch haben umfangreiche Aktivitäten stattgefunden. So wurden drei große Einzelveranstaltungen durchgeführt. Neben dem bereits zum zweiten Mal veranstalteten SMA-Symposium (SMArty-Symposium) fand erstmals ein solches Symposium für Patienten mit einer Muskeldystrophie vom Typ Duchenne und Becker/Kiener statt. Beide Veranstaltungen waren sehr gut besucht und konnten eine überaus positive Resonanz verzeichnen (vgl. hierzu Muskelreport 3/2000, S. 24 ff). Die Jahrestagung bot neben der obligatorischen Mitgliederversammlung ein reichhaltiges krankheitsgruppen- und themenspezifisches Angebot. Der große Erfolg der Symposien hat uns dazu bewogen, für das Jahr 2001 eine große Veranstaltung zu planen, die die bisherigen Symposien und die Jahrestagung vereinen soll. Die Themenschwerpunkte sind Genetik, Schmerz, Atmung, Kommunikation und Sexualität. Daneben wird es auch Angebote im Bereich Kreativität und Freizeit geben.

Die Forschungsförderung kann unter drei Aspekten gesehen werden. Da sind zum einen die Vergabe der Forschungspreise, die auch in diesem Jahr in gewohnter Weise erfolgen konnte. Weiter unsere aktive Beteiligung am European Neuromuscular Center (ENMC). Als Vollmitglied des ENMC sind wir sowohl im Executive Committee, als auch im Scientific Committee vertreten. In Bälde wird vom ENMC der 100. Workshop veranstaltet, was die Aktivitäten eindrücklich verdeutlicht. Die direkte Förderung von Einzelvorhaben fand dieses Jahr etwas reduziert statt, was einerseits an der geringeren Zahl von Anfragen lag, andererseits aber auch der finanziellen Situation Rechnung trug. Diesem Bereich wird in den Folgejahren sicher ein verstärktes Augenmerk gewidmet werden müssen.

Das Informationsangebot wurde weiter ausgeweitet. Neue Schriften sind hinzugekommen, andere wurden aktualisiert. Neu sind Faltblätter zu FSHD, Fibromyalgie, Mitochondriale Myopathien sowie Schwangerschaft und Geburt. Völlig überarbeitet wurde das Faltblatt Dystrophinopathien.

Der Vorstand hat in diesem Jahr erstmals Leitlinien zum Umgang mit Pharmafirmen entwickelt und verabschiedet. Diese sind bei der Geschäftsstelle erhältlich.

Im Sprecherrat wurden erstmals Qualitätskriterien für Neuromuskuläre Zentren (Muskelzentren) verabschiedet.

Das im vergangenen Jahr gestartete Projekt Hilfsmittelberatungszentrum mit Probewohnungen hat erfreulichen Zuspruch erhalten und ist inzwischen wichtiger Teil unseres Beratungsangebotes. Durch personelle Veränderungen bedingt ist der Aufbau der Informations- und Erfahrungs-Datenbank noch nicht so weit fortgeschritten, dass davon partizipiert werden könnte. Dies ist eine Aufgabe für das nächste Jahr.

Horst Ganter
Bundesgeschäftsführer

Anschrift:

Deutsche Gesellschaft für Muskelkranke e.V. – DGM

Bundesgeschäftsstelle	Im Moos 4
Referat Sozialarbeit	79112 Freiburg
Medizin Referat	
Sozialberatung	Tel.: 07665-9447-0
Hilfsmittelberatung	Fax: 07665-9447-20
Internet:	http://www.dgm.org
E-Mail:	DGM-FR@t-online.de

Neuromuskuläre Zentren

Neuromuskuläres Zentrum Berlin

Jahresbericht

Zwei wichtige Neuerungen sind mitzuteilen. An der Schloßpark-Klinik wird unter der Leitung von Frau PD Dr. Simone Spuler ein Institut für Patienten mit neuromuskulären Erkrankungen aufgebaut. Das Ziel dieses Institutes ist es, auch Erwachsenen sowohl kompetente Diagnostik und medizinische Langzeitbetreuung inkl. physiotherapeutischer Beratung als auch psychosoziale Beratung und Begleitung anzubieten – wie es in den Sozialpädiatrischen Zentren für Kinder und Jugendliche schon länger möglich ist.

An der Klinik für Pädiatrie mit Schwerpunkt Neurologie hat Dr. Markus Schülke eine Sprechstunde für Kinder und Jugendliche mit mitochondrialen Erkrankungen eingerichtet. Auch die molekulargenetische Diagnostik von Mitochondriopathien kann angeboten werden (siehe unten).

Veranstaltungen

Einmal monatlich wird eine Fortbildungsveranstaltung mit klinisch-neurophysiologischem und neuropathologischem Schwerpunkt angeboten (Organisation Priv.-Doz. Dr. W. Behse, Dr. Eggert, Dr. A. v. Moers):

Am 9.12.2000 fand ein Fortbildungsseminar zu dem Thema: **Amyotrophe Lateralsklerose** statt. Auch in diesem Jahr konnten dank der finanziellen Unterstützung durch die **Landesgruppe der DGM** auswärtige Experten zu diesem Thema eingeladen werden.

Programm

Neues zu pathogenetischen Vorstellungen bei der Amyotrophen Lateralsklerose
Prof. Dr. A.C. Ludolph, Ulm
Differentialdiagnose der Amyotrophen Lateralsklerose anhand von Kasuistiken
Prof. Dr. H. Altenkirch, Berlin; PD Dr. F. Behse, Berlin; PD Dr. B.-U. Meyer, Berlin; Moderation: Prof. Dr. H.-P. Vogel, Berlin
Palliative Therapie bei Amyotropher Lateralsklerose
PD Dr. G.D. Borasio, München
Zukunft der ALS-Therapie
Prof. Dr. A.C. Ludolph, Ulm

Die **Landesgruppe der DGM** organisiert monatliche Elterntreffen, Kontakttreffen und mehrfach pro Jahr Gesprächskreise. Die genauen Daten sind bitte bei der Vorsitzenden der Landesgruppe, Frau Groener, DGM-Landesgruppe Berlin, „Helft dem Muskelkranken Kind", Krusauer Straße 89, 12305 Berlin, Tel.: 030-7452114, zu erfragen. Darüber hinaus werden traditionell ein Sommerfest sowie eine Weihnachtsfeier von der Landesgruppe ausgerichtet.

Forschungsprojekte

Charité, Klinik für Pädiatrie mit Schwerpunkt Neurologie:

- Identifizierung des Kandidatengens für SMARD 1- (DFG-Förderung); Kooperation: Humangenetische Institute Aachen und Bonn, MDC, Neuropathologie UKBF (Fr. Dr. Grohmann)
- Untersuchung modifizierender Gene bei Dystrophinopathien; Kooperation: TFH-Berlin (Fr. Dr. Uhlenberg, Fr. Prof. Dr. Speer)
- Mutationssuche bei Myogenese-determinierenden Genen bei Patienten mit Arthrogrypose; Kooperation: Neuropädiatrie Essen, Neuropädiatrie Göttingen, Halle (Dr. Schülke, Dr. v. Moers)
- Haplotypisierung bei Muskeldystrophien; Kooperation: Kinderklinik Dresden (Prof. Dr. Hübner)
- Isolierung und Charakterisierung des Gens für Marinesco-Sjögren-Syndrom (DFG-Förderung); Kooperation: Humangenetisches Institut Berlin (Dr. v. Moers)
- Genotypisierung der spinalen Muskelatrophie plus Kleinhirn-Hypoplasie und extrapyramidaler Bewegungsstörung, Kooperation: Humangenetisches Institut Berlin (Dr. v. Moers)
- Cip1-mRNA-Expression im Skelettmuskel bei der DMD-und der mdx-Maus, TFH Berlin (Fr. Prof. Dr. Speer, Dr. v. Moers)
- DFG-Antrag: Untersuchungen zur Regulation von Proliferation und Differenzierung von Dystrophin-defizienten Muskel-Stammzellen mittels

p21 antisense Oligonukleotiden: eine neue Strategie zur Therapie der Muskeldystrophie Duchenne. (Antragsteller: Speer, Bollmann, von Moers, Morano, Haase, Reszka DFG SP3704-1)
- Immunglobulingabe bei Guillain-Barré-Syndrom. Multicentrische Studie, Leitung: Prof. Dr. Korinthenberg, Freiburg

Charité, Klinik für Neurologie

- Untersuchung des autonomen Nervensystems bei ALS (Fr. Dr. Neubert, A. Lipp)
- ALS: Botulinumtoxin bei Sialorrhoe (Fr. Dr. Neubert, A. Lipp)
- Multicentrische Studien nach Abstimmung (Dr. Zschenderlein)
- Diabetische Neuropathie (PD Dr. Behse)
- Neuropathien bei Chemotherapie: Kooperation Hämatologie/Onkologie Kolon-Ca, Keimdrüsen-Ca, Bronchial-Ca; Pädiatrische Onkologie ALL (PD Dr. Behse)
- Zervikale Myelopathie, Spinalstenose (PD Dr. Behse)

Institut für Neuropathologie, Universitätsklinikum Benjamin Franklin

- Myopathie bei chronischer Blei-Intoxikation
- Fetale Entwicklung der extrazellulären Matrix-Proteine und -Integrine menschlicher Muskulatur und peripherer Nerven
- Kooperation SMARD-1 (s. u. Charité Neuropädiatrie)

Schloßpark-Klinik, Neurologie

– L-Carnitin bei PPS (Post-Polio-Syndrom)
– Klinische und Neuropathologische Befunde bei vaskulitischen Neuropathien

Krankenhaus Spandau, Neurologie

– Erkrankungen durch Industrie-Chemikalien
– Neurologische Untersuchungen zu möglichen neurologischen Symptomen durch Pyrethroide (Förderung durch das Bundesministerium für Gesundheit)

Institutionen des Muskelzentrums

Deutsche Gesellschaft für Muskelkranke e.V.
DGM-Landesgruppe Berlin
Frau Groener
Krusauer Straße 89, 12305 Berlin
Tel.: 030-7452114

Pro Remus e.V., Elternverein
Frau Witrahm
Am Horstenstein 28 a, 12277 Berlin
Tel.: 030-7214148, Fax: 030-72325845

Muskelsprechstunden Neurologie

Klinikum Buch
Neurologische Klinik
Zepernicker Straße 1, Haus 310, 13125 Berlin-Buch
Tel.: 030-9401-2675, Fax: 030-9401-4710
Ansprechpartner: Prof. Dr. H.P. Vogel

Charité, Standort Mitte
Medizinische Fakultät der HU zu Berlin
Klinik u. Poliklinik für Neurologie
Schumannstraße 20/21, 10098 Berlin
Sprechstunde ALS/Motoneuronerkrankungen
Fr. Dr. K. Neubert, A. Lipp; Mittwoch 14-17 Uhr
Dr. R. Zschenderlein (stationär)
Tel.: 030-2802-5448, Fax: 030-2802-8735
Tel.: 030-2802-3280, Fax: 030-2802-8810

Charité, Standort Virchow-Klinikum
Augustenburger Platz 1, 13353 Berlin
Neurophysiologie: Ansprechpartner: PD Dr. Behse
(Schwerpunkte Polyneuropathien, Neuroorthopädie)
Tel.: 030-450-60578

Jüdisches Krankenhaus Berlin
Abteilung für Neurologie

Heinz-Galinski-Str. 1, 13347 Berlin
Schwerpunkt Neuroimmunolog. Erkrankungen der Muskulatur und des peripheren Nervensystems
Montag 10-17 Uhr n. Anmeldung
Ansprechpartnerin: Fr. Prof. J. Haas
Tel.: 030-49942348, Fax.: 030-49942982

Krankenhaus Moabit
Neurologische Abteilung
Turmstraße 21, 10559 Berlin
(Schwerpunkt Myasthenia gravis)
Ansprechpartner: Prof. Dr. Hertel
Tel.: 030-3976-3450, Fax: 030-3035-4375

Schloßpark-Klinik
Abteilung Neurologie
Heubnerweg 2, 14059 Berlin
Ansprechpartner: Prof. Dr. Holdorff, Dr. Tesch
Tel.: 030-3264-1152, Fax: 030-3264-1150
Institut für Muskelerkrankungen
Ansprechpartnerin: PD Dr. S. Spuler
Tel.: 030-3264-1191, Fax: 030-3264-1190

Krankenhaus Spandau
Neurologische Abteilung
Lynarstraße 12, 13578 Berlin
Ansprechpartner: Prof. Dr. Altenkirch, Fr. B. Machus, Dr. Brockmeier
Dienstag-Freitag 10-14 Uhr, Überweisung durch Neurologen und Privatambulanz
Tel.: 030-33871501, Fax: 030-33871504

Muskelsprechstunde Neuropädiatrie

Charité, Virchow-Klinikum
Med. Fakultät der Humboldt-Univ. zu Berlin
Augustenburger Platz 1, 13353 Berlin
Pädiatrie mit Schwerpunkt Neurologie

Poliklinik: Dienstag-Donnerstag 8.30-12 Uhr
Ansprechpartner: Dr. von Moers, Prof. Dr. Hübner, Dr. Schülke (Mitochondriopathien),
Diagnostik, Molekulare DANN-Diagnostik
(Mutationen i. d. mitochondrialen DANN,
tRNA-Screening)
Tel.: 030-450-66625, Fax: 030-450-66920

Sozialpädiatrisches Zentrum
Ansprechpartner: Fr. Dr. Grieben, Fr. Dr. Schottmann, Dr. Seidel
Montag-Donnerstag 8.30-12 Uhr; Montag 15-17
Uhr, Mittwoch 13.30-16 Uhr und Freitag 13.30-15 Uhr m. Orthopäden
Tel.: 030-450-66409/66188, Fax: 030-450669

Klinikum Buch
Neuro-Orthopädie und Rehabilitation
Zepernicker Straße 6, 13125 Berlin-Buch
Ansprechpartner: Dr. Pietsch
Tel.: 030-93101-2758

Orthopädie

Oskar-Helene-Heim, Orthopädische Klinik der
Freien Universität Berlin
Clayallee 229, 14195 Berlin
Ansprechpartner: Dr. Doll (siehe Sprechstunde
SPZ Charité Virchow-Klinikum)
Tel.: 030-81004-212

Charité, Standort Mitte
Medizinische Fakultät der HU zu Berlin
Orthopädische Klinik und Poliklinik
Ansprechpartner: Dr. Thomas (siehe Sprechstunde SPZ Charité Virchow-Klinikum)
Tel.: 030-2802-4561

Klinikum Buch
Neuro-Orthopädie und Rehabilitation
Zepernicker Straße 6, 13125 Berlin-Buch
Ansprechpartner: Dr. Pietsch
Tel.: 030-93101-2758

Pulmologie

Krankenhaus Zehlendorf
Bereich Heckeshorn
Pulmologische Abteilung, Schlaflabor
Zum Heckeshorn 33, 14109 Berlin
Ansprechpartner: Fr. Dr. Heenges
Tel.: 030-80022231, -37

Neuropathologie

Charité, Virchow-Klinikum
Medizinische Fakultät der HU zu Berlin
Institut für Neuropathologie
Augustenburger Platz 1, 13353 Berlin
Ansprechpartner:
Prof. Dr. Brück, Dr. F. v. Landeghem
Tel.: 030-45056073, Fax: 030-45056940

Universitäts-Klinikum Benjamin Franklin der
Freien Universität Berlin
Institut für Neuropathologie
Hindenburgdamm 30, 12200 Berlin
Ansprechpartnerin: Fr. Prof. Dr. Stoltenburg
Tel.: 030-798-2339, Fax: 030-798-4141

Humangenetik

Charité Mitte
Medizinische Fakultät der HU zu Berlin
Institut für Humangenetik, Klinische Genetik
Schumannstraße 20/21, 10098 Berlin
Ansprechpartnerin: Fr. Dr. Tinschert
Tel.: 030-2802-2083

Charité Virchow-Klinikum
Institut für Humangenetik, Klinische Genetik
Augustenburger Platz 1, 13353 Berlin
Ansprechpartner: Prof. Dr. Kunze, Fr. Dr. Neumann, Fr. Dr. Horn, Fr. PD Dr. Neitzel
Tel.: 030-450-66052, -66061

Kooperationspartner:
Max-Delbrück-Zentrum für Molekulare Medizin
Mikrosatellitenzentrum
Robert-Rössle-Straße 10, 13122 Berlin
Ansprechpartner: Dr. Nürnberg
Tel.: 030-94063510, Fax: 030-9406-3147

Literatur

1. **Altenkirch H** (2000) Multiple chemical sensitivity (MCS)-differential diagnosis in clinical neurotoxicology: A German perspective. NeuroTox 21: 589-598

2. **Endesfelder S, Krahn A, Kreuzer K-A, Lass U, Schmidt CA, Jahrmarkt C, von Moers A, Speer A** (2001) Elevated p21 mRNA level in skeletal muscle of DMD patients and mdx mice indicates either an exhausted satellite cell pool or a higher p21 expression in dystrophin-deficient cells per se. J Mol Med in press

3. **Kerst B, Mennerich D, Schuelke M, Stoltenburg-Didinger G, von Moers A, Gossrau R, van Landeghem FKH, Speer A, Braun T, Hübner C** (2000) Heterozygous myogenic factor 6 mutation associated with myopathy and severe course of Becker muscular dystrophy. Neuromusc Disord 10: 572-577

4. **Pfeiffer E, von Moers A** (2000) Camptocormia in an adolescent. J Am Acad Child Psy 39: 944-945

5. **von Moers A, Hartmann A, Grieben U** (2000) Heimbeatmung bei Kindern mit Muskeldystrophien. Kinderärztliche Praxis 6: 366-375

6. **Speer A, Oexle K** (2000) Muskeldystrophien, in Handbuch der Molekularen Medizin, S.3-30, Band 6: Ausgewählte monogene Erkrankungen (Teil 1) Hrsg. D Ganten und K Ruckpaul, Springer Verlag Heidelberg

7. **Schuelke M, Smeitink J, Mariman E, Loeffen J, Plecko B, Trijbels F, Stoeckler-Ispiroglu S, van den Heuvel L** (1999) Mutant NDUFV1-subunit of mitochondrial complex I causes leukodystrophy and myoclonic epilepsy. Nat Genet 21: 260-261

8. **Schuelke M** (2000) An economic method for the fluorescent labeling of PCR. Nat Biotechnol 18: 233-234

Neuromuskuläres Zentrum Dresden

Im Jahr 2000 hat das Zentrum für neuromuskuläre Erkrankungen in Dresden als spezialisierte Einrichtung mit seiner mehr als 30-jährigen praktischen Erfahrung in Diagnostik, Therapie und Betreuung Muskelkranker seine Tätigkeit in bewährter Weise fortführen können. Die Inanspruchnahme unserer Spezialsprechstunden erfolgte in erfreulich hohem Maße, was für die Wertschätzung unserer ärztlichen und fürsorgerischen Arbeit spricht, andererseits aber die Notwendigkeit unterstreicht, aus Kapazitätsgründen Haus- und Fachärzte in Betreuungsaufgaben nach gezielter Beratung mehr als bisher einzubeziehen. Die Spezialsprechstunden in der Klinik für Neurologie und der Klinik für Kinderheilkunde sind die unmittelbaren Kontaktstellen in der Zusammenarbeit mit Ärzten in freier Praxis verschiedener Fachgebiete und mit Kliniken, für Patienten und deren Angehörige.

Enge Verbindungen bestehen zum Vorstand des Landesverbandes Sachsen der DGM, zu dessen Veranstaltungen fachliche Informations- und Fortbildungsvorträge gehalten werden. Im ALS-Kreis, der auch überregional großen Anklang findet, als wichtige Einrichtung beratender und aufklärender ärztlicher und fürsorgerischer Tätigkeit, treffen sich zwei- bis dreimal jährlich Patienten und/oder deren Angehörige.

Bei überwiegend ambulanter Diagnostik und Therapie stehen im Zentrum erforderlichenfalls stationäre Kapazitäten für aufwendigere Diagnostik komplettierende Untersuchungen, Eingriffe, Therapieüberwachungen und Kriseninterventionen zur Verfügung. Umfangreichere Möglichkeiten molekulargenetischer Diagnostik, zu denen im eigenen Zentrum und in Abstimmung mit humangenetischen Einrichtungen anderer Universitäten Zugang besteht, lassen bei hereditären Erkrankungen zunehmend auf eingreifende Maßnahmen der Diagnostik verzichten.

Die Muskelstanzbiopsie wurde in der Klinik für Neurologie neben der sonst üblichen chirurgischen offenen Biopsie etabliert. Ärztliche Problemfallbesprechungen und Histologie-Demonstrationen dienen der Qualitätssicherung. Orthopädisch-neurologische Zusammenarbeit besteht in der Diagnostik und Therapie des Post-Polio-Syndroms, bei Entscheidungen zu orthopädisch-chirurgischen Maßnahmen bei Patienten mit Fuß- und Wirbelsäulendeformitäten.

Forschungsaktivitäten zu neuromuskulären Erkrankungen laufen in den Forschungslabors der Kliniken. So werden biochemische Analysen der Enzyme der Glykolyse, der beta-Oxidation der Fettsäuren und der Atmungskette, molekularbiologische Analysen der mitochondrialen DNA im Forschungslabor der Klinik für Neurologie vorgenommen. In der Klinik für Kinderheilkunde wird an der Entwicklung eines DNA-Marker-Sets als Screening-Verfahren zur molekularen Diagnostik neuromuskulärer Erkrankungen gleicher Phänotypie aber unterschiedlicher Genotypie gearbeitet. Das Projekt wird vom Sächsischen Umweltamt unterstützt. Mittels Kopplungsanalyse sollen an informativen Familien bei x-chromosomal-rezessiven und autosomal-dominanten Muskeldystrophien, autosomalrezessiven Gliedergürtel-Dystrophien, kongenitalen Myopathien und Dystrophien Untersuchungen vorgenommen werden.

Die Sprechstunden für neuromuskuläre Erkrankungen der Klinik für Neurologie beteiligt sich an Untersuchungen im Forschungsverbund mit der Neurologischen Klinik der Universität Ulm und dem Institut für Humangenetik Marburg zur Genotyp-Phänotyp-Korrelation in Familien mit fazioskapulo-humeraler Dystrophie, bei denen bislang noch nicht molekulargenetisch diagnostizierte, vor

Jahren als atypisch betroffene Patienten und deren Familien mit distaler und gliedergürtelbezogenen Myodystrophie mit einbezogen werden.

Untersuchungen zur Effektivität und Verträglichkeit von Modafinil auf die pathologische Schlafneigung bei myotoner Dystrophie wurden abgeschlossen. Ebenso erfolgten Untersuchungen zur Effektivität der Immunabsorption bei medikamentös schwer einstellbaren Myasthenie-Patienten.

Speziell auf kindliche Beurteilungen der Auswirkungen nicht-invasiver Beatmung auf die Lebensqualität abgestimmte Fragebogen wurden in der pulmologisch-kardiologischen Ambulanz der Klinik für Kinderheilkunde entwickelt, die bei Vergleichen mit Beurteilungen von Eltern und Pflegepersonal zur Objektivierung der Effekte der Behandlungsmaßnahmen dienen sollen. Ein Projekt zur Entwicklung eines Expertensystems zur Einstellung der Heimbeatmungsgeräte durch neuronale Netze unter Nutzung einer Vielzahl von Lerndatensätzen aus Beatmungssituationen läuft gleichfalls in dieser Ambulanz.

Folgende Kontaktmöglichkeiten, Sprechstunden, Ambulanzen, Diagnostik- und Beratungseinrichtungen stehen im Zentrum zur Verfügung (s. auch Anhang):

Zentrum für neuromuskuläre Erkrankungen an der Medizinischen Fakultät „Carl Gustav Carus" der TU Dresden, Universitätsklinikum Fetscherstr. 74, 01307 Dresden
Sprecher: Prof. Dr. B. Kunath
Klinik und Poliklinik für Neurologie
Tel.: 0351-458-2532

Sprechstunde für neuromuskuläre Erkrankungen
Klinik und Polikinik für Neurologie
Leiter: Prof. Dr. B. Kunath
OÄ Dr. U. Reuner
Montag 8.30-12 Uhr, 14-18 Uhr
Dienstag, Mittwoch und Donnerstag 8.30-12 Uhr
nach vorheriger Anmeldung
Tel.: 0351-458-3132

Sprechstunde für neuromuskuläre Erkrankungen
Klinik und Poliklinik für Kinderheilkunde, Schwerpunkt Neuropädiatrie
Frau Dr. M. Poppe
Montag 13-19 Uhr, sonst täglich nach Vereinbarung
Tel.: 0351-458-2083, -2243

Pulmologische-kardiologische Beratung/Schlaflabor
Klinik und Poliklinik für Kinderheilkunde
PD Dr. E. Paditz
nach vorheriger Anmeldung
Tel.: 0351-458-3160, -2345

Pulmologische Beratung
II. Medizinische Klinik
Dr. C. S. Schiemanck
nach vorheriger Vereinbarung
Tel.: 0351-458-4161

Kardiologische Beratung
Medizinische Klinik und Poliklinik III
OA Dr. Th. Fritz
nach vorheriger Anmeldung
Tel.: 0351-458-4472

Post-Polio-Spezialambulanz
Klinik und Poliklinik für Orthopädie
Dr. F. Steinfeld
Donnerstag 13-18 Uhr, nach vorheriger Anmeldung
Tel.: 0351-458-2467

Skoliosen-Spezialambulanz
Klinik und Poliklinik für Orthopädie
Leiter: Prof. Dr. V. Dürrschmidt
OA Dr. J. Seifert
Dienstag 9-14 Uhr, nach vorheriger Anmeldung
Tel.: 0351-458-3840

Sozialarbeiterin
Klinik und Poliklinik für Neurologie
Frau R. Henschel nach Vereinbarung
Tel.: 0351-458-3704

Sozialarbeiterin
Klinik und Poliklinik für Kinderheilkunde
Frau B. Kimmel
nach vorheriger Vereinbarung
Tel.: 0351-458-3487, -2267

Humangenetische Beratung
Institut für Klinische Genetik
Leiter: Prof. Dr. G.-K. Hinkel
OA Dr. F. Kreuz
nach Vereinbarung, Tel.: 0351-458-3445

Histologische, histochemische und immunhistologische Diagnostik, Western-Blot-Technik
Dr. H.-J. Gaertner
Materialzusendungen und Untersuchungen nach vorherigen Absprachen
Tel.: 0351-458-5282

Forschungslabor Klinik für Neurologie
Leiter: Prof. Dr. H. Reichmann
Tel.: 0351-458-3565
Biochemische Analysen der Enzyme der Glykolyse, der beta-Oxidation der Fettsäuren und der Atmungskette; molekularbiologische Analysen der mitochondrialen DNA (Deletionen, MELAS, MERRF; LHON, NARP)
Ansprechpartner: Prof. Dr. P. Seibel
Tel.: 0351-458-3179, -2498
Dr. J. Schäfer
Tel.: 0351-458-3106, -2795

Literatur

1. **Poppe M, Lorenz N, Nachtrodt G, Kabus M, Todt H, Bönnemann C** (2000) Unaufhörliche AV-junktionale Tachykardie bei einem 10-jährigen Knaben mit Muskeldystrophie vom Gliedergürteltyp (LGMD2D) und Nachweis einer Mutation im SGCA-Gen. Klin Paed 212: 134

2. **Zieger S, Paditz E** (2000) Spezifischer Fragebogen zur Lebensqualität unter Heimbeatmung im Kindes-, Jugend- und jungen Erwachsenenalter. In: Paditz E (Hrsg.): Schlafbezogene Atmungsstörungen, kardiovaskuläre Komplikationen, Down-Syndrom. 4. Jahrestagung Schlafmedizin in Sachsen, 28./ 29.01.2000 in Dresden, Hille, Dresden, 104-124

3. **Paditz E, Zieger S, Bickardt J, Bockelbrink A, Grieben U, Hammer J, Kemper A, Knape H, Laier-Gröneveld G, Mellies U, Regneri W, Scholle S, Schönhofer B, Weise M, Wiebel M, Windisch W, Wollinski KH** (2000) Lebensqualität unter Heimbeatmung im Kindes-, Jugend- und jungen Erwachsenenalter: Unterschiedliche Sichtweisen von Eltern und Kindern. Somnologie 4: 13-19

4. **Bonne G, Mercuri E, Muchir A, Urtizbera A, Becane HM, Recan D, Merlini L, Wehnert M, Boor R, Reuner U, Vorgerd M, Wicklein EM, Eymard B, Duboc D, Peisson-Besnier I, Cuisset JM, Ferrer X, Desguerre I, Lacombe D, Bushby K, Pollit C, Tonioli D, Fardeau M, Schwartz K, Muntoni F** (2000) Clinical and molecular genetic spectrum of autosomal dominant Emery-Dreifuss muscular dystrophy due to mutations of the laminin A/C/gene. Ann Neurol 48 (2): 170-180

5. **Damian MS, Gerlach A, Schmidt F, Lehmann E, Reichmann H** (2000) Modafinil zur Behandlung pathologischer Tagesschläfrigkeit bei myotonischer Dystrophie Curschmann-Steinert. Akt Neurol 27: S86

Neuromuskuläres Zentrum
Erlangen – Nürnberg – Rummelsberg

Neuromuskuläres Zentrum der Neurologischen Universitätsklinik der Friedrich-Alexander-Universität Erlangen-Nürnberg
(Direktor: Prof. Dr. B. Neundörfer)

Zur Diagnosestellung, Behandlung und Erforschung von neuromuskulären Erkrankungen hat sich an der Neurologischen Universitätsklinik seit Jahren eine spezialisierte Abteilung etabliert. Zahlreiche Mitarbeiter befassen sich unter der Supervision von leitenden Ärzten dabei mit klinischen und wissenschaftlichen Fragestellungen. Insbesondere gibt es auch Spezialsprechstunden für Patienten mit Motoneuronerkrankungen, mit entzündlichen und erblichen Polyneuropathien, mit entzündlichen und erblichen Muskelerkrankungen, mit Störungen des autonomen Nervensystems, für die Beatmung von Patienten mit entsprechenden Erkrankungen wie die Amyotrophische Lateralsklerose. In der Gesamtstruktur wird auch die erforderliche Zusatzdiagnostik bereitgestellt. Insbesondere steht ein leistungsfähiges Neurohistologisches Labor zur neuropathologischen Begutachtung von Nerven- und Muskelbiopsien zur Verfügung. Selbstverständlich ist die komplette klinisch neurophysiologische Diagnostik Bestandteil des Angebots. Die therapeutische Strategie ist weiter insofern umfassend, als auch die physio-therapeutische Behandlung der Patienten im Zentrum durchgeführt wird.

Durch interdisziplinäre Zusammenarbeit mit anderen Kliniken der Universität können fachübergreifend diagnostische und therapeutische Vorgehensweisen umfassend angeboten werden. Hier sei verwiesen auf die Zusammenarbeit mit der Orthopädischen Universitätsklinik, welche sich in besonderem Maße verdient macht in der operativen Behandlung von Patienten mit Muskeldystrophien und erblichen Neuropathien. Daneben gibt es für die genetische Diagnostik neuromuskulärer Erkrankungen und genetischer Beratung von Betroffenen und Angehörigen eine enge Zusammenarbeit mit dem Humangenetischen Institut der Universität.

In enger Zusammenarbeit mit der Deutschen Gesellschaft für Muskelkranke (DGM) ist darüber hinaus die soziale Beratung der Patienten ins neuromuskuläre Zentrum integriert. Aufgaben und Ziele sind hierbei die Begleitung bei der Krankheitsbewältigung, Unterstützung im Umgang mit den Folgen der Erkrankung, Hilfestellung bei sozialrechtlichen Fragestellungen, Vermittlung von konkreten Hilfen zur Alltagsbewältigung und Hilfsmittelberatung.

Somit können Patienten mit neuromuskulären Erkrankungen ambulant und falls notwendig auch stationär umfassend betreut werden.

Neuromuskuläres Zentrum der Neurologischen Universitätsklinik der Friedrich-Alexander-Universität Erlangen-Nürnberg
(Direktor: Prof. Dr. B. Neundörfer)

Sprechstunden und Neurohistologisches Labor
(Leiter: Priv. Doz. Dr. D. Heuß)

Neuromuskuläre Sprechstunde (Dr. C. Kayser, Dr. S. Probst-Cousin, Dr. T. Leuschner)
Dienstag und Donnerstag nach telefonischer Voranmeldung

Spezialsprechstunden
* ALS-Sprechstunde: Mittwoch nach telefonischer Vereinbarung (Dr. Hecht)
* Heimbeatmungsambulanz: nach telefonischer Vereinbarung (Dr. Winterholler)

Ambulante Krankengymnastik nach Vereinbarung (Frau Deuerlein)
Psychosoziale Beratung (Frau Werkmeister) nach telefonischer Vereinbarung, Tel.: 09131-85-34512
Terminvereinbarung für alle Sprechstunden: Sekretariat des Muskelzentrums (Frau Frenzel-Baune):
Neurologische Universitätsklinik, Schwabachanlage 6, 91054 Erlangen, Tel.: 09131-85-36939, Fax: 09131-85-34844
E-Mail:
anita.behrends@neuro.med.uni-erlangen.de,
sylvia.frenzel@neuro.med.uni-erlangen.de

Neurohistologisches Labor (Frau Dr. Kayser, Dr. Probst-Cousin, Dr. Haslbeck, Frau Dr. Leuschner, Frau Ganzmann, Frau Schellmann, Frau Zieher) Terminvereinbarung für die Einsendung von Nerven-, Muskelbiopsien und Serum (Anti-GM1-Antikörper)
Tel.: 09131-85-34514 (33001)
Fax: 09131-85-34844

Klinik mit Poliklinik für Kinder und Jugendliche der Universität Erlangen-Nürnberg

Neuromuskuläre Sprechstunde
Nach telefonischer Vereinbarung jeweils Montag-Freitag 8.30-11.30 Uhr
(Tel.: 09131-85-33136)
Prof. Wenzel (Tel.: 09131-85-33753), PD Dr. Überall (Tel.: 09131-85-33136), Dr. Trollmann (Tel.: 09131-85-36874)

Entwicklungsneurologische Sprechstunde
Nach telefonischer Vereinbarung jeweils Montag-Freitag 8.30-11.30 Uhr
(Tel.: 09131-85-33136)
Prof. Dr. D. Wenzel, Fr. Dr. H. Bärmeier

Institut für Humangenetik der Universität Erlangen-Nürnberg

Sprechstunde/Genetische Beratung
Nach telefonischer Voranmeldung (Fr. Fischer, Tel.: 09131-2319)
Prof. Dr. med. H. Rott, PD Dr. rer. nat. B. Rautenstrauß

Orthopädische Universitätsklinik der Universität Erlangen-Nürnberg

Sprechstunde für Patienten mit Neuromuskulären Erkrankungen
Prof. Dr. med. R. Forst, PD Dr. med. J. Forst, Frau Dr. med. A. Ingenhorst, Dr. med. D. Schwämmlein, Frau Dr. med. P. Wünsche
Mittwoch 8-14 Uhr nach telefonischer Vereinbarung (Frau Jallad und Frau Wagner, Tel.: 09131-822303)

Krankenhaus Rummelsberg, Orthopädische Klinik Wichernhaus

Neuromuskuläre Sprechstunde der Neurologischen Klinik
Mittwoch und Freitag nach telefonischer Vereinbarung (Fr. Gottschalk, Fr. Koestler, Tel.: 09128-50-3500), Prof. Dr. med. Glötzner

Orthopädische Sprechstunde für Patienten mit Neuromuskulären Erkrankungen
Mittwoch nach tel. Vereinbarung (Sekr. Fr. Horn, Tel.: 09128-503552 oder ambulante Terminvergabe, Tel.: 09128-503344), Dr. M. Manolikakis

Fachklinik Herzogenaurach

Sprechstunden
* Fragen der Rehabilitation bei neuromuskulären Erkrankungen (nur Privat)
* ambulante Physiotherapie (auf Rezept)

- ambulante/teilstationäre Rehabilitation (gesetzl. Kranken- und Rentenversicherung auf Antrag)
- stationäre Rehabilitation (gesetzliche Kranken- und Rentenversicherung)

Terminvergabe nach Vereinbarung (Sekret. Neurologie, Tel.: 09131-83-1035)
Dr. med. W. Schupp, CA der Abteilung Neurologie u. Psychiatrie

Forschungsaktivitäten

Forschungsgruppe Klinik und Morphologie neuromuskulärer Erkrankungen (PD Dr. Heuss und Mitarbeiter: Dr. Probst-Cousin, Dr. Kayser, Dr. Hecht, Dr. Winterholler, Dr. Haslbeck, Dr. Leuschner, Dr. Maihöfer)

- Vaskulitische Neuropathie und Zelltod
- Oxidativer Stress (CML-RAGE-NFkB pathway) bei vaskulitischer und diabetischer Neuropathie (Kooperation mit Institut für vaskuläre Medizin, Universität Tübingen Prof. Schleicher, Prof. Nawroth, Dr. Bierhaus)
- Rolle Ca-bindender Proteine in der selektiven Vulnerabilität von Motoneuronen bei der ALS-Untersuchung der differierenden Expression von Annexinen 1-7, Calbindin und Parvalbumin an Motoneuronen im Vergleich zu Hirnnervenkernen III-VI und Ncl. Onufrowicz (Kooperation mit Neuropathologie Bremen)

- Zelltodmechanismen inflammatorischer Myopathien – Untersuchung unterschiedlicher Apoptose-pathways (z. B. FLIP/FAD/TIA-1) bei DM, PM und Muskelsarkoidose (Doktorarbeit Frau Alberti)
- Oxidativer Stress der Motoneurone bei ALS-Untersuchung der Expression von NFkB, CML und AGE, RAGE an ALS-Gewebe (Kooperation mit Neuropathologie Bremen und Tübingen)
- Rolle von COX 1 und 2 bei ALS-Untersuchung der Expression von COX 1 und 2 in Motoneuronen an ALS-Gewebe (Kooperation mit Neuropathologie Bremen und Pharmakologie Erlangen)
- Rolle der Annexine bei inflammatorischen Myopathien – Untersuchungen zur Expression der Annexine 1-7 bei DM, PM, Sarkoidose unter besonderer Berücksichtigung möglicher antiinflammatorischer Funktionen
- Glio-neuronale Einschlusskörper bei SCA 2-Untersuchungen zur Verteilung und Spezifität von Einschluss-

körpern bei spinozerebellarer Ataxie 2 (Kooperation mit Neuropathologie Erlangen)

- Selektine bei immunogen-entzündlichen Myositiden
- In Zusammenarbeit mit der Arbeitsgruppe um Frau PD Dr. L. Sorokin aus dem Institut für Biochemie Uni-Erlangen entstand die Idee, die Expression von Lamininen am Muskel zu untersuchen. Es handelt sich hierbei um extrazelluläre, heterotrimere Proteine, welche von der Basalmembran vieler Gewebe exprimiert werden und eine Reihe biologischer Funktionen haben (Zellwachstum, Migration, Regeneration, Zelldifferenzierung). Mindestens 7 verschiedene Isoformen sind bekannt, Laminin 2 wird von quergestreiftem Muskelgewebe und auch am peripheren Nerven exprimiert. Unser Ziel ist es, an Muskelgewebe von verschiedenen Erkrankungen die Expression dieser Laminine zu untersuchen, um Hinweise auf die Pathogenese dieser Erkrankungen zu erhalten.
- Phäno- und Genotypisierung einer autosomal rezessiv vererbten Form der hereditären motorischen und sensiblen Neuropathie (HMSN) Typ 2 in einer Costa Ricanischen Familie
- Magnetresonanztomographie des Kopfes bei ALS-Patienten unter besonderer Berücksichtigung der FLAIR-Sequenzen; vergleichende visuelle und quantitative Auswertungen (Kooperation mit Dr. Franz Fellner, Institut für Diagnostische Radiologie und Dipl. Phys. Claudia Fellner, Institut für medizinische Physik)

- Krankheitsbewältigung und Quality of Life von ALS-Patienten (in Kooperation mit PD Dr. E. Gräsel, Medizinische Psychologie der Psychiatrischen Universitätsklinik)
- Pflegebelastung pflegender Angehöriger von ALS-Kranken (ebenfalls in Kooperation mit PD Dr. E. Gräsel)
- Heim- und Langzeitbeatmung von Patienten mit neuromuskulären Erkrankungen
  – Effektivität und Tolerabilität verschiedener Beatmungsformen
  – Komplikationen der Beatmung unter häuslichen Bedingungen
  – Etablierung der nicht-invasiven Beatmung als effektive Therapie muskulär bedingter Ventilationsstörungen auf einer neurologischen Intensivstation
  – Phrenicus- und Atemmuskelfunktion bei neuromuskulären Erkrankungen
- Frühdiagnostik und Symptomatik des neuromuskulären Hypoventilationssyndroms
  – Definition einer einfachen und effizienten Methode zur Diagnose des neuromuskulären Hypoventilationssyndroms
  – Evaluation eines neuen Gerätes (Somnocheck) zur ambulanten Diagnostik von Atemstörungen
- In Zusammenarbeit mit der Dystonieambulanz sowie der HNO-Klinik wird die Effektivität und Wirkdauer von Botulinumtoxininjektionen in die Speicheldrüsen bei Patienten mit Hypersalivation (überwiegend ALS-Patienten) untersucht

Forschungsgruppe autonomes Nervensystem (Prof. Dr. Hilz und Mitarbeiter)

- In Kooperation mit dem Dysautonomia Treatment and Evaluation Center der New York University Studien zur Klärung der Pathophysiologie des plötzlichen Todes bei Patienten mit hereditär-sensibel und autonomer Neuropathie Typ 3, dem so genannten Riley-Day-Syndrom (Familiäre Dysautonomie)
- Studie zu den Auswirkungen einer so genannten Cold Face-Stimulation auf die kardiovaskuläre Modulation
- Studie mit internationaler Kooperation bei Patienten mit Familiärer Dysautonomie zur Chemo- und Barorezeptorfunktion
- Bei Patienten mit Fabry-Erkrankung und Polyneuropathie wird derzeit der Einfluss einer Enzymsubstitution auf den Verlauf der small-fiber Neuropathie und der autonomen Dysfunktionen – insbesondere der gestörten Vaso- und Sudomotorik – geprüft

Projekte der Arbeitsgruppe Humangenetik (PD Dr. Rautenstrauß und Mitarbeiter)

Die Arbeitsgruppe von **PD Dr. B. Rautenstrauß** betreut zusammen mit **PD Dr. D. Heuss** (Neurologische Universitäts-Klinik) Patienten, die an einer erblichen neurogenen Muskelatrophie leiden. Die Patienten stammen aus dem Muskelzentrum Erlangen-Nürnberg-Rummelsberg, mittlerweile aber auch aus Ländern wie Tschechien, Slowenien, Kroatien, Rumänien, Österreich, der Schweiz und Costa Rica.

- In der Erlanger Studie werden kontinuierlich DNA-Proben von Patienten einer HMSN- oder HNPP-Erkrankung auf zugrunde liegende Mutationen hin untersucht. Die Mehrzahl dieser Patienten weisen eine 1.5 Mb große Tandem-Duplikation oder eine hierzu reziproke Deletion in Chromosom 17p11.2 auf, die jeweils das PMP22 Gen einschließt. Im Rahmen der Studie konnten zusätzlich ursächliche Punktmutationen in PMP22, MPZ und Cx32 gefunden werden.
- Die im Rahmen der CMT1A-Duplikationsentstehung diskutierten MITE-Elemente wurden mittels primed in situ labelling (PRINS) und FISH hinsichtlich ihrer Lokalisierungen im menschlichen Genom untersucht. Es konnten in jedem Chromosom mit Ausnahme des Y-Chromosoms Signale nachgewiesen werden, wobei die MITE-Elemente häufig in bekannten chromosomalen Bruchpunkten lokalisiert wurden. Allerdings ist deren Beteiligung an Rekombinationsmutationen noch unklar.
- Für zwei Tumorzell-Linien, SF763 und RH30, konnte eine deutliche PMP22-Expression gezeigt werden, dabei tritt zusätzlich zu den Transkripten A und B auch ein Transkript C auf.
- Für das Myelin Protein Zero (MPZ) konnten Fusionsproteine mit GFP (green fluorescent protein) kon-

struiert werden, die erstmals einen in vivo Nachweis der Fusionsproteine erlauben. Damit kann deren intrazelluläre Lokalisation bis zur Membraninsertion gezeigt sowie ein Adhäsionstest der P0-GFP exprimierenden S2-Zellen durchgeführt werden. Damit sind die bislang vorhandenen Schwierigkeiten des Antikörper-Nachweises ausschließlich an fixiertem Material überwunden. MPZ-Mutationseffekte können jetzt direkt in vivo in einem Insektenzellkultur-System analysiert werden.

- Für die autosomal-rezessive vererbte axonale Form der CMT-Erkrankung konnte ein neuer chromosomaler Locus (19q13.1) identifiziert werden, das hier lokalisierte EMP3-Gen wurde als Kandidatengen allerdings ausgeschlossen.

Projekte der Orthopädischen Klinik (Prof. Forst und Mitarbeiter)

- Langzeitresultate nach operativer Behandlung der unteren Extremitäten bei Patienten mit Duchenne-Muskeldystrophie
- Teleskopstab-Mechanik
- Makroskopische und mikroskopische Pathologie des Tractus iliotibialis bei Duchenne-Muskeldystrophie
- Behandlung von Fußdeformitäten bei HMSN und Friedreich-Ataxie

Literatur

1. **Leal A, Morera B, Del Valle G, Heuss D, Kayser C, Berghoff M, Villegas R, Hernàndez E, Méndez M, Hennies HC, Neundörfer B, Barrantes R, Reis A, Rautenstrauß B** (2001) A Second Locus for an Axonal Form of Autosomal Recessive Charcot-Marie-Tooth Disease Maps to Chromosome 19q13.3. American Journal of Human Genetics, Januarheft 2001

2. **Probst-Cousin S, Kayser C, Heuss D, Neundörfer B** (2000) 30 Jahre MSA-Konzept. Ein Rück- und Überblick über die Multisystematrophie. Fortschr Neurol Psychiatr 68: 25-36

3. **Reinhardt F, Wetzel T, Vetten S, Radespiel-Tröger, Hilz MJ, Heuss D, Neundörfer B** (2000) Chronic venous insufficiency leads to peripheral neuropathy. Muscle Nerve 23: 883-887

4. **Heuss D, Probst-Cousin S, Kayser C, Neundörfer B** (2000) Cell death in vasculitic neuropathy. Muscle Nerve 23: 999-1004

5. **Heuss D, Schober S, Eberhardt K, Probst-Cousin S, Kayser C, Huk W, Neundörfer B** (2000) Muscle hypertrophy as a sign of scarring of the S1 nerve root. Neurol Res 22: 469-427

6. **Heuss D, Hecht M** (2001) Ätiologische Abklärung einer Polyneuropathie. Klin Neurophysiol: in press

7. **Ekici AB, Schweitzer D, Park O, Lorek D, Krüger G, Bathke KD, Heuß D, Kayser C, Grehl H, B. Rautenstrauß** (2000) Charcot-Marie-Tooth disease and related peripheral neuropathies

8. **Novel mutations in the Peripheral Myelin Genes Connexin 32** (Cx32), Peripheral Myelin Protein 22 (PMP22) and Peripheral Myelin Protein Zero (MPZ). Neurogenetics, URL: http://dx.doi.org/10.1007/s100480000095

9. **Young P, Stögbauer F, Eller B, de Jonghe P, Löfgren A, Rautenstrauß B, Oexle K, Grehl H, Kuhlenbäumer G, Van Broeckhoven C, Ringelstein EB, Funke H** (2000) PMP22 Thr118Met is not a clinically relevant CMT1 marker. J. Neurol 247: 696-700

10. **Liehr T, Reiter LT, Lupski JR, Murakami T, Claussen U, Rautenstrauß B** (in press) Regional localization of 10 mariner transposon like ESTs by means of FISH – evidence for a correlation with fragile sites. Mammalian Genome, in press

11. **Winterholler M, Hecht M, Erbguth F, Heuss D, Neundörfer B** (2001) Überleben mit Heimbeatmung. Nervenarzt, in press

12. **Forst J, Forst R, Krüger P** (2000) Value of myofibrillar catabolic rate in Duchenne muscular dystrophy – a study after lower limb surgery. Arch Orthop Trauma Surg 120(1): 38-41

Neuromuskuläres Zentrum Freiburg

Wie schon in den Vorjahren, so beschäftigten sich auch im Jahr 2000 am Universitätsklinikum in Freiburg mehrere Arbeitsgruppen aus Ärzten und therapeutischen Mitarbeitern mit der Diagnostik und Therapie neuromuskulärer Erkrankungen. Diese „Arbeitsgruppe neuromuskuläre Erkrankungen" hat sich wiederholt getroffen, um neuere Entwicklungen auf dem Gebiet der Muskelkrankheiten, die günstigsten Wege der Zusammenarbeit und einzelne Krankheitsfälle zu diskutieren. Sprecher der Arbeitsgruppe ist Prof. Korinthenberg.

In der Abteilung für **Neuropädiatrie und Muskelkrankheiten der Universitäts-Kinderklinik** (Ärztlicher Direktor Prof. Dr. R. Korinthenberg, Oberarzt Prof. Dr. M. Sauer) werden muskelkranke Kinder und Jugendliche in einer speziellen Muskelsprechstunde gemeinsam von Ärzten und Krankengymnastinnen betreut. Nach vorheriger Anmeldung sind für den gleichen Tag auch kardiologische, pneumologische, orthopädische und radiologische (Knochendichte) Untersuchungen organisierbar. Bei umfangreicheren diagnostischen und therapeutischen Maßnahmen besteht die Möglichkeit einer stationären Aufnahme. In entsprechend gelagerten Fällen findet gleichzeitig eine Beratung und Betreuung durch die sozialpädagogischen und psychologischen Mitarbeiter der Abteilung statt. Beratung und Behandlung beinhalten sämtliche aktuellen Therapieverfahren. Die Zahl der regelmäßig, in unterschiedlichen Abständen betreuten Patienten beträgt etwa 250.

Für die morphologische Diagnostik ist das **myopathologische Labor der Abteilung Neuropädiatrie** unter Leitung von Prof. Dr. U.-P. Ketelsen verantwortlich. Er bearbeitet regelmäßig Muskelbiopsate aus dem Klinikum Freiburg und von zahlreichen auswärtigen Einsendern. Die Untersuchungsfrequenz beträgt zur Zeit etwa 400 Untersuchungen pro Jahr. Die eingesetzten Untersuchungsmethoden sind: Morphologie mit Standardfärbungen, Histochemie, Fluoreszenzmikroskopie, Immunhistochemie (Dystrophin, Spektrin, sämtliche Sarkoglykane, Merosin, Desmin, Titin und andere), Elektronenmikroskopie und computergestützte Morphometrie von Nerven und Muskeln. Pathobiochemische und mitochondriale DNA-Untersuchungen finden in Zusammenarbeit mit auswärtigen Instituten statt.

Im Rahmen der Abteilung für Neuropädiatrie und Muskelerkrankungen wird regelmäßig Unterricht für Medizinstudenten über neuromuskuläre Erkrankungen im Rahmen von Vorlesungen und Spezialseminaren durchgeführt.

Die wissenschaftlichen Aktivitäten der Abteilung auf dem Gebiet der neuromuskulären Erkrankungen wurden auch im Jahr 2000 fortgesetzt. Zu nennen ist hier vor allem die Initiierung und Leitung einer großen multicentrischen Studie zur Diagnose und Behandlung des Guillain-Barré-Syndroms bei Kindern (Prof. Korinthenberg). Diese Studie hat inzwischen etwa 60 Kinder rekrutiert, davon 42 mit randomisierter Therapie. Darüber hinaus hat sich die Abteilung mit mehreren Beiträgen und der Organisation eines Workshops der Arbeitsgruppe neuromuskuläre Erkrankungen der Gesellschaft für Neuropädiatrie engagiert. Weiterhin läuft auch die DFG-unterstützte Studie zur Pathomorphologie und Pathophysiologie von Mitochondriopathien, welche von Dr. U. A. Walker aus der Abteilung für klinische Immunologie und Rheumatologie der Medizinischen Universitätsklinik in Freiburg geleitet wird und in welcher Prof. Ketelsen die morphologischen Untersuchungen durchführt. Ferner besteht eine wissenschaftliche Zusammenarbeit mit dem Anatomischen Institut der Universität (Frau Prof. Brand-Saberi).

In der **Neurologischen Universitätsklinik und Poliklinik im Neurozentrum** (Ärztlicher Direktor Prof. Dr. C.H. Lücking) wird regelmäßig eine Muskelsprechstunde für erwachsene Patienten abgehalten. Verantwortlich für diese Sprechstunde sind Dr. Kottlors und OA PD Dr. Glocker. Überwiegend werden Patienten mit Motoneuronerkrankungen, entzündlichen Muskelerkrankungen und Muskeldystrophien vorstellig.

Weiterhin nehmen Anfragen, beratende Gespräche mit Patienten und niedergelassenen Ärzten sowie die Zahl der Patienten kontinuierlich zu. Auch im vergangenen Jahr hat die hervorragende Zusammenarbeit mit den komplementären Einrichtungen, insbesondere der Pneumologie, der Sportmedizin, der Myopathologie und der Humangenetik eine effiziente und optimale Betreuung und Beratung der Patienten mit kurzen Informationswegen ermöglicht.

Die Muskelsonographie hat sich inzwischen als wichtiger und wenig patientenbelastender zusätzlicher Baustein der Myopathiediagnostik bewährt; es wurden mehr als 100 Untersuchungen durchgeführt. Derzeit wird im Rahmen einer Studie geprüft, 1) inwieweit die Muskelsonographie den Einsatz des Nadelelektromyogramms reduzieren kann, das zur Zeit für die ALS-Diagnostik noch unverzichtbar ist und 2) ob damit eine frühere Diagnosesicherung möglich ist, so dass ALS-Patienten früher in Therapiestudien aufgenommen werden könnten.

Wesentlich zur Qualität der Sprechstunde trugen auch in diesem Jahr engagierte Physiotherapeuten bei (P. Seitzl, S. Kaiser, Frau K. Neureuther), die mittels eines eigens für Muskelpatienten entwickelten, funktionell orientierten Statusbogens die Verlaufsdokumentation verbessern halfen.

Die kardiologische Diagnostik und Therapie für Kinder findet in der **Abteilung für pädiatrische Kardiologie der Kinderklinik** (Ärztlicher Direktor Prof. Dr.

Kececioglu) statt. Prof. Kececioglu konnte bei der DGM-Tagung für Duchenne-Familien einen vielbeachteten Vortrag über die kardiologischen Aspekte dieser Erkrankung halten. Erwachsene werden kardiologisch in der **Medizinischen Universitätsklinik, Abteilung für Kardiologie** (Ärztlicher Direktor Prof. Dr. Bode) behandelt. Hier stehen alle erforderlichen Untersuchungs- und Behandlungsverfahren zur Verfügung.

An der **Orthopädischen Abteilung der Chirurgischen Universitätsklinik** (Ärztlicher Direktor Prof. Dr. Reichelt) können Patienten mit neuromuskulären Erkrankungen ambulant und stationär behandelt werden. Für die Kinder und Jugendlichen verantwortlich war auch im Jahr 2000 OA Dr. Bernius; dieser wird zum Ende des Jahres Freiburg verlassen und eine verantwortliche Position als Chefarzt einer neuen kinderorthopädischen Abteilung in München übernehmen. Sein Nachfolger wird OA Dr. Schwering sein, der aus Norddeutschland kommend mit kinderorthopädischer und neuroorthopädischer Erfahrung die Arbeitsgruppe wieder vervollständigen wird. Auch er wird eine kinderorthopädische Sprechstunde am Donnerstagnachmittag abhalten und regelmäßig Patienten in der örtlichen Körperbehindertenschule betreuen. Neben Sonographie und Röntgendiagnostik werden in der Orthopädischen Klinik die folgenden Behandlungsverfahren angeboten: Orthopädische Beratung, Schienen-, Schuh- und Hilfsmittelversorgung, Korsettanpassung, operative Lösung von Muskel- und Sehnenverkürzungen, Muskelverlagerungen, Skoliose-Operationen.

Die **Abteilung Pneumologie der Medizinischen Universitätsklinik** (Ärztlicher Direktor Prof. Dr. Mathys) bietet eine eingehende Diagnostik im Schlaflabor und die nicht invasive Heimbeatmung auch für neuromuskuläre Patienten an. Die Kapazität dieses Arbeitsbereiches wurde im letzten Jahr wesentlich erweitert, auch die Zahl der betreuten muskelkranken Patienten nimmt ständig zu. Die Diagnostik (Lungenfunktion inklusive Muskelkraft- und Inspirationsdruckmessung, Schlaflabor) und Therapie (nicht-invasive Beatmung über Gesichts- und Nasenmaske, Therapie von Schlafstörungen) liegen überwiegend in der Verantwortung von Dr. Windisch.

Die **Abteilung für Prävention, Rehabilitation und Sportmedizin der Medizinischen Universitätsklinik** (Ärztlicher Direktor Prof. Dr. NN) bietet die Diagnostik mit FIET (Forearm Ischemia Exercise Test) und Spiroergometrie mit Laktat- und Ammoniakmessung an. Diese sind vor allem bei Verdacht auf metabolische Muskelerkrankungen indiziert. Auch im Jahr 2000 wurden etwa 70 Untersuchungen mit dieser Fragestellung durchgeführt. Hauptverantwortlicher Arzt ist Dr. A. Schmidt-Trucksäß.

Am **Institut für Humangenetik und Anthropologie der Universität** (Direktor Prof. Dr. U. Wolf) mit seiner genetischen Beratungsstelle (Prof. Dr. G.

Wolff) wird die genetische Beratung von Patienten und ihren Familien durchgeführt. Die fachärztliche Betreuung wird durch eine sozialrechtliche und psychosoziale Beratung durch Sozialarbeiter flankiert. Daneben bietet das Institut die molekulargenetische Diagnostik der Xp21-Muskeldystrophien an. Ansprechpartner sind Prof. G. Wolff und Frau Dr. B. Wissenrieder.

Literatur

1. **Korinthenberg R** (1999) Bedeutung eines erhöhten CK-MB-Wertes. Pädiatrische Praxis 57: 557–558
2. **Stahl F, Härter M, Korinthenberg R** (2000) Hoffnung und Belastung: Eine Befragung von Müttern muskelkranker Kinder zur Rolle der Krankengymnastik. Kinder- und Jugendarzt 31: 166–173
3. **Korinthenberg R** (2000) Aszensionsstörungen des Rückenmarks. Pädiat Prax 58: 227–228
4. **Korinthenberg R, Henschen M** (2000) Schlafapnoe-Syndrom im Kindesalter, Handbuch „Schlafmedizin", Dustri-Verlag, München
5. **Korinthenberg R** (2000) Infantile neuroaxonale Dystrophie Seitelberger. In: Lentze M, Schaub J, Schulte FJ, Spranger J (Hrsg.) Pädiatrie. Springer Verlag, Berlin
6. **Korinthenberg R** (2000) Krankheiten der peripheren Nerven. In: Lentze M, Schaub J, Schulte FJ, Spranger J (Hrsg.) Pädiatrie. Springer Verlag, Berlin
7. **Korinthenberg R, Kayser R** (2000) Einsatz von Immunglobulinen bei neurologischen Erkrankungen. In: Wahn V (Hrsg.) Klinischer Einsatz von intravenösen Immunglobulinen. UNI-MED Science, Bremen

Adressen und Ansprechpartner

Leiter und Sprecher: Prof. Dr. R. Korinthenberg, Abteilung für Neuropädiatrie und Muskelkrankheiten der Universitätskinderklinik, Mathildenstr. 1, 79106 Freiburg

Muskelsprechstunde für Kinder und Jugendliche: Prof. Korinthenberg, Montag 9–12 Uhr; Prof. Sauer, Dienstag 9–12 Uhr, Universitätskinderklinik, Mathildenstr. 1, 79106 Freiburg. Nur nach telefonischer Anmeldung unter Tel.: 0761-2704315 (Sekretariat Frau Stach)

Neurologische Muskelsprechstunde für Erwachsene: OA PD Dr. Glocker, Dr. Kottlors, Neurologische Universitätsklinik und Poliklinik im Neurozentrum, Breisacher Str. 64, 79106 Freiburg; Dienstagnachmittag, nur nach telefonischer Anmeldung unter Tel.: 0761-2705345

Genetische Untersuchung und Beratung: Genetische Beratungsstelle am Institut für Humangenetik und Anthropologie, Breisacher Str. 33, 79106 Freiburg. Prof. Dr. G. Wolff, Frau Dr. B. Wissenrieder, Dr. Uyanik, Frau Dipl.-Soz. Arb. Schenck-Kaiser, Frau Dipl.-Soz. Arb. Walter. Nur nach telefonischer Anmeldung unter Tel.: 0761-2707056

Lungendiagnostik und Beatmung: Abteilung Pneumologie der Medizinischen Universitätsklinik (Robert-Koch-Klinik), Hugstetterstr. 55, 79106 Freiburg. Dr. Windisch. Nur nach telefonischer Anmeldung unter Tel.: 0761-2703745

Orthopädische Poliklinik und Kindersprechstunde: Abteilung Orthopädie der Chirurgischen Universitätsklinik, Hugstetterstr. 55, 79106 Freiburg. OA Dr. Schwering und Mitarbeiter. Kindersprechstunde Donnerstagnachmittag. Nur nach telefonischer Anmeldung unter Tel.: 0761-2702612

Einsendung von Muskelbiopsaten: Myopathologisches Labor der Abteilung für Neuropädiatrie und Muskelkrankheiten der Universitätskinderklinik, Mathildenstr. 1, 79106 Freiburg. Prof. Dr. U.-P. Ketelsen. Einsendung von frischem, nicht fixiertem Material! Geeignetes Versandmaterial und Ratschläge zum Versand sollten eingeholt werden unter Tel.: 0761-2704498 oder -4437

Ergometrische Funktionsdiagnostik: Abteilung für Prävention, Rehabilitation und Sportmedizin der Medizinischen Universitätsklinik, Hugstetterstr. 55, 79106 Freiburg. Dr. Schmidt-Trucksäß und Vertreter. Termine nach telefonischer Absprache unter Tel.: 0761-2707473 oder -7460

Neuromuskuläres Zentrum Göttingen

Abteilung Pädiatrie, Schwerpunkt Neuropädiatrie, Universitäts-Kinderklinik Göttingen, Robert-Koch-Straße 40

Leiter: Professor Dr. med. Dr. h.c. F. Hanefeld
Tel.: 0551-39-8035, Fax: 0551-39-6252

Mitarbeiter: Prof. Dr. med. E. Wilichowski, Dr. med. C. Bönnemann, Frau Dr. med. G. Schreiber
Tel.: 0551-39-2570, Fax: 0551-39-6252
Dipl.-Psychologin A. Weddige-Dietrich
Tel.: 0551-39-2977
Physiotherapeutin G. Montano
Tel.: 0551-39-8429
Sozialpädagogin M. Kuske
Tel.: 0551-39-2978
Technische Mitarbeiterinnen
Frau Vollmers
Tel.: 0551-39-6263
Frau Krämer
Tel.: 0551-39-2969

Interdisziplinäre Muskelsprechstunde:
Prof. Dr. F. Hanefeld: Montag, Freitag, nach Vereinbarung, Tel.: 0551-39-8035
Prof. Dr. E. Wilichowski: Donnerstag, 13.30-16.30 Uhr, Tel.: 0551-39-2570
Dres. C. Bönnemann, G. Schreiber: Mittwoch, 13.30-15.30 Uhr, Tel.: 0551-39-6239

Im Muskelzentrum Göttingen wurde die interdisziplinäre Betreuung unserer pädiatrischen Muskelpatienten mit Unterstützung der Abteilungen für Orthopädie (Dr. Dörner), Kinderkardiologie (Dr. Bartmus) und Neuroradiologie (Dres. Rustenbeck, Breiter) der hiesigen Universitätsklinik sowie der pulmonologischen Abteilung der Klinik Weende-Lenglern (Prof. Dr. Criée, Arbeitsgemeinschaft „Heimbeatmung und Respiratorentwöhnung e.V.") fortgesetzt und ausgeweitet. Hierzu wurden im ambulanten Bereich die gemeinsamen Muskelsprechstunden von Ärzten und Physiotherapeuten zeitlich und personell erweitert. Für umfangreichere diagnostische Untersuchungen (zumeist im Rahmen der Erst-Diagnostik) sowie für therapeutische Maßnahmen (orthopädische Eingriffe wie Kontraktur-lösende oder Skoliose-korrigierende Operationen, Anpassung einer intermittierenden Heimbeatmung u.a.) stehen Betten im stationären Bereich zur Verfügung. Durch regelmäßige Fortbildungen werden aktuelle Informationen an alle Mitarbeitenden vermittelt.

Begleitet wird die Betreuung der Kinder und Jugendlichen mit Muskelerkrankungen aller Art durch unseren psychosozialen Dienst, der neben der Elternarbeit auch die Organisation von Rehabilitationsmaßnahmen umfasst. Der 1998 mit Unterstützung der DGM gegründete „Gesprächskreis von und für Eltern von muskelkranken Kindern und Jugendlichen" ist zu einem festen Bestandteil des Muskelzentrums Göttingen geworden – mit einem Einzugsgebiet, das neben Süd-Niedersachsen auch Thüringen und Nordhessen umfasst.

Parallel dazu wurde das diagnostische Spektrum unseres Muskellabors kontinuierlich erweitert und auch anderen Muskelzentren angeboten. So sind immunhistochemische Analysen mit derzeit 48 verschiedenen Antikörpern möglich. Sie umfassen die Untersuchungen auf Defekte von Aktin, Desmin, Dystroglykane, Dystrophin, Emerin, Lamin A/C, Laminine, Myosin, Sarkoglykane, Spektrin, Titin u.v.a.m. Durch retrospektive Analysen insbesondere von neu beschriebenen Proteinen konnte bei einer Anzahl von Patienten mit bislang nicht klassifizierbarer Myopathie eine definitive Klärung herbeigeführt werden. Diese morphologische Diagnostik wird in unserem DNA-Labor weiterhin ergänzt durch molekulargenetische Analysen verschiedener relevanter Gene des mitochondrialen (mtDNA) und chromosomalen Genoms (SURF1, Sarkoglykan-Gene).

Die Projekte der neuromuskulären Forschung – ein weiterer Schwerpunkt der Arbeit des Muskelzentrums Göttingen – wurden erfolgreich fortgeführt. Neben der weitergehenden Charakterisierung von bislang unklaren Myopathien mittels immunhistochemischer und molekulargenetischer Methoden standen die Therapiestudien im Zentrum unseres Interesses:

1. **Untersuchungen zur Wirkung von Kreatin und Cofaktoren bei Mitochondriopathien**

   Nach dem Abschluss einer Pilotstudie über die Wirkung von Kreatin bei Kindern und Jugendlichen mit mitochondrialen Enzephalomyopathien (Kearns-Sayre-Syndrom, MELAS, NARP), über die wir 1999 berichteten und in der wir in einem „on/off"-Design eine Zunahme der Kraftausdauer von 6 – 17 % nachweisen konnten, führten wir eine zur

Zeit fortlaufende Anschluss-Studie mit verschiedenen Kofaktoren (Kreatin, Coenzym Q_{10}, Riboflavin, Thiamin, Ascorbinsäure/Menadion u. a.) durch. Bislang konnten 40 Patienten in die Auswertung einbezogen werden. Ziel ist es, für die sehr heterogene Gruppe der Mitochondriopathien Evidenz-basierte Therapieempfehlungen zu entwickeln. Zu diesem Zweck ist im Rahmen des Kompetenznetzwerkes „MitoNet e.V." (Sitz in München: www.kms.mhn.de/mitonet) eine multicentrische Arbeitsgruppe „Therapie" gegründet worden, die anhand der vorliegenden Daten (Studienergebnisse, retrospektive Auswertungen, Einzelfallanalysen) die Effektivität der verschiedenen Therapeutika evaluieren und Behandlungsvorschläge entwickeln soll.

2. **Untersuchungen zur Wirkung von Clenbuterol bei kongenitalen Myopathien**

   Diese 1999 begonnene, offene, nichtkontrollierte Pilotstudie wurde Ende 2000 abgeschlossen. Insgesamt wurden 10 Patienten mit zentronukleärer (n=3), „multi/mini core" (n=3), „central core" (n=2), Nemaline (n=1) bzw. Fasertyp 1-Uniformitäts (n=1) -Myopathie im Alter von 6–30 Jahren untersucht. Sie erhielten Clenbuterol über 4 Monate mit einem anschließenden Auslassversuch von 3 Monaten, gefolgt von einer erneuten Therapiephase von 7 Monaten. Der Zielparameter, die muskuläre Kraftausdauer, wurde mit dem „Göttinger Fahrradergometer" erfasst.

Daneben wurden manuelle Muskelkraftmessungen und -funktionstests („timed functions") durchgeführt. Die Auswertung ergab subjektiv positive Effekte bei allen Patienten (verlängerte Gehstrecken, gebessertes Aufrichten und Treppensteigen, stabilere Gangbilder). Die Kraftausdauer stieg um 20 – 100 % bereits nach 4 Monaten an und verbesserte sich nochmals nach erneuter 7-monatiger Therapie. Die Funktionszeittests zeigten deutlich bessere Werte, während die manuelle Muskelkraft nicht signifikant anstieg. Die jüngeren Patienten profitierten insgesamt weniger von der Therapie als die älteren. Die Nebenwirkungen waren in allen Fällen moderat und auf das Anfangsstadium der Therapie beschränkt. Für die Zukunft ist eine Anschluss-Studie mit längerem Beobachtungszeitraum geplant.

3. **Untersuchungen zur Wirkung von Idebenone bei Kardiomyopathie der Friedreich-Ataxie**

Diese Beobachtungsstudie, ebenfalls 1999 begonnen, wird mit inzwischen 6 Patienten und steigenden Dosen weiter fortgeführt.

4. **Immunhistochemische und molekulargenetische Analysen des sarkoplasmatischen Netzwerkes**

Die in diesem Bereich sehr intensive internationale Forschung hat im vergangenen Jahr eine Fülle neuer Erkenntnisse über die Bedeutung der Kopplung des sarkoplasmatischen Netzwerkes mit der extrazellulären Matrix erbracht. Zahlreiche neue Proteine, die die Einzelkomponenten miteinander verknüpfen, wurden entdeckt. Die klinischen Auswirkungen bei spezifischen Protein-Defekten sind aber nur unvollständig bekannt. Da uns mittlerweile ein großes Arsenal an Protein-spezifischen Antikörpern für immunhistochemische Analysen zur Verfügung steht, wurden über 50 Patienten mit bislang unklaren Myopathien retrospektiv nachuntersucht. Bei 7 Patienten konnte eine definitive Klärung erzielt werden.

Darüber hinaus wurden in Zusammenarbeit mit mehreren Muskelzentren der DGM die Krankheitsbilder bei weiteren Patienten mit Muskeldystrophien vom Gliedergürteltyp (LGMD) charakterisiert und molekulargenetisch definiert. Dabei konnte eine Gruppe von 5 Patienten mit einer neuen Myopathie-Form, der Kalpainopathie, zusammengestellt werden. Des Weiteren erfolgen in Kooperation mit Prof. Dr. H.H. Göbel, Mainz, weitergehende Untersuchungen bei 5 Patienten mit einer Protein-Exzess-Myopathie, einer ebenfalls neuen Gruppe von kongenitalen Myopathien, bei denen es zur Akkumulation von spezifischen Proteinen kommt. Nach wie vor sind für uns die Patienten von besonderem Interesse, die neben einer Myopathie noch Symptome seitens des kollagenen Bindegewebes im Sinne eines Ehlers-Danlos-Syndroms haben. Erste Beschreibungen von Mutationen weisen auf die Bedeutung von Kollagen auch für die Muskulatur hin.

Die Fortsetzung der Forschung auf diesen Gebieten ist für die Patienten mit den vielgestaltigen Myopathien unerlässlich. Die Aufklärung der zugrunde liegenden Proteindefizienzen und der daraus resultierenden Störungen der verschiedenen Funktions-Netzwerke (Energie-Stoffwechsel, Struktur-Stoffwechsel) wird nicht nur neue Erkenntnisse hinsichtlich Physiologie und Pathophysiologie ergeben, sondern auch die Basis für die Entwicklung kausal-orientierte Therapiestrategien schaffen.

Literatur

1. **Bönnemann CG, Cox GF, Shapiro F, Wu JJ, Feener CA, Thompson TG, Anthony DC, Eyre DR, Darras BT, Kunkel LM** (2000) A mutation in the δ 3 chain of type IX collagen causes autosomal dominant multiple epiphyseal dysplasia with mild myopathy. Proc Natl Acad Sci USA 97: 1212-1217

Neuromuskuläres Zentrum Halle

Adressen und Ansprechpartner

Aktuelle Informationen: http://www.medizin.uni-halle.de:81/neuro/nc/index.htm

Leiter und Sprecher des Muskelzentrums an der Klinik und Poliklinik für Neurologie der Martin-Luther-Universität Halle-Wittenberg: Prof. Dr. S. Zierz
Tel.: 0345-557-2858; Fax: 0345-557-2860
E-Mail: sekretariat.neurologie@medizin.uni-halle.de

Muskelambulanz (Sprechstunde für neuromuskuläre Erkrankungen)
Ansprechpartner: S. Neudecker
Tel.: 0345-557-3340; Fax: 0345-557-3335
E-Mail: stephan.neudecker@medizin.uni-halle.de

Myasthenie-Ambulanz (Spezialsprechstunde für myasthene Syndrome)
Ansprechpartnerin: Frau K. Hertel
Tel.: 0345-557-3340; Fax: 0345-557-3335
E-Mail: kathrin.hertel@medizin.uni-halle.de

Neurophysiologisches Labor
Tel.: 0345-557-2888; Fax: 0345-557-2885
Elektrophysiologische Diagnostik: Ansprechpartner: Dr. M. Kornhuber
E-Mail: malte.kornhuber@medizin.uni-halle.de
Bioenergetische Diagnostik (NIR-Spektroskopie, quantitative Kraftmessung [„boot"], Laktat-Ischämie-Test, Fahrradbelastungstest): Ansprechpartner Dr. T. Müller
E-Mail: tobias.müller@medizin.uni-halle.de

Muskellabor
Untersuchung von Muskelbiopsien und Blutproben. Bitte Merkblatt für den Versand des Materials anfordern: Ansprechpartner S. Neudecker
Tel.: 0345-557-2738; Fax: 0345-557-3505
E-Mail: stephan.neudecker@medizin.uni-halle.de

Arbeitsgruppe Myopathologie
(komplette Routine- und Spezialdiagnostik)
Ansprechpartner: S. Neudecker, Frau Dr. V. Hackel, Frau Zietz (MTA)
Tel.: 0345-557-3629; Fax: 0345-557-3505
E-Mail: veronika.hackel@medizin.uni-halle.de

Arbeitsgruppe Molekulargenetik
(Mutations- und Deletionsanalyse der mitochondrialen DNA [u.a. MELAS, MERF, LHON, CPEO, Kerns-Sayre-Syndrom] und des Genoms der CPT II. Untersuchung von Erkrankungen mit Repeat-Expansionen/OPMD)
Ansprechpartner: Dr. M. Deschauer, Dr. T. Müller, Frau Zietz (MTA)
Tel.: 0345-557-3672; Fax: 0345-557-3505
E-Mail: marcus.deschauer@medizin.uni-halle.de; tobias.müller@medizin.uni-halle.de

Arbeitsgruppe Biochemie
(respirometrische Untersuchungen der Mitochondrienfunktion mittels „skinned fiber"-Technik, Bestimmung mitochondrialer Enzyme [Komplexe der Atmungskette, CPT I und CPT II, Zitratsynthase], verschiedener glykolytischer Enzyme [Phosphofruktokinase, Laktatdehydrogenase, Hexokinase, Phosphoglukoisomerase] sowie von Enzymen des Glykogenstoffwechsels [Myophosphorylase, saure Maltase] und von Substraten [Kreatin, Kreatinphosphat, Carnitin und Carnitinester])
Ansprechpartner: PD Dr. F.N. Gellerich, Dr. J. Opalka, Frau K. Hertel
Tel.: 0345-557-3628 bzw. 557-3630; Fax: 0345-557-3505
E-Mail: frank.gellerich@medizin.uni-halle.de; jens.opalka@medizin.uni-halle.de

Beteiligte Kliniken und Institute an der Martin-Luther-Universität

Klinik und Poliklinik für Kinderheilkunde

Muskelsprechstunde für Kinder
Ansprechpartner: Dr. W. Hiebsch
Tel.: 0345-557-2053; Fax: 0345-557-2389
E-Mail: wolfgang.hiebsch@medizin.uni-halle.de

Institut für Humangenetik und Medizinische Biologie

Humangenetische Beratung
Ansprechpartnerin: Frau Dr. H. Thiele
Tel.: 0345-557-4712; Fax: 0345-557-4701
E-Mail: hannelore.thiele@medizin.uni-halle.de

Klinik und Poliklinik für Innere Medizin III

Kardiologische Beratung
Ansprechpartner: Prof. Dr. K. Werdan, Dr. R. Prondzinsky
Tel.: 0345-557-2621; Fax: 0345-557-2072
E-Mail: karl.werdan@medizin.uni-halle.de

Klinik und Poliklinik für Orthopädie

Orthopädische Beratung
Ansprechpartner: Prof. W. Hein, Frau Dr. Lebek
Tel.: 0345-557-4805; Fax: 0345-557-4809
E-Mail: werner.hein@medizin.uni-halle.de

Klinik und Poliklinik für Herz- und Thorax-chirurgie

Kardiochirurgische Beratung
Ansprechpartner: Prof. Dr. E. Silber
Tel.: 0345-557-2719; Fax: 0345-557-2782
E-Mail: edgar.silber@medizin.uni-halle.de

Klinik und Poliklinik für Augenheilkunde

Augenärztliche Beratung
Ansprechpartner: Prof. Dr. H.G. Struck
Tel.: 0345-557-4006; Fax: 0345-557-1848
E-Mail: hans-gert.struck@medizin.uni-halle.de

Krankenhaus St. Elisabeth und St. Barbara Halle

Sozialpädiatrisches Zentrum
Ansprechpartnerin: Frau Chefärztin Dr. Fritzsch
Tel.: 0345-48255401

Aktivitäten im Jahre 2000

Personalia

Dr. Wieser, Leiter der Abt. Molekular-genetik des Muskellabors, weilt im Rahmen eines Forschungsaufenthaltes seit Oktober 2000 an der University of Pittsburgh (USA).

Dr. Schulte-Mattler, bisher Leiter des Neurophysiologischen Labors, hat die Neurologische Klinik zum 30.11.2000 verlassen und ist seit dem 01.12.2000 in der Neurologischen Klinik der Universität Regensburg tätig.

Veranstaltungen

Neben den regelmäßigen Arbeitstreffen und Fortbildungsveranstaltungen der Beteiligten des Muskelzentrums stand die Organisation und Ausrichtung des „2nd COLLOQUIUM ON MITO-CHONDRIA AND MYOPATHIES" vom 30. März bis zum 2. April im Vordergrund der Veranstaltungen des Jahres 2000. Dieser internationale Kongress brachte weit über 200 Forscher aus 18 Ländern, neben Neurologen und Pädiatern auch Vertreter der Grundlagenforschung, zusammen, die sich mit der Bedeutung von Mitochondrien in der Medizin beschäftigen. Wissenschaftliche Schwerpunkte der Tagung waren die Rolle der Mitochondrien bei der Apoptose, neue Einsichten in die Struktur und die Neubildung von Mitochondrien, Untersuchungen der Mitochondrienfunktion in menschlichen Geweben und Diagnostik mitochondrialer Myopathien, der Zusammenhang von Carnitin-palmitoyltransferasen und mitochondrialen Erkrankungen, die Rolle von Kreatin bei der „permeability transition", Fortschritte bei der Entwicklung therapeutischer Konzepte sowie die Bedeutung von Mutationen in der mt-DNA für den Alterungsprozess. Die Abstracts der 62 Vorträge und 113 Poster erschienen in einem Sonderheft der Zeitschrift

European Journal of Medical Research (s. Literatur). Das Kolloquium über Mitochondrien und Myopathien war zugleich die erste wissenschaftliche Konferenz des MITONET, einer Gruppe von Ärzten, Wissenschaftlern und Patienten, die sich mit mitochondrialen Erkrankungen beschäftigen (www.kms.mhn.de/mitonet).

Forschung

In einer Studie an 16 Patienten wurde der **Zusammenhang zwischen Genotyp** (Anzahl der Repeats) **und Phänotyp bei okulopharyngealer Muskeldystrophie** (OPMD) untersucht. Seit Ende 1998 ist die genetische Ursache der Erkrankung, eine kurze GCG-Repeat-Expansion im PABP2-Gen, bekannt. Klinisch ist die autosomal-dominant vererbte Erkrankung durch Ptosis, Dysphagie und Paresen gekennzeichnet. Alle untersuchten Patienten boten die namengebenden Symptome der OPMD, Ptosis und Dysphagie. Unterschiede gab es im Vorhandensein bzw. im Ausmaß der proximal betonten Muskelschwäche. Es konnte gezeigt werden, dass der Grad der Paresen nicht von der Anzahl der GCG-Repeats, sondern einzig vom Alter der Patienten abhängig ist. Weiterhin konnte bei den familiären Fällen die meiotische Stabilität der Repeat-Expansionen bestätigt werden. Patienten mit identischem Phänotyp, aber ohne die typische GCG-Repeat-Expansion legen nahe, dass neben dem jetzt bekannten noch andere Genorte existieren.

Im Rahmen einer molekulargenetisch-klinischen Untersuchung erfolgte die

Analyse der klinischen Daten von 16 Patienten mit der mitochondrialen Punktmutation A3243G, die außer dem MELAS-Syndrom verschiedenste Phänotypen zeigten. Das häufigste Symptom dieser Patienten war eine Innenohrschwerhörigkeit, die sich klinisch bereits bei 11 der 16 Patienten zeigte. Darüber hinaus hatten alle 5 Patienten mit unauffälligem Gehör in der klinischen Untersuchung im Audiogramm eine Hörminderung. Dieser subklinische Hörverlust ging bei 4 der 5 Patienten über den mittleren altersabhängigen Hörverlust hinaus. Das zweithäufigste Symptom war zumindest eine schlaganfallähnliche Episode, die in der Hälfte der Patienten (8/16) aufgetreten war. Jeweils 6 Patienten litten unter epileptischen Anfällen, Demenz und Diabetes mellitus. Das Innenohr scheint somit gegenüber der mitochondrialen Störung, die die Mutation A3243G bedingt, besonders vulnerabel zu sein.

Eine andere Untersuchung galt dem **genetischen Hintergrund der familiären CPEO**. Bei 18 konsekutiven Patienten mit CPEO fand sich in 5 Fällen eine positive Familienanamnese. In einer Familie mit maternalem Erbgang wurde die mitochondriale Punktmutation A3243G identifiziert. Bei den Index-Patienten von drei weiteren Familien wurden multiple mitochondriale Deletionen nachgewiesen. Eine dieser Familien zeigte einen autosomal rezessiven Erbgang, bei den anderen beiden Familien ließ der Stammbaum keine sichere Bestimmung des Erbgangs zu. Beim Index-Patienten der fünften Familie (autosomal dominanter oder maternaler Erbgang) fand sich auch nach Sequenzierung von sog. „Hot-Spots" für mitochondriale Mutationen keine Veränderung der mitochondrialen DNA. Die familiären Fälle zeigten zum Teil einen späten Krankheitsbeginn jenseits des 40. Lebensjahrs, im Gegensatz zu den sporadischen Fällen, deren Manifestationsgipfel in der 2. Lebensdekade lag. Klinisch ließen sich sporadische und familiäre Fälle hinsichtlich ihrer Multisystembeteiligung nicht unterscheiden.

Aktuelle Projekte

- Klinische Therapiestudien
  - Vitamin E bei ALS
  - Clenbuterol bei fazioskapulohumeraler Muskeldystrophie
  - Kreation bei mitochondrialen Erkrankungen

- Abhängigkeit der PAB2-Proteinaggregate von der Anzahl der GCG-Repeats bei OPMD
- Entwicklung eines zellfreien Expressionssystems für die CPT II und Untersuchung der Regulation von CPT I und CPT II im gesunden Muskel und bei Patienten mit CPT II-Mangel
- Quantifizierung von Sauerstoffverbrauch, Laktatproduktion und Muskelkraft unter aeroben und anaeroben Bedingungen bei verschiedenen Myopathien
- Weiterentwicklung der invasiven und nicht-invasiven Detektion der Funktion von Muskelmitochondrien
- Untersuchungen von Muskelbiopsien mit der skinned-fiber-Technik
- Untersuchung des muskulären Energiestoffwechsels bei Sepsis und multiplem Organversagen („critical illness myopathy and neuropathy")

Literatur

1. **Deschauer M, Neudecker S, Müller T, Gellerich FN, Zierz S** (2000) Higher proportion of mitochondrial A3243G mutation in blood than in skeletal muscle in a patient with cardiomyopathy and hearing loss. Mol Gen Metab 70: 235-237
2. **Deschauer M, Müller T, Wieser T, Schulte-Mattler W, Kornhuber M, Zierz S** (in press) Hearing impairment is common in various phenotypes of the mitochondrial DNA A3243G mutation. Arch Neurol
3. **Gellerich FN, Trumbeckaite S, Opalka JR, Seppet E, Rasmussen HN, Neuhoff C, Zierz S** (2000) Function of mitochondrial outer membrane as diffusion barrier in health and disease. Biochem Soc Trans 28: 164-169
4. **Schulte-Mattler WJ, Georgiadis D, Tietze K, Zierz S** (2000) Relation between maximum discharge rates on electromyography and motor unit number estimates. Muscle & Nerve 23: 231-238
5. **Schulte-Mattler WJ, Deschauer M, Kornhuber M, Zierz S** (2000) Pathologische späte Reizantworten nach transkranieller Magnetstimulation bei Patienten mit Stiff-Man-Syndrom. Klin Neurophysiol 31: 59-64
6. **Wieser T, Bönsch D, Eger K, Schulte-Mattler WJ, Zierz S** (2000) A family with PROMM not linked to the recently mapped PROMM locus DM2. Neuromusc Disord 10: 141-143
7. **„2nd COLLOQUIUM ON MITOCHONDRIA AND MYOPATHIES"** (2000) Eur J Med Res Suppl I (Abstracts) 1-62

Neuromuskuläres Zentrum Hamburg

1. Struktur

Die Funktion des Sprechers und Leiters des Muskelzentrums ist nach der Emeritierung von Prof. Kunze auf Prof. Weiler übertragen worden. Nach dem einstimmigen Votum der am Muskelzentrum Beteiligten ist Prof. Kunze zum Ehrenmitglied des Muskelzentrums ernannt worden.

Strukturelle Änderungen des Muskelzentrums haben bisher nicht stattgefunden, werden aber nach dem Votum der am Muskelzentrum Beteiligten mit dem Ziel der Optimierung wissenschaftlicher und klinischer Aktivitäten des Muskelzentrums Hamburg überprüft.

Das Sozialberatungszentrum Nord mit Sitz in Hamburg konnte erhalten werden.

2. Klinische Aktivitäten

Die klinischen Aktivitäten des Muskelzentrums blieben in 2000 unverändert, was unter den schwierigen äußeren Rahmenbedingungen der derzeitigen regionalen und überregionalen gesundheitspolitischen Rahmenbedingungen als großer Erfolg zu bewerten ist.

Am Muskelzentrum Hamburg können alle Patienten mit neuromuskulären Erkrankungen des Kindes- oder Erwachsenenalters umfassend diagnostiziert und therapiert werden. Alle Terminwünsche, die von Hamburger Patienten oder überregional an die verschiedenen Mitarbeiter des Zentrums herangetragen wurden, konnten zeitadäquat erfüllt werden.

Wissenschaftliche Aktivitäten

Die Finanzierung der wissenschaftlichen Aktivitäten erfolgte im Muskelzentrum Hamburg überwiegend aus projektbezogenen Drittmitteln in Höhe von DM 140.000.–. Für 2001 sind Förderungsmittel in Höhe von DM 210.000.– verbindlich zugesagt. Die Fördermittel kommen von gemeinnützigen Verbänden: Karberg-Stiftung, VW-Stiftung, Verein „Helft dem muskelkranken Kind e.V.".

An der neurologischen Klinik des UKE werden mit den genannten Mitteln derzeit folgende Projekte durchgeführt:

- **Polyneuropathien und Vorderhornzellerkrankungen**
  Dr. Winkler*, Frau Sach*, Herr Heimbach**
  Förderung durch die *Karbergstiftung und den **Verein „Helft dem muskelkranken Kind e.V."
  Im Rahmen dieses übergreifenden Projektes wurde folgende prospektive Studie begonnen:

  DTI und MEP zur Evaluation der Pyramidenbahnläsion bei der ALS
  Mitarbeiter: Dr. Büchel***, Dr. Glauche***, Herr Heimbach**, PD Dr. Liepert, Frau Sach*, Dr. Winkler* (Projektleitung).
  Förderung durch die ***VW-Stiftung, **Verein „Helft dem muskelkranken Kind e.V.", *Karberg-Stiftung

- **MRT neuromuskulärer Erkrankungen**
Dr. Winkler*
Förderung durch die *Karberg-Stiftung

Im Rahmen dieses Projektes wurde folgende prospektive Studie abgeschlossen:

MRT zur Diagnostik und Verlaufskontrolle von Myositiden
Dr. Winkler*
Förderung durch die *Karberg-Stiftung

Folgende 1999 begonnene Studie wurde fortgesetzt:
Hoch dosierte Immunglobulintherapie bei neurorheumatologischen Erkrankungen
Dr. Winkler*
Förderung durch die *Karberg-Stiftung

Genetik, Morphologie und Pathophysiologie der hereditären Rippling Muscle Disease
Projektleiter: Dr. med. B. Schoser, Kooperationen: Prof. Dr. T.-J. Jentsch, Dr. D. Kasper, Dr. V. Stein; ZMNH, Hamburg; Dr. C. Kubisch, Dr. C. Betz; Humangenetik, Uni Bonn; Dr. M. Vorgerd; Neurologie, Uni Bochum; Prof. Dr. W. Mortier; Kinderklinik, Uni Bochum; Prof. Dr. K. Riecker; Neurologie, Uni Würzburg; Prof. Dr. T. Torbergsen; Neurologie, Uni Oslo, Norwegen

Neuromuskuläres Zentrum Hannover

Das Neuromuskuläre Zentrum der MHH (Medizinischen Hochschule Hannover) stellt einen interdisziplinären Zusammenschluss folgender Kliniken und Abteilungen dar:
Neurolog. Klinik (Prof. Dr. R. Dengler)
Kinderklinik (OA Dr. R. Heyer)
Kardiolog. Klinik (Prof. Dr. H. Drexler)
Orthopäd. Klinik (Prof. Dr. C.-J. Wirth)
Pulmonol. Klinik (Prof. Dr. H. Fabel)
Rheumatol. Klinik (Prof. Dr. H. Zeidler)
Abt. Neuropathol. (Prof. Dr. G. Walter)
Abt. Neuroradiologie (Prof. Dr. Becker)
Abt. Humangenetik (Prof. Dr. J. Schmidtke)
Abt. Physikal. Med. u. Rehabilitation (Prof. Dr. A. Gehrke)

Zielsetzung

Das Neuromuskuläre Zentrum der MHH betreut Patienten mit Erkrankungen von Muskel und Nerv interdisziplinär von der Diagnose über die Therapie bis zur Beratung bei unterschiedlichen krankheitsbedingten Problemen.
Kernstück ist die neuromuskuläre Sprechstunde der Neurologischen Klinik, in der die Diagnostik eingeleitet und ggf. stationäre Aufenthalte organisiert werden können. Hier werden die Behandlung und regelmäßige Verlaufsuntersuchungen koordiniert, um eine langfristige Betreuung zu gewährleisten. Zur Diagnosefindung stehen neben der klinischen Beurteilung umfangreiche Laboruntersuchungen, genetische Tests sowie moderne bildgebende und neurophysiologische Verfahren in Labors mit langjähriger Erfahrung mit neuromuskulären Erkrankungen zur Verfügung. Ferner können Muskel- und Nervenbiopsien durchgeführt werden, die in der Abteilung für Neuropathologie und ggf. in anderen Speziallabors begutachtet werden.

Klinische Schwerpunkte

Die Spezialsprechstunde für Motoneuronerkrankungen widmet sich als überregionale Einrichtung überwiegend der Betreuung von Patienten mit Amyotropher Lateralsklerose. Im Jahr stellen sich etwa 150 Patienten vor, die über den gesamten Krankheitsverlauf betreut werden. Die Mitarbeiter der ALS-Sprechstunde beteiligen sich an verschiedenen klinischen Studien bezüglich Motoneuronerkrankungen. Daneben werden Sprechstunden für Patienten mit Post-Polio-Syndrom, verschiedenen entzündlichen oder degenerativen Muskelerkrankungen und peripheren Neuropathien angeboten (z.B. Myasthenia gravis, chronische entzündliche Neuropathien, Neuropathien mit Leitungsblöcken). Grundsätzlich werden jedoch Patienten mit allen Formen neuromuskulärer Erkrankungen betreut.

Kooperation

Diagnostisch besteht die engste Zusammenarbeit mit der Abteilung für Neuro-

45

pathologie, in der die feingewebliche Beurteilung der Muskel- und Nervenbiopsien erfolgt. Bei Verdacht auf erbliche Erkrankungen werden molekulargenetische Tests in Zusammenarbeit mit der Abteilung für Humangenetik durchgeführt. Kooperationen bestehen mit nahezu allen Abteilungen des Hauses. Stellvertretend erwähnt seien die Abteilung Physikalische Medizin und Rehabilitation, die Abteilung Pulmonologie (Beatmung) und die Orthopädische Klinik.

Neuromuskuläres Seminar

Das Muskelzentrum veranstaltet einmal im Semester ein neuromuskuläres Seminar mit aktuellen Fallvorstellungen und wissenschaftlichen Vorträgen für Ärzte und andere Interessierte.

Forschungstätigkeit

In dem Labor für Molekulare Elektrophysiologie werden spannungsaktivierte und ligandenaktivierte Ionenkanäle funktionell sowohl an nativem Gewebe als auch rekombinant auf Zellkultursystemen experimierte Kanäle untersucht. Es kommen verschiedene elektrophysiologische Methoden (Messungen an Hirnschnitten, Ganzzellkonfiguration, „outside-out patches", ultraschneller Lösungswechsel zur Untersuchung der Kinetik ligandenaktivierter Rezeptoren, Calcium-Imaging, Multi-Elektroden Ableitungen) und molekularbiologische Methoden zum Einsatz. Bei verschiedenen Muskelerkrankungen vorkommende Mutationen spannungsaktivierter Natriumkanäle werden hinsichtlich pathophysiologischer und

pharmakologischer Veränderungen untersucht. Das wissenschaftliche Interesse gilt auch der Analyse pathophysiologisch relevanter Veränderungen des postsynaptischen nikotinischen Rezeptors bei neuromuskulären Übertragungsstörungen (Myasthenia gravis, kongenitale myasthene Syndrome, GBS, Miller-Fisher-Syndrom).

Im Rahmen der Erforschung von Mechanismen zur Exzitotoxizität bei Motoneuronerkrankungen werden funktionelle Untersuchungen an humanen AMPA-Typ Glutamatrezeptoren insbesondere im Hinblick auf potenzielle Therapieoptionen durchgeführt.

Funktionelle Untersuchungen an GABA$_A$- und Glycin-Rezeptoren werden vor allem im Hinblick auf Effekte zentral wirksamer Medikamente auf das inhibitorische System des ZNS durchgeführt.

In dem klinisch elektrophysiologischen Labor werden sämtliche modernen elektrophysiologischen Verfahren angeboten. Das wissenschaftliche Interesse gilt der Untersuchung von Patienten mit ALS durch transkortikale Magnetstimulation und der elektromyographischen Analyse von Patienten mit Post-Polio-Syndrom. Daneben werden neurokognitive Untersuchungen bei Patienten mit Motoneuronerkrankungen durchgeführt.

Es werden zahlreiche klinische Studien zu entzündlichen Muskel- und Nervenerkrankungen (z.B. multifokale motorische Neuropathien) und zur Therapie der Amyotrophen Lateralsklerose durchgeführt.

Literatur

1. **Jahn K, Franke C, Bufler J** (2000) Molecular mechanism of the functional blockade of nicotinic acetylcholine receptor channels by purified IgG from seropositive patients with Myasthenia gravis. Neurology 54:474-479

2. **Krampfl K, Schlesinger F, Dengler R, Bufler J** (2000) Pentobarbital has Curare-like effects on adult-type nicotinic acetylcholine receptor channel currents. Anesthesia & Analgesia 90: 1-5

3. **Krampfl K, Bufler J, Lepier A, Dudel J, Adelsberger H** (2000) Desensitization characteristics of rat recombinant GABA(A) receptors consisting of alpha1beta2gamma2S and alpha1beta2 subunits expressed in HEK293 cells. Neuroscience Letters 278 (1-2): 21-4

4. **Weckbecker K, Würz A, Mohammadi B, Mansuroglu T, George AL, Lerche H, Dengler H, Lehmann-Horn F, Mitrovic N** (2000) Different effects of mexiletine in two sodium channel mutations causing paramyotonia congenita and hyperkalemic periodic paralysis. Neuromuscular Disorders 10(1): 31-9

5. **Mohammadi B, Bufler J, Kreß W, Brandis A, Walter GF, Dengler R, Heidenreich F** (2000) Okulopharyngeale Muskeldystrophie. Genetische Diagnostik einer Familie in Deutschland. Nervenarzt 71: 1003-1006

6. **Haeseler G, Mamarvar M, Bufler J, Dengler R, Hecker H, Aronson JK, Piepenbrock S, Leuwer M** (2000) Voltage-dependent blockade of normal and mutant muscle sodium channels by benzylalcohol. British Journal of Pharmacology 130(6): 1321-30

7. **Haeseler G, Petzold J, Hecker H, Wurz A, Dengler R, Piepenbrock S, Leuwer M** (2000) Succinylcholine metabolite succinic acid alters steady state activation in muscle sodium channels. Anesthesiology 92(5): 1385-91

8. **Bufler J** (2000) Physiologie der neuromuskulären Synapse. Klinische Neurophysiologie 31: 1-5

9. **Sieb JP, Kraner S, Steinlein OK, Bufler J** (2000) Kongenitale Myasthenie-Syndrome. Klinische Neurophysiologie 31: 147-154

10. **Haeseler G, Pipenbrink A, Bufler J, Dengler R, Hecker H, Aronson JK, Piepenbrock S, Leuwer M:** Differential effects of phenol derivatives von inactivation-deficient mutant human skeletal muscle sodium channels. Muscle & Nerve (angenommen zur Publikation)

11. **Löwenick C v, Krampfl K, Schneck HJ, Kochs E, Bufler J:** Open channel and competitive block of nicotinic receptors by Pancuronium and Atracurium. European Journal of Pharmacology (angenommen zur Publikation)

12. **Buchwald B, Bufler J, Carpo M, Heidenreich F, Pitz R, Dudel J, Nobile-Orazio E, Toyka KV:** Evidence for a combined pre- and postsynaptic action of anti-GQ1b antibodies in Miller-Fisher syndrome. Neurology (angenommen zur Publikation)

13. **Haeseler G, Pipenbrink A, Bufler J, Dengler R, Aronson JK, Piepenbrock S, Leuwer M:** Structural requirements for voltage-dependent block of muscle sodium channels by phenol derivatives. Anesthesia & Analgesia (angenommen zur Publikation)

Neuromuskuläres Zentrum Homburg/Saar

1. Entwicklung des Wilhelm-Erb-Muskelzentrums

1978 gründete Prof. Dr. K. Schimrigk, Direktor der Neurologischen Universitätsklinik des Saarlandes, die erste Muskelsprechstunde der BRD. Den in mehr als zehn Jahren entstandenen Kooperationen mit anderen Kliniken und Institutionen wurde zum 1. Januar 1989 ein formaler Rahmen durch die Gründung des ersten deutschen Muskelzentrums, das dem Institut für Präventivmedizin (IPM) an der Universität des Saarlandes angegliedert ist, gegeben.

Betreut werden Patienten aus dem gesamten Spektrum der neuromuskulären Erkrankungen in enger Zusammenarbeit mit den anderen Fachdisziplinen des Universitätsklinikums, insbesondere mit den Kliniken für Pädiatrie, Orthopädie, Kardiologie, Pulmonologie und Augenheilkunde, dem Humangenetischen Institut und der Abteilung für Neuropathologie.

Zusatzdiagnostisch steht das gesamte Spektrum der Elektrophysiologie, Ergometrie und der bildgebenden Verfahren zur Verfügung, die Muskel- und Nervenbiopsien werden in Zusammenarbeit mit der Abteilung für Neuropathologie aufgearbeitet.

Mit der Deutschen Gesellschaft für Muskelkranke, insbesondere ihrer Landesgruppe Saar (Vors. PD Dr. U. Dill-

mann), besteht eine kontinuierliche Zusammenarbeit.

2. Aktuelles

2000 wurden im Muskelzentrum 379 Konsultationen vorgenommen.

Damit wuchs der Stamm der insgesamt betreuten Patienten seit Gründung der Sprechstunde auf über 1.200 Patienten.

Dr. J. Prudlo wurde mit dem 2. Preis des Forschungspreises 2000 für Neuromuskuläre Erkrankungen der DGM ausgezeichnet für seine Forschungsarbeiten zum Einfluss des Zellregulatorgens P53 auf den motoneuronalen Zelltod im Mausmodell der familiären ALS.

3. Klinische und wissenschaftliche Projekte

Spezielle Begleitung erhalten z.Zt. 5 Jungen mit Muskeldystrophie Duchenne, die mit Kortikoiden behandelt werden.

Die Wirkung von Kreatin wird in der klinischen Anwendung bei neuromuskulären Erkrankungen beobachtet: neben der Kontrolle der Muskelschwäche werden Fahrrad-Ergometrie, Muskelmassenbestimmung und kardiologische Untersuchungen eingesetzt.

Das Zentrum nimmt an einer Multicenter-Studie zur kombinierten Anwendung von Riluzol und Vitamin E bei der Amyotrophen Lateralsklerose teil.

Wissenschaftlich werden mehrere Projekte zu neuromuskulären Erkrankungen durchgeführt:

A) Physiologie und Pathophysiologie der kontraktilen Eigenschaften der Muskulatur. Analyse des Ermüdungsverhaltens myopathischer und neurogen veränderter Muskulatur in vivo und in vitro (PD Dr. U. Dillmann).

B) und C) Neuropathie und Hautinnervation:

B) Die in den letzten Jahren entwickelte Methode der morphometrischen Erfassung der Hautnerven in Schweißdrüsen und um Gefäße wird an mehreren Projekten weiter untersucht. Beantwortet werden soll die Frage, ob neuropathische Störungen nicht nur an Nerven-, sondern auch an Hautbiopsien zu erfassen sind und damit ein für die Patienten belastungsärmerer Zugang zur histologischen Diagnostik möglich ist (Dr. R. Lindemuth).

C) Korrelation von epidermaler Innervationsdichte und klinischer Polyneuropathie-Ausprägung (Dr. T. Lindenlaub).

D) Überprüfung neuerer elektrophysiologischer Untersuchungsmethoden zur Funktionsdiagnostik der Beckenbodenmuskulatur (Dr. J. Osterhage).

E) Klinische und subklinische Störungen bei der spinalen Muskeldystrophie vom Typ Kennedy (Dr. C. Kölmel, Dr. P. Ciccotti, PD Dr. U. Dillmann).

F) Serologische Marker bei Polyneuropathien vom paraneoplastischen Typ (M. Klotz).

4. Fortbildung

Am 18.11.2000 wurde anlässlich des 70. Geburtstages von Prof. em. Dr. Klaus Schimrigk eine Fortbildungsveranstaltung mit zahlreichen auswärtigen Referenten zu aktuellen Konzepten und Perspektiven in der Therapie neuromuskulärer Erkrankungen für Ärzte, Physiotherapeuten und interessierte Laien abgehalten.

Die Ansprechpartner der Einzelkliniken treffen sich regelmäßig einmal im Semester zur internen Fortbildung und Diskussion von wichtigen Erkrankungsfällen.

Literatur

1. **Dillmann U, Heide G, Krick C, Hopf HC, Schimrigk K** (2000) Alterations of isometric twitches in myopathies: evidence for disturbance of calcium-release from the sarcoplasmatic reticulum. Clin Neurophysiol 111: S1 PS6-05

2. **Klotz M, Haaß A, Dillmann U, Spiegel J, Blaes F** (2000) Ein neuer antineuronaler Antikörper bei einer Patientin mit sensibler Neuropathie und Ovarialkarzinom. Akt Neurologie 27: S210

3. **Lindemuth R, Möllenberg M, Ernzerhof C, Schimrigk K** (2000) Korrelation der kutanen Gefäßinnervation der Fußsohle und der Dichte markhaltiger Nervenfasern im N. tibialis. Akt Neurologie 27: S199

4. **Lindemuth R, Ernzerhof C, Schimrigk K:** Comparative morphometry of myelinated nerve fibres in the human sural and tibial nerve. Acta Neuropathologica (eingereicht)

5. **Prudlo J, Koenig J, Gräser J, Burckhardt E, Mestres P, Menger M, Roemer K** (2000) Motor neuron cell death in a mouse model of FALS is not mediated by the p53 cell survival regulator. Brain Res 879: 183-187

6. **Prudlo J, Ermert S, König J, Schimrigk K, Sybrecht GW, Juhász J** (2000) Schlafbezogene Atemstörungen bei therapierten Myasthenie-Patienten. Akt Neurologie 27: S105

Neuromuskuläres Zentrum Leipzig

Organisation

Das **Neuromuskuläre Zentrum Leipzig** an der Neurologischen Universitätsklinik Leipzig (Sprecher: Prof. Dr. med. A. Wagner) kooperierte auch im Jahr 2000 unverändert in bewährter Weise interdisziplinär mit den Universitätskliniken für Kinderheilkunde, Abt. Neuropädiatrie (Prof. Dr. med. Lietz), Orthopädie (Prof. Dr. med. v. Salis-Soglio) und Medizin (Kardiologie: Prof. Dr. med. Pfeiffer, Pulmologie: Prof. Dr. med. Schauer) und mit der selbstständigen Abteilung für Neuropathologie des Pathologischen Instituts (Prof. Dr. med. R. Schober) sowie für die genetische Beratung und molekulargenetische Diagnostik mit dem Universitätsinstitut für Humangenetik (Frau Prof. Dr. med. Froster). Die Muskelsprechstunde wird von Frau Dr. med. P. Baum, Prof. Dr. med. Wagner und Doz. Dr. med. Grahmann durchgeführt. Neurophysiologie, Kinesiologie und quantitative Motodiagnostik zusätzlich zu den o.g. von C. Müller, klinische Chemie und Biochemie an der Neurologischen Klinik von Dipl. Chem. Dr. rer. nat. H.-J. Kühn, Physiotherapie und physiotherapeutische Beratung durch Frau A. Palm und Kolleginnen und die Sozialberatung von Frau M. Fabian. Bei den Mitgliedern des Zentrums ergab sich folgende personelle Änderung: Nach dem Ausscheiden von OA Dr. med. S. Kellermann ist jetzt Dr. med. S. Günzel Vertreter von Prof. Dr. med. R. Schober in der Abteilung Neuropathologie.

Veranstaltungen

Es fanden regelmäßig interdisziplinäre, klinisch-neuropathologische Konferenzen mit Vorstellung diagnostisch schwieriger, ungewöhnlicher oder interessanter Fälle statt. Diese Konferenzen haben auch Fortbildungscharakter.

Am 24.10.2000 veranstaltete das **Neuromuskuläre Zentrum Leipzig** seine Jahresabschluss-Sitzung, an der dieses Mal auch die Abteilung Neurologie des Sächsischen Krankenhauses Hubertusburg (Chefarzt: W. Köhler) teilnahm. Neben fachlichem Austausch über aktuelle medizinische und organisatorische Probleme wurden eine Kooperation und gemeinsame Fortbildungen vereinbart. Zusammen mit der Abteilung Neuropathologie soll ein- bis zweimal jährlich eine gemeinsame neurologisch-neuropädiatrisch-neuropathologische Konferenz stattfinden, an der interessante Fälle auswärtiger Kliniken im Bereich Sachsen klinisch und anhand der Muskel-Nerven-Biopsiebefunde diskutiert werden.

Am 07.11.2000 fand in der Neurologischen Universitätsklinik Leipzig eine Fortbildungsveranstaltung statt über das Thema „Von der Akutbehandlung zur Rehabilitation" als gemeinsame Patientenvorstellung der Klinik und Poliklinik für Neurologie des Universitätsklinikums Leipzig und des Neurologischen Rehabilitationszentrums Bennewitz (Direktor: Prof. Dr. med. H. Hummelsheim) und am 12.12.2000 gab es eine Fortbildungsveranstaltung über das Thema „Sinnvolle neurophysiologische und neurochemische Diagnostik der Polyneuropathien" (Referent Dr. med. B. Eggers, Neurologische Universitätsklinik Leipzig).

Neuerungen

Im Jahresverlauf 2000 wurde in der **Funktionsabteilung der Neurologischen Universitätsklinik** (Leiter: Doz. Dr. med. F. Grahmann) in Zusammenarbeit mit dem **Max-Planck-Institut für Neuropsychologische Forschung** (Direktor: Prof. Dr. med. v. Cramon) ein leistungsfähiges Labor für **repetitive transkranielle Magnetstimulation** eingerichtet. Es wird mit einem MagStim Super Rapid-Magnet-Stimulations-System bis 50 Hz der Firma Micromed/ Magstim Ltd. und einem 4-kanaligen tragbaren EMG-System „Keypoint portable" der Firma Medtronic-Dantec betrieben. Neben neuropsychologischen Studien zur Kognition mit dem MPI wurden experimentelle Therapiestudien bei Erkrankungen der Basalganglien und Dystonien initiiert. Das im Leipziger Muskelzentrum entwickelte, mehrwöchige isokinetische Muskeltrainingsprogramm mit dem BIODEX-Multi-Joint-System wurde erfolgreich an einer Reihe von Patienten mit spinaler Muskelatrophie angewandt.

Wissenschaftliche Aktivitäten

Vom 29.03. bis 01.04.2000 fand in Leipzig ein vom Leiter der selbstständigen Abteilung Neuropathologie Prof. Schober organisiertes internationales Symposium in Verbindung mit der 45. Jahrestagung der Deutschen Gesellschaft für Neuropathologie und Neuroanatomie statt. Eine der herausragenden Sitzungen im Leipziger Gewandhaus war den peripheren Neuropathien gewidmet. Unter dem Vorsitz von **Prof. H. F. de Webster/Bethesda, USA** und **Prof. J. M. Schröder/Aachen** wurden insbesondere Aspekte der molekularen Pathologie und möglicher therapeutischer Implikationen angesprochen. Eine Reihe international herausragender Referenten lieferte Beiträge über interessante wissenschaftliche Entwicklungen insbesondere bei der diabetischen Neuropathie.

In einem Übersichtsreferat gab zunächst **Prof. Sima/Detroit, USA** einen Einblick in den gegenwärtigen Stand der Forschung. Wie in vielen anderen Wissenschaftsgebieten stehen heute transgene Tiermodelle wie etwa die C-Peptid-Defizienten BB/Wor-Ratten im Vordergrund der experimentellen Untersuchungen. Bei deren Auswertung sind neben elektrophysiologischen Methoden und enzymatischen Bestimmungen an Ionenkanälen oder G-Protein gekoppelten Rezeptoren morphologische Untersuchungen, insbesondere zur Feinstruktur der paranodalen Myelinschlingen als Kriterien pharmakologischer Effekte, nach wie vor unentbehrlich. Zusätzlich geeignete experimentelle Systeme sind humane Zell-Linien in Kultur, bei denen Auswirkungen der Insulinbindung an die Phosphorylierung des Insulinrezeptors studiert werden können. **Prof. Malik/Manchester, UK** behandelte die Rolle der Gefäße bei der diabetischen Neuropathie. Die Mikroangiopathie wird hier wie auch bei der Retinopathie und Nephropathie als wesentlich für den Ausprägungsgrad der Nervenschädigungen angenommen. Da hier dem Angiotensin-konvertierenden Enzym eine ursächliche Rolle zukommt, können Inhibitoren dieses Enzyms möglicherweise eine Progression verzögern. Weitere wesentliche Auswirkungen ergeben sich auf das autonome Nervensystem mit kardiovaskulären Komplikationen.

Diese wurden von **Prof. Ziegler/Düsseldorf** ausführlich dargestellt. Er selbst wie auch anschließend mehrere Diskussionsredner wiesen darauf hin, dass dieser Teil des Nervensystems in neuropathologischer Hinsicht noch nicht ausreichend untersucht ist, obwohl die morphologischen Veränderungen wichtige Hinweise auf die Pathogenese und den Verlauf der Erkrankung geben könnten. Der Vortrag von **Prof. Abramovici/Tel Aviv, Israel** behandelte einen anderen Teil des autonomen Nervensystems; die sympathischen und parasympathischen Ganglien im Beckenbereich. Die Situation ist hier ähnlich wie bei den kardiovaskulären Veränderungen. Die Arbeiten von Prof. Abramovici über neurodegenerative Veränderungen an experimentellem und humanem Material zeigen, dass nach wie vor grundlegende morphologische Untersuchungen notwendig sind, um etwaige Auswirkungen hormoneller Veränderungen auf Nachbarorgane oder parakrine Effekte besser abschätzen zu können. Im letzten Vortrag ging **Prof. Schröder/Aachen,** der das Referenzzentrum für neuromuskuläre Erkrankungen der Deutschen Gesellschaft für Neuropathologie leitet, auf molekulargenetische Aspekte hereditärer Neuropathien ein. Eine differenzierte Diagnostik ist bei vielen Untergruppen heute nur mit humangenetischen Methoden möglich. Diese Methoden können allerdings nicht den Verlauf und andere für die Klinik wichtige Parameter erfassen. Beispielsweise kann es bei zusätzlich vorhandenem Diabetes mellitus zu einer nicht nur additiven Verschlechterung der Symptomatik kommen. Im gegebenen Fall lassen sich die entsprechenden Veränderungen hinsichtlich ihrer Ausprägung und Auswirkung auf die Fasern und ihre verschiedenen Komponenten morphologisch gut erfassen. Hierbei zeigt sich, dass fußend auf der neuropathologischen Befundung biochemische, physiologische und molekulargenetische Methoden für eine umfassende Diagnostik notwendig sind.

Auf dem 73. Kongress der Deutschen Gesellschaft für Neurologie wurde von der Neurologischen Klinik in Baden-Baden ein Fall mit Multipler Symmetrischer Lipomatose Madelung (MSL) und Störungen des peripheren, vegetativen und zentralen Nervensystems sowie Arbeiten zur quantitativen Analyse der neuromuskulären Störung bei spinaler Muskelatrophie und über den Einfluss von isokinetischem Training auf die isometrischen und isokinetischen Leistungsparameter bei Patienten mit peripher-neurogener Fußheberschwäche vorgestellt. Auf dem 45. Kongress der Deutschen Gesellschaft für Klinische Neurophysiologie in Mainz präsentierte die Neurologische Klinik Ergebnisse über den Langzeitverlauf beim Guillain-Barré-Syndrom mittels klinischer, neurophysiologischer und motodiagnostischer Daten.

Literatur

1. **Stahl H-D, Kalischewsky P, Orda C, Baum P, Grahmann F, Emmrich F** (2000) Filtration of cerebrospinal fluid for acute demyelinating neuropathy in systemic lupus erythematosus. Clin Rheumatol 19: 61-63
2. **Grahmann F, Neundörfer B, Wagner A** (2000) Ischämische Neuropathie bei arterieller Verschlußkrankheit. Dt Ärztebl 97: A 2785-2788 (Heft 42)
3. **Baum P, Grahmann F, Wagner A** (2000) Monitoring kardialer autonomer Funktionsstörungen mittels Messung der Herzfrequenzvariabilität bei Botulismus durch Nahrungsmittelvergiftung. Klin Neurophysiol 31: 65-68
4. **Schober R, Kreß W, Grahmann F, Kellermann S, Baum P, Günzel S, Wagner A** (2000) Unusual triplet expansion associated with neurogenic changes in a family of OPMD. In press Neuropathology (Baltimore) 11/00
5. **Müller Ch, Rühl H, Baum P, Grahmann F, Wagner A** (2000) Quantitative Analyse der neuromuskulären Störungen bei spinaler Muskelatrophie (SMA). Akt Neurol 27: S170 (Abstract)
6. **Baum P, Müller Ch, Grahmann F, Wagner A** (2000) Störung des peripheren, vegetativen und zentralen Nervensystems bei Multipler Symmetrischer Lipomatose (MSL) Madelung - zufälliges Zusammentreffen oder gemeinsame Ätiologie? Akt Neurol 27: S169 (Abstract)
7. **Rühl H, Müller C, Grahmann F, Wohlfarth K, Wagner A** (2000) Der Einfluss eines isokinetischen Trainings auf die isometrischen und isokinetischen Leistungsparameter bei Patienten mit peripher-neurogener Fußheberschwäche. Akt Neurol 27: S201 (Abstract)
8. **Baum P, Kalischewsky P, Rühl H, Müller C, Grahmann F, Wagner A** (2000) Langzeitverläufe beim Guillain-Barré-Syndrom (GBS). Klin Neurophysiol (Abstract)
9. **Baum P, Kalischewsky P, Rühl H, Müller C, Grahmann F, Wagner A** (2000) Long-term course in Guillain-Barré-Syndrom (GBS). Electroencephalography and Clinical Neurophysiology (Abstract)

Sprecher des neuromuskulären Zentrums Leipzig:
Prof. Dr. med. habil. A. Wagner
Direktor der Neurologischen Universitätsklinik
Liebigstr. 22 a, 04103 Leipzig
Tel: 0341-97-24200, Fax: 0341-97-24209
E-Mail: waga@server3.medizin.uni-leipzig.de

Stellvertretender Sprecher:
Doz. Dr. med. habil. F. Grahmann
Ltd. Oberarzt und Leiter der Funktionsabteilung
Neurologische Universitätsklinik
Liebigstr. 22 a, 04103 Leipzig
Tel: 0341-97-24248, Fax: 0341-97-24246
E-Mail: graf@server3.medizin.uni-leipzig.de

Neuromuskuläres Zentrum Magdeburg

Im März 2000 wurde das Neuromuskuläre Zentrum der DGM am Klinikum der Otto-von-Guericke-Universität Magdeburg, **Klinik für Neurologie II**, 5 Jahre alt. Die klinischen Sitzungen und Seminare des Neuromuskulären Zentrums sind in den vergangenen 5 Jahren zu einem gut etablierten Forum herangewachsen. Die in dieser Zeit enger gewordene interdisziplinäre Zusammenarbeit verschiedener Kliniken, Institute, physiotherapeutischer und sozialer Einrichtungen ermöglichte für Menschen mit neuromuskulären Erkrankungen auch in Sachsen-Anhalt eine breitere Versorgung mit modernsten Untersuchungstechniken und Therapiemöglichkeiten. Mitglieder, Patienten und Freunde des Zentrums trafen sich anlässlich des 5-jährigen Bestehens zu einem wissenschaftlichen Symposium im Zentralen Hörsaalgebäude der Universität Magdeburg am 11. März 2000. Es gelang den Veranstaltern zahlreiche renommierte deutsche Wissenschaftler mit viel Praxisnähe für diesen Fortbildungstag zu gewinnen. Im Mittelpunkt standen die häufigsten Formen der Muskeldystrophien sowie Motoneuronerkrankungen (ALS). Der Leiter des Muskelzentrums Prof. Helmut Feistner konnte über 250 Teilnehmer zu dieser Fortbildungsveranstaltung begrüßen. Im Rahmen einer Round-Table-Diskussion wurden die Experten ausführlich zu neuen Diagnose- und Therapieverfahren bei neuromuskulären Erkrankungen befragt.

Auch in diesem Jahr wurden die allgemeine Muskelsprechstunde mit den Spezialsprechstunden der Klinik fortgeführt. Insbesondere wurde die spezielle Sprechstunde für Patienten mit Amyotropher Lateralsklerose (ALS) bzw. Motoneuronerkrankungen (MND) sehr gut angenommen. In regelmäßigen gemeinsamen Konferenzen mit der Klinik für Kinderheilkunde, dem Institut für Humangenetik, dem Institut für Neuropathologie sowie den neurobiologischen und neurochemischen Arbeitsgruppen werden die Untersuchungsergebnisse der einzelnen Patienten diskutiert und therapeutische Konsequenzen erörtert. Darüber hinaus konnten auch im Jahr 2000 zahlreiche Gastvorträge gehalten werden, u.a. referierte Prof. M. Wehnert (Universität Greifswald) über die Emery-Dreifuss-Muskeldystrophie und assoziierte Phänotypen.

Einen interdisziplinären wissenschaftlichen Schwerpunkt stellen seit einigen Jahren neurodegenerative Erkrankungen dar (in Zusammenarbeit mit dem **Neurochemischen Labor der Universitätsklinik für Neurologie** Magdeburg und der **Universitätsklinik für Epileptologie** Bonn). Hierzu zählen insbesondere die Amyotrophe Lateralsklerose (ALS) sowie andere komplexere Erkrankungen, die von mitochondrialen Dysfunktionen begleitet werden können. Es konnten verschiedene Untersuchungstechniken in der Routinediagnostik etabliert werden, die auch in internationalen Publikationen ihren Niederschlag fanden (s.u.). So können Mitochondrienfunktionen inzwischen zuverlässig auf Muskeleinzelfaserniveau untersucht und die heterogenen Funktionsstörungen detektiert werden. Hierzu stehen neben der Videofluoreszenzmikroskopie auch die konfokale Lasermikroskopie zur Verfügung. Neben den Untersuchungen an Skelettmuskelfasern erwiesen sich diese Methoden auch an Fibroblasten (Hautzellen) als geeignet, um Energiestoffwechselstörungen am Gewebe nachzuweisen. Wir konnten zeigen, dass diese mitochondrialen Funktionsstörungen wahrscheinlich durch eine Funktionsstörung der mitochondrialen Superoxiddismutase mitverursacht werden. Im neu eingerichteten MR-Labor der Klinik (medizinisches Magnetfeldzentrum) werden derzeit mit nicht-invasiven kernspintomographischen Verfahren Energiestoffwechselparameter im Gehirn und Muskel gemessen und neuroprotektive Substanzen getestet.

Bei den Therapiestudien ist es von besonderer Bedeutung, den Therapieerfolg durch die Quantifizierung von Paresen und des vorzeitigen Ermüdens über klinisch gebräuchliche Skalen hinaus messtechnisch zu dokumentieren, zu reproduzieren und im Verlauf zu registrieren. Hierzu entwickelten wir einen isokinetischen Messplatz (Dynamometer), mit dem die Kniestreckermuskulatur untersucht werden kann. Es handelt sich bei diesem in Zusammenarbeit mit der Orthopädischen Universitätsklinik ent-

wickelten neuen Messplatz um eine einfach handhabbare und für die Patienten schonende Kraftmessung. Die Methodik ist geeignet zum Monitoring von Therapieeffekten im Rahmen von Medikamentenstudien als auch im Bereich der Physiotherapie.

In Zusammenarbeit mit dem **Institut für Humangenetik** und der dort etablierten molekulargenetischen Diagnoseverfahren konnten wir mehrere Familien mit einer fazioskapulohumeralen Muskeldystrophie (FSHD) untersuchen, die molekulardiagnostisch keinen eindeutigen Befund auf dem Chromosom 4 zeigten. Dabei wurde in einer größeren Studie die Bedeutung dieser diagnostischen DNA-Fragmente im Hinblick auf den klinischen Phänotyp der Erkrankung ausführlich diskutiert. Die weiteren diagnostischen Möglichkeiten des Instituts erstrecken sich auf die molekulargenetische Analyse des Dystrophingens, welches ursächlich für die Muskeldystrophie Duchenne als auch Becker angesehen wird sowie die Identifikation von Überträgern dieser Erkrankung. Daneben liegt ein weiterer Schwerpunkt der Neurogenetik auf der molekulargenetischen Zuordnung hereditärer motorischer sensorischer Neuropathien (HMSN) sowie verschiedener Erkrankungen mit Trinukleotidblockverlängerungen, wie der myotonen Dystrophie Curschmann-Steinert und den spinobulbären Muskelatrophien vom Typ Kennedy. Für alle weiteren nicht im Institut untersuchten genetisch bedingten Erkrankungen steht das molekulargenetische Labor den Kliniken zur DNA-Extraktion, zur Beratung über diagnostische Möglichkeiten und zur Kontaktaufnahme mit anderen Gruppen zur Verfügung.

Im **Institut für Kinderheilkunde** mit angeschlossenem Sozialpädiatrischem Zentrum der Universität werden ebenfalls zahlreiche neuromuskuläre Erkrankungen untersucht und betreut. Ein wissenschaftlicher Schwerpunkt liegt in der schmerzlosen und schonenden Untersuchungstechnik der Myosonographie. Die verbesserte Bilddokumentation ermöglicht mittlerweile myogene und neurogene Erkrankungen in vielen Fällen zu differenzieren und auch Verlaufsbeobachtungen unter Therapie.

Das **Institut für Neuropathologie** des Universitätsklinikums Magdeburg beschäftigt sich seit Jahren neben der klassischen Myohistologie mit der molekulargenetischen Diagnostik von Deletionen und Insertionen in der mtDNA von Patienten mit Verdacht auf Mitochondriopathien. Daneben wurde die PCR-Diagnostik einiger ausgesuchten Punktmutationen der mtDNA etabliert, vor allem der häufigsten MERRF- und MELAS-assoziierten Mutationen, sowie der Abschätzung der mtDNA-Menge in Relation zur Kern-DNA mit speziellen Southern Blot-Verfahren und Bestimmung des Heteroplasmiegrades. In einem weiteren Projekt wird der Zusammenhang zwischen pathogenen Mutationen und ihrer heterogenen Gewebeverteilung untersucht.

Literatur

1. **Vielhaber S, Feistner H, Schneider W, Weis J, Kunz WS** (2000) Mitochondrial complex I deficiency in a girl with arthrogryposis congenita. Pediatr Neurol 22(1): 53-56
2. **Vielhaber S, Kudin A, Schröder R, Elger CE, Kunz WS** (2000) Muscle fibers-applications for the study of metabolic consequences of enzyme deficiencies in skeletal muscle. Biochem. Soc Trans 28(2): 159-164
3. **Vielhaber S, Ebert AD, Feistner H, Herrmann M** (2000) Frontal-executive dysfunction in early onset cerebellar ataxia of Holmes' type. Clin Neurol Neurosurg 102: 102-105
4. **Vielhaber S, Kunz D, Winkler K, Wiedemann FR, Kirches E, Feistner H, Heinze HJ, Elger CE, Schubert W, Kunz WS** (2000) Mitochondrial DNA abnormalities in skeletal muscle of patients with sporadic amyotrophic lateral sclerosis. Brain 123: 1339-1348
5. **Wiedemann FR, Vielhaber S, Schröder R, Elger CE, Kunz WS** (2000) Evaluation of methods for the determination of mitochondrial respiratory chain enzyme activities in human skeletal muscle samples. Analytical Biochemistry 279: 55-60
6. **Schröder R, Vielhaber S, Wiedemann FR, Kornblum C, Papassotiropoulos A, Broich P, Zierz S, Elger CE, Reichmann H, Sweibel P, Klockgether T, Kunz WS** (2000) New insights in the metabolic consequences of large scale mtDNA deletions: a quantitative analysis of biochemical, morphological and genetic findings in human skeletal muscle. J Neuropath Exp Neurol 59: 353-360
7. **Kunz WS, Kudin A, Vielhaber S, Elger CE, Attardi G, Villani G** (2000) Flux con-

trol of cytochrome c oxidase in human skeletal muscle. J Biol Chem 275: 27741-27745

8. **Kunz WS, Kudin A, Vielhaber S, Bluemcke I, Beck H, Elger CE** (2000) Mitochondrial dysfunction: a novel pathomechanism in human temporal lobe epilepsy. Annals of Neurology 48: i766-773

9. **Dietzmann K, von Bossanyi P, Krause D, Wittig H, Mawrin C, Kirches E** (2000) Expression of the plasminogen activator system and the inhibitors PAI-1 and PAI-2 in posttraumatic lesions of the CNS and brain injuries following dramatic circulatory arrests: an immunohistochemical study. Pathol Res Pract 196(1): 15-21

10. **Haars R, Schneider A, Bode M, Schubert W** (2000) Secretion and differential localization of the proteolytic cleavage products Abeta40 and Abeta42 of the Alzheimer amyloid precursor protein in human fetal myogenic cells. Eur J Cell Biol. 79(6): 400-6

11. **Kayser R, Mahlfeld K, Nebelung W, Grasshoff H** (2000) Vertebral collapse and normal peripheral blood cell count at the onset of acute lymphatic leukemia in childhood. J Pediatr Orthop B. 9(1): 55-57

12. **Jakubiczka S, Mitulla B, Liehr T, Arnemann J, Lehrach H, Sudbrak R, Stumm M, Wieacker PF, Bettecken T** (2000) Incidental prenatal detection of an Xp deletion using an anonymous primer pair for fetal sexing. 20(10): 842-6

Adressen und Sprechstunden

Leiter und Sprecher des Muskelzentrums:
Prof. Dr. med. Helmut Feistner
Stellvertreter: Dr. med. Stefan Vielhaber
Universitätsklinikum Otto-von-Guericke
Klinik für Neurologie II
Leipziger Str. 44, 39120 Magdeburg
Tel.: 0391-6715031 (Poliklinik)
Fax: 0391-6715032
E-Mail:
stefan.vielhaber@medizin.uni-magdeburg.de

Allgemeine Muskelsprechstunde (Dr. Vielhaber, Prof. Feistner)
Montag und Dienstag nach telefonischer Vereinbarung, Tel.: 0391-6715031 (Poliklinik)

ALS/MND-Sprechstunde (Dr. Vielhaber, Prof. Feistner)
Montag und Dienstag, Tel.: 0391-6715031 (Poliklinik)

Pädiatrische Muskelsprechstunde in Zusammenarbeit mit der Kinderklinik (Dr. Vielhaber, PD Dr. Mohnike, PD Dr. von Rohden, Prof. Feistner)
Montag und Dienstag, Tel.: 0391-6715031 (Poliklinik)

Myasthenie-Sprechstunde und chronisches Müdigkeitssyndrom (Dr. Vielhaber, Prof. Feistner)
Montag und Dienstag, Tel.: 0391-6715031 (Poliklinik)

Muskel-MRT und MR-Spektroskopie (Dr. Vielhaber)
Tel.: 0391-6715031 (Poliklinik)

Genetische Beratungsstelle, Institut für Humangenetik (Frau Dr. Muschke)
Tel.: 0391-6717230

Orthopädische Sprechstunde (Professor Graßhoff)
Tel.: 0391-6714050

Arbeitsgruppe Neurogenetik, Institut für Humangenetik (Dr. S. Jakubizka, Prof. Wieacker)
Tel.: 0391-6715381

Sozialberatungszentrum und weitere Informationen (Selbsthilfeaktivitäten usw.)
Kontaktperson der DGM: Frau Goertz
Tel.: 0391-6629844 (Vitalzentrum Strehlow, Magdeburg)
Tel.: 0391-6715031 (Klinik für Neurologie II, Magdeburg)

Neuromuskuläres Zentrum Mainz

Universitätsklinikum Mainz

Neurologie:	**Prof. Dr. Hopf**
Neuropädiatrie:	**Prof. Dr. Reitter**
Neuropathologie:	**Prof. Dr. Goebel**
Physiologie und	
Pathophysiologie:	**Prof. Dr. Treede**
Sprecher:	**Prof. Dr. Goebel**

Projekte

Abteilung für Neuropathologie
Prof. Dr. H.H. Goebel

Ausgehend von dem Komplex der Desmin-bezogenen Myopathien hat sich inzwischen durch Hinzukommen der Aktinopathien das Konzept der „protein surplus myopathies" entwickelt, einer Mutations-orientierten Gruppe von Myopathien, denen nicht defekte Proteine zugrunde liegen wie bei Dystrophinopathien, Sarkoglykanopathien und anderen, sondern bei denen mutierte und andere Proteine, teils in Form von Einschlusskörperchen, vermehrt in Muskelfasern beobachtet werden. Allgemeine pathogenetische Mechanismen und individuelle Gemeinsamkeiten wie auch Differenzen unter den einzelnen Plusproteinopathien sind bisher nur unzureichend bekannt und bedürfen daher in den nächsten Jahren einer intensiven Erforschung. Dieses Konzept der „protein surplus myopathien" gewinnt auch international zunehmend Anerkennung und Beachtung.

Separat wurde mit der Arbeitsgruppe in Newcastle eine primäre Dysferlinopathie mit sekundärem Calpaindefekt beschrieben, eine Kombination zweier LGND-Defekte, die zunehmend dokumentiert werden.

Frau PD Dr. Tews hat sich im Sommer 2000 mit dem neuromuskulären Thema „Zur Rolle von Zelltod und oxidativem Stress bei Muskeldystrophien" erfolgreich habilitiert. In dieser Arbeit konnte sie zeigen, dass neben der klassischerweise bei Muskeldystrophien beschriebenen Nekrose auch die Apoptose zum Zellverlust von Muskelfasern beiträgt. Der Nachweis der Apoptose wurde zum einen anhand apoptotischer DNA-Degradation in Form von Einzelstrangbrüchen (Nicks) sowie Oligonukleosomen mit einer Leiterbildung in der DNA-Elektrophorese nachgewiesen. Zum Zweiten zeigte sich sowohl immunhistochemisch in Schnittpräparaten als auch in Western-Blot-Analysen eine deutliche Hochregulierung Apoptoseassoziierter Faktoren wie Bcl-2, BAX und Caspasen. Ein weiterer Ansatz dieser Arbeit zielte auf den Zusammenhang von Zelltod und oxidativem Stress. Es zeigte sich, dass einzelne atrophische oder degenerative Muskelfasern in Muskeldystrophien häufig eine erhöhte Expression der neuronalen Stickstoffmonoxidsynthase aufwiesen; gehäuft zeigten diese Muskelfasern jedoch auch eine

vermehrte Expression der Cu-Zu-Superoxid-Dismutase als Hinweis auf komplexe Co- und Interaktionen zwischen zytoprotektiven und zellschädigenden Faktoren.
Von Zelltodmechanismen bei Muskeldystrophien (Projektleiterin PD Dr. D.S.

Tews). Inhalt dieses Projektes ist die weitere Aufklärung von Faktoren, die zum Zelltod von Muskelfasern durch Apoptose und Nekrose bei Muskeldystrophien beitragen, und die möglicherweise in der Zukunft Ansätze für therapeutische Interventionen bieten.

Literatur

1. Anderson LVB, Harrison RM, Pogue R, Vafiadaki E, Pollitt C, Davison K, Moss JA, Keers S, Pyle A, Shaw PJ, Mahjneh I, Argov Z, Greenberg CR, Wrogemann K, Bertorini T, Goebel HH, Beckmann JS, Bashir R, Bushby KMD (2000) Secondary reduction in calpain 3 expression in patients with limb girdle muscular dystrophy type 2B and Miyoshi myopathy (primary dysferlinopathies). Neuromusc Disord 10: 553-559

2. Park KY, Dalakas MC, Goebel HH, Ferrans VJ, Semino-Mora C, Litvak S, Takeda K, Golfarb LG (2000) Desmin splice variants causing cardiac and skeletal myopathy. J Med Genet 37: 851-857

3. Goebel HH, Warlo IAP (2000) Progress in desmin-related myopathies. J Child Neurol 15: 565-572

4. Goebel HH, Warlo I (2000) Gene-related protein surplus myopathy. Mol Genet Metab 71: 267-275

5. Goebel HH, Warlo IAP (2001) Surplus protein myopathies. Neuromusc Disord: in press

Diagnostiklabor für Maligne Hyperthermie
Klinik für Anästhesiologie
Dres. I. Tzanova und S. Doetsch

Im Jahre 2000 wurden im MH-Labor Mainz 24 Patienten mit dem Verdacht auf MH-Disposition biopsiert und dem IVCT-Test unterzogen.
Die Diagnoseergebnisse sind wie folgt:
MHS bei 8 Patienten,
MHE(h) - 8 Patienten und
bei weiteren 8 - MHN.
Bei 19 der Patienten lautete die Einweisungsdiagnose „Verdacht auf Maligne Hyperthermie Disposition" bei einem Ereignis in der Eigenanamnese oder in der Familie.

4 Patienten wurden wegen des Verdachts auf eine Muskelerkrankung untersucht und 1 Patient wegen unklarer Creatinkinaseerhöhung.

FB 04 – Institut für Physiologie und Pathophysiologie
Arbeitsgruppe Prof. Dr. med. Rolf-Detlef Treede

Nozizeptive Reflexe beim Menschen

Um die nozizeptive Signalverarbeitung im ZNS des Menschen zu erfassen, werden in unserer Arbeitsgruppe spinale und trigeminale Reflexe untersucht.

In das Jahr 2000 fiel die Publikation der Daten zur rezeptiven Feldstruktur des

Fluchtreflexes für verschiedene Muskeln der unteren Extremität bei schmerzhafter elektrischer Reizung des Fußrükkens am Menschen (3). Die Reflexantwort bestand mit einer Ausnahme bei den 12 untersuchten Versuchspersonen aus einer Aktivierung von distalen Extensormuskeln, die zu einem Wegziehen des Fußes vom Reizort führte. Die biphasische EMG-Antwort setzte sich aus einem frühen Anteil (50-120 ms) mit Aktivierung der Mm. biceps femoris und gastrocnemicus und einem späteren Anteil (120-200 ms) mit Aktivierung der Mm. gastrocnemius und soleus zusammen, was für eine modulare Organisation der menschlichen Fluchtreflexe spricht.

Untersuchungen zum Masseter-Inhibitionsreflex mittels Laserreizung im Gesicht an Probanden und Patienten mit Hirnstammläsionen sollen Aufschluss geben, inwieweit die durch Laserreizung ausgelöste Innervationspause der bekannten, durch elektrische Reizung hervorgerufenen Innervationspause entspricht und inwieweit nozizeptiv-spezifische Bahnen an der Verschaltung beteiligt sind (1).

Untersuchungen zum Gesichtsschmerz nach Hirnstamminfarkt bei Wallenberg-Patienten ergaben auf der Wange ipsilateral zum Gesichtsschmerz deutliche Defizite von Tast- und Schmerzsinn sowie einen Ausfall der R2-/R2c-Komponente des Lidschlussreflexes. Diese Defizite traten ausschließlich bei Wallenberg-Patienten mit Gesichtsschmerz auf; Patienten ohne Gesichtsschmerz zeigten diese Veränderungen nicht (2). Ursache des Gesichtsschmerzes bei diesen Patienten könnte demnach eine Deafferenzierung der vom Infarkt unberührten Neurone im unteren Anteil (subnucleus caudalis) des spinalen Trigeminuskerns sein.

Weitere Experimente haben die Untersuchung der elektrisch und mittels Laser ausgelösten Innervationspause an distalen Handmuskeln (cutaneous silent period) zum Gegenstand sowie die Beeinflussung dieser Innervationspause durch konditionierende Reize mittels transkranieller Magnetstimulation.

Literatur

1. **Baumgärtner U, Hopf HC, Treede RD** (1999) Interaction of electrically and laser evoked silent period: a masseter inhibitory reflex study in healthy subjects. Clin Neurophysiol 110 Suppl 2: S2 (Abstract)
2. **Fitzek S, Baumgärtner U, Fitzek C, Magerl W, Urban P, Thömke F, Marx J, Treede RD, Stoeter P, Hopf HC** (2000) Mechanisms and predictors of chronic facial pain in lateral medullary infarction. Ann Neurol: im Druck
3. **Sonnenborg FA, Andersen OK, Arendt-Nielsen L, Treede RD** (2000) Withdrawal reflex organisation to electrical stimulation of the dorsal foot in humans. Exp Brain Res: im Druck

Neuromuskuläres Zentrum Marburg/Gießen

Das Neuromuskuläre Zentrum (Muskelzentrum) Marburg/Gießen hat sich auf Initiative und in Zusammenarbeit mit der Deutschen Gesellschaft für Muskelkranke (DGM) als interdisziplinärer Zusammenschluss verschiedener Kliniken und Institute der Universitäten Marburg und Gießen sowie des Klinikums Kassel entwickelt. Es hat zum Ziel, die Versorgung von Patienten mit Erkrankungen der Muskulatur und des peripheren Nervensystems zu verbessern und Informationsmöglichkeiten für Betroffene, ihre Angehörigen und Therapeuten anzubieten. Die Behandlung der Patienten liegt dabei in der Regel weiter in den Händen der zuweisenden ärztlichen Kollegen. Es werden aber von Seiten der Muskelsprechstunden spezielle ambulante und stationäre Diagnose- und Betreuungsmöglichkeiten angeboten.

Zusätzlich zur Patientenversorgung dient der interdisziplinäre Austausch der Planung und der Koordination von Forschungsvorhaben sowie der Organisation von Fortbildungsveranstaltungen. So findet alle 2 Monate eine Konferenz der am Muskelzentrum beteiligten Kliniken und Institute statt. Jährlich treffen sich die beiden hessischen Muskelzentren Marburg/Gießen und Rhein/Main.

a) Personelle Veränderungen

In der Muskelsprechstunde in Gießen ist außer OA Dr. D. Herrmann jetzt Dr. F.

Blaes tätig. Dr. Stier aus der neuropädiatrischen Abteilung der Universitäts-Kinderklinik Marburg ist ausgeschieden. Die Muskelsprechstunde der Abteilung für Neuropädiatrie wird von Frau Dr. Jackowski-Dohrmann und Frau Dr. Ott-Vierbuchen fortgeführt. Neu angegliedert hat sich die Kerckhoff-Klinik in Bad Nauheim. PD Dr. G. Neeck ist dort Ansprechpartner für rheumatologische Probleme.

b) Forschungsaktivitäten

Die Arbeitsgruppe Klinische Neuroimmunologie an der Neurologischen Universitätsklinik Marburg (Dr. B. Tackenberg, M. Nitschke, PD Dr. B. Hemmer, Prof. N. Sommer) beschäftigt sich in einem ihrer Projekte mit der Entstehung der Myasthenia gravis (MG). Speziell untersucht wird die Reifung von T-Lymphozyten im Thymus. T-Lymphozyten sind wichtige Immunzellen, spielen aber auch bei Autoimmunerkrankungen, wie z. B. der Myasthenia gravis, eine entscheidende Rolle. Seit langem ist bekannt, dass die Mehrzahl der Myasthenie-Patienten eine abnorme Thymusfunktion hat. Die genaue Rolle des Thymus bei der Entstehung der Erkrankung ist jedoch nicht bekannt. Konkret untersucht die Arbeitsgruppe die Entwicklung von unreifen T-Lymphozyten zu reifen so genannten „immunkompetenten" T-Lymphozyten im Thymus von Patienten mit Myasthenie (mit so genanntem „hyperplastischen" Thymus oder mit Thymom) und vergleicht sie mit Thymusgewebe von Patienten ohne Myasthenie.

Die Arbeitsgruppe um Dr. F. Blaes an der Neurologischen Universitätsklinik Gießen versucht Autoantigene bei seronegativer MG zu charakterisieren und das Nachweisverfahren für diese Autoantikörper zu standardisieren.

c) Fortbildungsveranstaltungen

Jährlich findet ein Treffen der beiden hessischen Muskelzentren Marburg/ Gießen und Rhein/Main statt, welches mit einer Fortbildungsveranstaltung verbunden ist. Jedes Jahr im Mai wird die Marburger Neurologentagung veranstaltet, in deren Rahmen Fortbildung über neuromuskuläre Erkrankungen ein fester Bestandteil ist.

d) Betreuungsstrukturen

Die bestehenden Sprechstunden für neuromuskuläre Erkrankungen des Muskelzentrums wurden im Jahre 2000 unverändert fortgeführt. Die Kerkhoff-Klinik für Rheumatologie in Bad Nauheim (Leiter: Prof. Dr. K.L. Schmidt) trat dem Zentrum bei. Weiterhin gibt es die folgenden Möglichkeiten, Ansprechpartner bei speziellen Problemen zu finden.

e) Selbsthilfeaktivitäten

Es bestehen sowohl auf Landes- wie auch auf Bundesebene intensive Kontakte zur DGM. Bei den Konferenzen des Muskelzentrums ist regelmäßig die Landesgruppenleitung anwesend. Mitglieder des Muskelzentrums nehmen an örtlichen und überregionalen Veranstaltungen der DGM teil.

Literatur

Frau Prof. Dr. Koch hat im Mai 2000 mit einem Vortrag an einem NIH Symposion in Washington, D.C. zur Erkrankung FSHD teilgenommen, zu dem alle Mitglieder des Internationalen Konsortiums zur Erforschung der FSHD eingeladen waren.

1. **Blaes F, Beeson D, Plested P, Lang B, Vincent A** (2000) IgG from „seronegative" myasthenia gravis patients binds to a muscle cell line, TE671, but not to human acetylcholine receptor. Ann Neurol 47: 504-510

2. **Busse K, Köhler J, Stegmann K, Pongratz D, Koch MC, Schreiber H** (2000) An inherited 4q35-DNA-fragment of 35kb in a family with a sporadic case of facioscapulohumeral muscular dystrophy (FSHD). Neuromuscular Disorders 10: 178-181

3. **Kress W, Müller-Mysok B, Ricker K, Schneider C, Koch MC, Toyka KV, Müller CR, Grimm T** (2000) Proof of genetic heterogeneity in the proximal myotonic myopathy syndrome (PROMM) and its relationship to myotonic dystrophy type 2 (DM2). Neuromuscular Disorders 10: 478-480

Neurologie

PD Dr. O. Bandmann (Neurogenetik), Frau Dr. S.
Jäkel (Muskelambulanz), PD Dr. K. Schepel-
mann (Sprecher, Elektrophysiologie), Prof. Dr.
N. Sommer (Neuroimmunologie)
Neurologische Universitätsklinik und Poliklinik
Marburg
Rudolf-Bultmann-Str. 8, 35033 Marburg
Sprechstunde Donnerstag 9-12 Uhr nach Verein-
barung
Tel.: 06421-2865220

Dr. D. Herrmann, Dr. F. Blaes
Neurologische Universitätsklinik Gießen
Am Steg 18, 35392 Gießen
Sprechstunde Montag, Dienstag, Donnerstag
und Freitag 8-12 Uhr nach Vereinbarung
Tel.: 0641-9945345 oder 9945346

Prof. Dr. A. Ferbert, OA J. Forster
Neurologische Klinik, Klinikum Kassel
Mönchebergstr. 41-43, 34125 Kassel
Sprechstunden Montag, Mittwoch, Freitag 9.30-
12 Uhr nach Vereinbarung
Tel.: 0561-9803419, 9803400 oder 9803402

Pädiatrie

Prof. Dr. G. Neuhäuser
Universitäts-Kinderklinik Gießen
Abteilung Neuropädiatrie und Sozialpädiatrie
Feulgenstr. 12, 35385 Gießen
Sprechstunde Montag-Freitag, 9-12 Uhr nach
Vereinbarung
Tel.: 0641-9943481
Frau Dr. Jackowski-Dohrmann, Frau Dr. Ott-
Vierbuchen
Universitäts-Kinderklinik Marburg
Deutschhausstr. 12, 35033 Marburg
Sprechstunde Donnerstag 14 Uhr nach telefoni-
scher Voranmeldung
Tel.: 06421-2862686

Orthopädie

PD Dr. T. Wirth
Orthopädische Universitätsklinik Marburg
Baldingerstr., 35033 Marburg
Sprechstunde Freitag 8-12 Uhr nach Vereinba-
rung
Tel.: 06421-2864913 oder 2864914

Innere Medizin/Kardiologie

Frau Dr. A. Richter
Zentrum für Innere Medizin der Universität Mar-
burg
Abteilung für Kardiologie
Baldingerstr., 35033 Marburg
Sprechstunde nach Vereinbarung
Tel.: 06421-2863691

Innere Medizin/Rheumatologie

PD Dr. G. Neeck
Kerckhoff-Klinik für Rheumatologie Bad Nau-
heim
Ludwigstr. 37-39, 61231 Bad Nauheim
Tel.: 06032-8080

Genetik

Frau Prof. Dr. M.C. Koch
Zentrum für Humangenetik, Universität Marburg
Bahnhofstr. 7, 35037 Marburg
Sprechstunde Dienstag 8-12 Uhr nach Vereinba-
rung
Tel.: 06421-286 6269

Neuropathologie

Prof. Dr. W. Schachenmayr, PD Dr. K. Kuchel-
meister
Institut für Neuropathologie der Univ. Gießen
Arndtstr. 16, 35392 Gießen
Tel.: 0641-9941180

Prof. Dr. H.D. Mennel
Zentrum für Pathologie, Abt. für Neuropathologie
Baldingerstr. 1, 35043 Marburg
Tel.: 06421-2862282

Neuromuskuläres Zentrum Mecklenburg-Vorpommern

an der Universität Greifswald in Kooperation mit der Universität Rostock

Sprecher: Prof. Dr. Dr. F.H. Herrmann, Institut für Humangenetik der Universität Greifswald

Universität Greifswald

Klinik für Neurologie
17487 Greifswald, Ellernholzstr. 1/2
Ansprechpartner: Prof. Dr. H. Röder
Tel.: 03834-86-6819
Fax: 03834-86-8083
Muskelsprechstunde Mittwoch: 13-16 Uhr

Zentrum für Kinder- und Jugendmedizin
Klinik für Kinder- und Jugendmedizin
17487 Greifswald, Soldtmannstr. 15
Ansprechpartner:
Prof. Dr. H. Lauffer Tel.: 03834-86-6337
OÄ Dr. Ch. Burtzlaff Tel.: 03834-86-6363
Fax: 03834-86-7359

Klinik für Kinderchirurgie
17487 Greifswald, Sauerbruchstraße
Ansprechpartner: Prof. Dr. O. Festge
Tel.: 03834-86-7025
Fax: 03834-86-7038

Klinik für Orthopädie
17487 Greifswald, Sauerbruchstraße, Bettenhaus
Ansprechpartner: Prof. Dr. D. Köster
Tel.: 03834-86-7086
Fax: 03834-86-7052

Klinik für Neurochirurgie
17487 Greifswald, Sauerbruchstraße
Ansprechpartner: Dr. H. Schroeder
Tel.: 03834-86-6152
Fax: 03834-86-6164

Institut für Pathologie
17487 Greifswald, F.-Loefflerstr. 23e
Ansprechpartner: Prof. Dr. R. Warzok
Tel.: 03834-86-5715
Fax: 03834-86-5704

Zentrum für Zahn-, Mund- und Kieferheilkunde
17487 Greifswald, Rotgerberstr. 8

Ansprechpartner: Prof. Dr. G. Meyer/
Prof. Dr. W. Sümnig
Tel.: 03834-86-7166, -68
Fax: 03834-86-7171

Institut für Humangenetik
17487 Greifswald, Fleischmannstr. 42-44
Ansprechpartner: Prof. Dr. Dr. F.H. Herrmann
(molekulargenetische Diagnostik)
Tel.: 03834-86-5370
Fax: 03834-86-5393
Ansprechpartner: Dr. M. Hoeltzenbein
(Klinische Genetik, Beratung)
Tel.: 03834-86-5391
Fax: 03834-86-5393

Universität Rostock

Klinik für Neurologie und Poliklinik
18057 Rostock, Gehlsheimer Str. 20
Ansprechpartner: Prof. Dr. R. Benecke
Tel.: 0381-4949511
Fax: 0381-4949512
Muskelsprechstunde Donnerstag: 14-16 Uhr

Klinik für Kinder- und Jugendneuropsychiatrie/
Psychotherapie
18057 Rostock, Gehlsheimer Str. 20
Ansprechpartner: PD Dr. F. Häßler/
Dr. J. Buchmann
Tel.: 0381-4949516 oder 4949686
Fax: 0381-4949522

Kinder- und Jugendklinik
18057 Rostock, Rembrandtstr. 16/17
Ansprechpartner: Abt. Neuropädiatrie
Dr. D. Hobusch
Tel.: 0381-4947004-83
Fax: 0381-4947002

Medizinische Genetik
Prof. O. Rieß/Dr. G. Krüger
18057 Rostock, Rembrandtstraße 16-17
Tel.: 0381-494-7004-83
Fax: 0381-494-7002

Chirurgische Klinik und Poliklinik
18057 Rostock, Schillingallee 35

Ansprechpartner: PD Dr. med. W. Schareck
Tel.: 0381-4946005
Fax: 0381-4946002
Institut für Pathologie
18057 Rostock, Stempelstr. 14
Ansprechpartner: Dr. B. Stengel
Tel.: 0381-4945813
Fax: 0381-4945802

Deutsche Gesellschaft für Muskelkranke
Kontaktstelle Mecklenburg-Vorpommern
Vorsitzende: N. N.
18106 Rostock, A.-J.-Krusenstern-Str. 29
Tel.: 0381-1219764
Fax: 0381-1219765

Dünenwaldklinik Insel Usedom
Fachklinik für kardiologische, pneumologische
und orthopädische Rehabilitation
Klinik für Anschlussrehabilitation/AHB
Dünenstr. 1, 17449 Seebad Trassenheide
Ansprechpartner: CA Dr. H. Seidlein
Tel.: 038371-70211
Fax: 038371-70199

Sozialpädiatrisches Zentrum Greifswald
17491 Greifswald, Makarenkostr. 8
Ansprechpartner: Frau PD Dr. I. Weinke
Tel.: 03834-875227
Fax: 03834-875111

Veranstaltungen des Muskelzentrums 2000

Wissenschaftliche Projekte bezüglich neuromuskulärer Erkrankungen

Universität Greifswald

Die molekulargenetischen Forschungsaktivitäten im Muskelzentrum waren 2000 durch Genotyp/Phänotyp-Korrelationen bei Emery-Dreifuss-Muskeldystrophie und der Charakterisierung herz- und muskelspezifischer Gene, die als Kandidatengene für neuromuskuläre Erkrankungen dienen können, gekennzeichnet. Darüber hinaus wurden Studien begonnen, die der Zuordnung autosomal-dominanter EMD-Formen zu entsprechenden Genen gewidmet ist. In diesem Zusammenhang konnten in Zusammenarbeit mit Dr. Gisele Bonne (INSERM, Paris) die ersten deutschen EMD-Patienten mit einer Mutation im Lamin A/C-Gen gefunden sowie deren phänotypische Expression verglichen werden. Eine entsprechende Publikation ist erschienen. Offensichtlich sind neben dem Emerin-Gen und dem Lamin A/ C-Gen weitere Gene in die Entstehung der Emery-Dreifuss-Muskeldystrophie involviert. Daher wird versucht, Familien zu erfassen, in denen eine EMD auftritt, die aber keiner Mutation in den bekannten Genen zugeordnet werden können, um sie für Kopplungsanalysen zu nutzen. Solche Familien sind jedoch extrem selten. Häufiger werden sporadische EMD-Fälle gefunden. Daher werden die am Institut für Humangenetik Greifswald bisher gesammelten etwa 50 nicht miteinander verwandten EMD-Patienten auf Mutationen in Kandidatengenen gescannt. Diese Arbeiten werden - koordiniert vom internationalen EMD-Konsortium und dem European Neuromuscular Centre (ENMC) - im Rahmen eines EU-Projektes (EUROMEN) in Kooperation mit Partnern aus Großbritannien, Italien und Holland durchgeführt. Auf dem Gebiet der mitochondrialen Erkrankungen wurde eine Studie weitergeführt, die die Assoziation verschiedener Erkrankungsformen wie Leigh's Syndrom und Lebersche Optikusatrophie zu zwei nukleären Genen (NDUFA1 und NDUFA5) für eine Komponente des

Komplex I der Atmungskette zum Inhalt hat. Eine Publikation der Ergebnisse ist erschienen. Weiterführend wurden beide Gene in Expressionsvektoren kloniert, um sie in Modellsystemen, die auf heterologer Expression beruhen, zu untersuchen. Erste Untersuchungsergebnisse liegen vor.

Aktivitäten

- Regelmäßige interdisziplinäre Konsilien mit Fallvorstellungen in Greifswald
- Klinik und Molekulargenetik chromosomal und autosomal vererbter Formen der Emery-Dreifuss-Muskeldystrophie. M. Hoeltzenbein, R. Warzok, H. Röder, M. Wehnert
- Strukturelle und funktionelle Charakterisierung muskelspezifischer Gene
- Phenotyp-Genotyp-Korrelation bei X-chromosomal und autosomal vererbter Emery-Dreifuss-Muskeldystrophie. M. Hoeltzenbein, R. Warzok, H. Röder, M. Wehnert
- Neurophysiologische Untersuchungen an Diabetikern im Rahmen der Community Medicine-Studie. H. Röder
- Untersuchungen vegetativer Nervenleitgeschwindigkeiten bei Polyneuropathien. H. Röder

Literatur

1. **Wehnert M , Storm K** (2000) EMD mutation H971445. Hum Genet 106: 151
2. **Bonne G, Mercuri E, Muchir A, Urtizberea A, Bécane H M, Recan, D, Merlini L, Wehnert M, Boor R, Reuner U, Vorgerd M, Wicklein E, Meymard, B, Duboc D, Penisson-Besnier I, Cuisset J M, Ferrer X, Desguerre I, Lacombe D, Bushby K, Pollitt C, Toniolo D, Fardeau M, Schwartz K, Muntoni F** (2000) Clinical and molecular genetic spectrum of autosomal dominant Emery-Dreifuss muscular dystrophy due to mutations of the lamins a/c gene. Ann Neurol 48: 170-180
3. **Chakarova C, Wehnert MS, Uhl K, Sakthivel S, Vosberg H-P, van der Ven PFM, Fürst DO** (2000) Genomic structure and fine mapping of the two human filamin gene paralogues FLNB and FLNC and comparative analysis of the filamin gene family. Hum Genet 107: 597-611
4. **Wittig I, Augstein P, Brown GK, Fujii T, Rötig A, Rustin P, Munnich A , Seibel P, Thorburn D, Wissinger B, Tamboom K, Metspalu A, Lamantea A, Zeviani M, Wehnert MS** (2000) Sequence variations in the NDUFA1 gene encoding a subunit of complex I of the respiratory chain. J Inherit Metab Dis (in press)

Universität Rostock

Wissenschaftliche Projekte

PD Dr. U.K. Zettl: DFG Ze 326/5-1: „Selektive Zellelimination (Apoptose) und Muskelzellregeneration bei entzündlichen Myopathien: in vivo und in vitro Untersuchungen zur pharmakologischen Beeinflussbarkeit".

PD Dr. J. Claßen (industriegefördertes Drittmittelprojekt): „Untersuchungen zur Pathogenese der Amyotrophen Lateralsklerose – Neurophysiologische Marker der Exzitotoxizität und ihre therapeutische Beeinflussung".

Literatur

1. **Wittstock M, Benecke R, Zettl UK** (2000) Therapie mit intravenös applizierten Immunglobulinen (IVIG) – Indikationen und Nebenwirkungen. Neurol Rehabil 6 (3): 121-124

2. **Dressler D, Rothwell JC** (2000) Electromyographic quantification of the paralysing effect of botulinumtoxin. Eur Neurol 43: 13-16

3. **Dressler D, Rothwell JC Bigalke H** (2000) The sternocleidomastoid test: an in-vivo assay to investigate botulinum toxin antibody formation in man. J Neurol 247: 630-632

4. **Dressler D, Dirnberger G, Bhatia K, Quinn NP, Irmer A, Bigalke H, Marsden CD** (2000) Botulinum toxin antibody testing: comparison between the mouse diaphragm bioassay and the mouse lethality bioassay. Mov Disord 15: 973-976

5. **Dressler D, Zettl U, Bigalke H, Benecke R** (2000) Can intravenous immunoglobulin improve antibody mediated botulinum toxin therapy failure? Mov Disord 15: 1279-81

6. **Dressler D** (2000) Botulinum Toxin Therapy. Thieme Verlag, Stuttgart, New York

7. **Rehfeldt C, Walther K, Albrecht E, Nürnberg G, Renne U, Mix E, Wittstock M, Zettl UK** (2000) Growth of muscle satellite cells derived from mice long-term selected for different growth traits Comp Biochem Phys 126: 22

8. **Bakheit AMO, Thilmann A, Ward AB, Poewe W, Benecke R, Collin C, Müller F, Ward CD, Neumann C** (2000) A randomised, double-blind, placebo-controlled, dose-ranging study to compare the efficacy and safety of three doses of botulinum toxin type A (Dysport) with placebo in upper limb spasticity following stroke. Stroke 31 (10): 2402-2406

9. **Kunesch E, Adler S, Zettl UK, Classen J, Benecke R** (2000) Klinik und Differentialdiagnose von Polyneuropathien. Ärzteblatt M-V 7: 261-265

10. **Kunesch E, Zettl UK, Adler S, Classen J, Benecke R** (2000) Moderne Therapie von Polyneuropathien. Ärzteblatt M-V 8: 301

11. **Sandbrink F, Syed NA, Fujii MD, Dalakas MC, Floeter MK** (2000) Motor cortex excitability in stiff-person syndrome. Brain 123: 2231-2239

Fortbildungsveranstaltungen

Vortrag: Deutsche Myasthenie Gesellschaft e.V., 1. Regionaltreffen der Regionalgruppe Mecklenburg-Vorpommern. 21.10.2000, Rostock

Vortrag: Deutsche Gesellschaft für Muskelkranke (Bundesverband), Arbeitsthema: „Myopathien und Physiotherapie", Universität Rostock, Zentrum für Nervenheilkunde, 25.-27.02.2000, Rostock

Vortrag: Wissenschaftliches Fortbildungssymposium der Klinik für Neurologie und Poliklinik der Universität Rostock, 02.09.2000

Vortrag: 45. Jahrestagung der Deutschen Gesellschaft für klinische Neurophysiologie, 25.-29.10.2000 in Aachen, Fortbildung „Elektromyographie", Aufbaukurs 2.2

Selbsthilfeaktivitäten

Deutsche Myasthenie-Gesellschaft e.V., 1. Regionaltreffen der Regionalgruppe Mecklenburg-Vorpommern. 21.10.2000, Rostock

Neuromuskuläres Zentrum München – Augsburg – Regensburg

Leiter: Prof. Dr. med. D. Pongratz
Leitender Arzt des Friedrich-Baur-Instituts, Klinikum Innenstadt der Universität München

Stellvertreter: Prof. Dr. med. K.D. Gerbitz
Chefarzt des Instituts für klinische Chemie des Städtischen Krankenhauses München-Schwabing

Sprecher: Priv. Doz. Dr. med. W. Müller-Felber
Friedrich-Baur-Institut, Klinikum Innenstadt der Universität München

Wie in allen Jahren zuvor, stand auch im Jahr 2000 die umfassende medizinische Betreuung von Patienten mit neuromuskulären Erkrankungen im Mittelpunkt der Aktivitäten des Muskelzentrums München-Augsburg-Regensburg. Neben der engen klinischen und wissenschaftlichen Kooperation der beteiligten Institutionen hat nicht zuletzt auch die gute Zusammenarbeit mit den Patientenvertretern und der Landesgruppe Bayern der DGM zur erfreulichen Entwicklung des Muskelzentrums beigetragen.

Personelle Veränderungen

Veränderungen ergaben sich insbesondere im Bereich der orthopädischen Versorgung: Die orthopädische Poliklinik Innenstadt existiert nicht mehr, PD Dr. Heimkes leitet jetzt den Schwerpunkt Kinderorthopädie in der Abteilung für Kinderchirurgie im Krankenhaus München Schwabing und steht dort für die konservative und chirurgische Behandlung von neuromuskulären Patienten zur Verfügung.

Im Juli 2000 wurden Frau Dr. O. Karg (Asklepios-Fachkliniken, Gauting), Prof. Dr. J. Schöber (Kinderklinik Lachnerstraße) und Dr. H. Troullier (Orthopädische Klinik Großhadern) als Mitglieder des Muskelzentrums München aufgenommen.

Neu in München und im Dezember auch gleich in das Muskelzentrum aufgenommen ist PD Dr. J. Sieb, der sich am Max-Planck-Instiut für Psychiatrie schwerpunktmäßig mit der Erforschung der kongenitalen myasthenen Syndrome befassen wird. Ebenfalls neu im Muskelzentrum sind Frau Dr. Anneser (Neurologie Großhadern) und Dr. K. Reiter von der Haunerschen Kinderklinik.

Die Arbeitsgruppe in Regensburg hat sich neu formiert und besteht aus OA Dr. Fiedler, Pädiatrische Abteilung der Kinderklinik St. Hedwig (Tel.: 0941-2080-420 oder -421); Terminvergabe über Frau Trettenbach (E-Mail: andreas.fiedler@klinik-st-hedwig.de).

OA Dr. Wilhelm Schulte-Mattler, Elektrophysiologische Abteilung und Prof. Dr. Berthold Schalke, Neurologische Poliklinik der Neurologischen Universitätsklinik im BKR. Tel.: 0941-941-3003 Terminvereinbarung Spezialsprechstunden für Motoneuron und periphere Nervenerkrankungen, Myopathien und myasthene Syndrome. (E-Mail: wilhelm.schulte-mattler@klinik.uni-regensburg.

de und berthold.schalke@bkr.regensburg.de).

Forschungsaktivitäten

Aus dem großen Spektrum der wissenschaftlichen Aktivitäten, die im Rahmen des Muskelzentrums durchgeführt werden, können wie in jedem Jahr nur einige Projekte herausgegriffen werden, wobei Aktivitäten der neuen Mitglieder den Anfang machen sollen:

Arbeitsgruppe „Klinische Neurogenetik" am Max-Planck-Institut für Psychiatrie
(Leiter PD Dr. J.P. Sieb)
Gegenstand der wissenschaftlichen Arbeit sind angeborene Erkrankungen der synaptischen Signalübertragung. Als neuromuskuläre Erkrankungen werden intensiv die kongenitalen Myasthenie-Syndrome untersucht, wobei elektrophysiologische, morphologische und genetische Untersuchungsmethoden eingesetzt werden.

In der **Kinderklinik und Kinderpoliklinik** des Dr. von Haunerschen Kinderspitals werden in enger Zusammenarbeit mit PD Dr. Müller-Felber und Frau Deuter, Sozialpädagogin des Muskelzentrums Sprechstunden für Kinder und Jugendliche mit neuromuskulären Erkrankungen in der Abteilung für Neuropädiatrie (Dr. A. Merkenschlager) und im Zentrum für Entwicklungsneurologie und Frühförderung (Frau Dr. A. Enders und Dr. K. Kugler) angeboten. Bei pulmonologischen Fragestellungen sind PD Dr. Th. Nicolai und Dr. K. Reiter Ansprechpartner.

Arbeitsgruppe an der Neurologischen Universitätsklinik im BKR und Pädiatrische Abteilung an der Klinik St. Hedwig, Regensburg

Schwerpunkte der Arbeitsgruppe liegen auf dem Gebiet der motorischen Vorderhorn- und peripheren Nervenerkrankungen und Myotonien (Dr. Schulter-Mattler). Pädiatrische neuromuskuläre Erkrankungen (Dr. Fiedler), Überleitungsstörungen (Myasthenie, Lambert-Eaton-Syndrom). Hier wird auf wissenschaftlichem Gebiet an der Verbesserung der präoperativen Diagnostik über die Somatostatin-Rezeptor-Szintigraphie in Zusammenarbeit mit der Abt. für Nuklearmedizin der Universität Regensburg gearbeitet (1). Weiterhin besteht eine Zusammenarbeit mit dem Pathologischen Institut der Universität Würzburg auf dem Gebiet der Thymus-/Thymomdiagnostik bei neuromuskulären Erkrankungen (Prof. Dr. Marks) (2).

Weiterer Schwerpunkt der Arbeitsgruppe ist die Bildgebung bei neuromuskulären Erkrankungen (Kernspin, Computertomographie und Ultraschall in Verbindung mit elektrophysiologischen Verfahren). Auf dem Gebiet der metabolischen Myopathien, insbesondere der mitochondrialen Erkrankungen wird mit dem Muskelzentrum Halle (Prof. Zierz) zusammengearbeitet.

In der neuromuskulären Sprechstunde besteht auch die Möglichkeit der sozialmedizinischen Beratung durch die im Hause tätigen Sozialarbeiter. Im Rahmen der klinisch neurologischen Konferenzen finden regelmäßig neuromuskuläre Fortbildungen statt. Weitere Arbeitsgruppen sollen im laufenden Jahr in diese Arbeit integriert werden.

Das **Institut für Klinische Neuroimmunologie** (Direktor: Prof. Dr. Reinhard Hohlfeld) am Klinikum Großhadern untersucht Autoimmunerkrankungen des neuromuskulären Systems. Ein wissenschaftlicher Schwerpunkt ist die Pathogenese entzündlicher Muskelerkrankungen. So konnte gezeigt werden, dass Muskelzellen bei Myositiden in situ und unter dem Einfluss von Interferon-gamma auch in vitro das nichtklassische Histokompatibilitätsantigen HLA-G exprimieren. Dieses Oberflächenantigen könnte bei der Initiierung und Unterhaltung von Immunprozessen im Muskel eine wichtige Rolle spielen (23). Mit Hilfe einer neueren PCR-gestützten Methode (CDR3-Spektratyping) konnten expandierte CD8+ T-Zell-Klone im Muskel und peripheren Blut von Polymyositis-Patienten identifiziert und z. T. deren „Verschwinden" unter immunsuppressiver Therapie dokumentiert werden. Durch Kombination mit Laser-Mikrodissektion und Einzelzell-PCR wurde nachgewiesen, dass zumindest ein Teil dieser expandierten T-Zell-Klone autoinvasiv und damit pathogenetisch relevant sind (6). Aktuelle Arbeiten zielen auf die Entschlüsselung der Antigenspezifität dieser autoinvasiven T-Zell-Klone durch die rekombinante Expression der beteiligten T-Zell-Rezeptoren.

Die Arbeitsgruppe **Muskelmorphologie** am FBI (Prof. D. Pongratz, PD W. Müller-Felber, Dr. Petra Fischer) beschäftigte sich schwerpunktmäßig mit der Extrazellulärmatrix bei dystrophischen Myopathien. Neben der Untersuchung von Heparansulfatproteoglykanen und anderen Matrixproteinen wurde in Kooperation mit dem Labor von Prof. M. Bissel (LBNL/Berkeley CA) und Prof. K. Luo (Univ. of California/Berkeley) ein Projekt zur intrazellulären Signaltransduktion von TGF-b begonnen. Daneben konnte in Kooperation mit der Arbeitsgruppe H. Baum (Institut für Klinische Chemie und Pathobiochemie der TU München) die Expression von mRNA der Troponin Isoformen T und I im myopathisch veränderten Skelettmuskel (10) gezeigt werden.

Arbeitsgruppe Klinische Studien (Prof. Dr. D. Pongratz, PD Dr. Müller-Felber, Dr. med. M.C. Walter, Dr. med. P. Reilich)

Projekte

Wirksamkeit und Nebenwirkungen von Kreatinmonohydrat bei verschiedenen Formen von Muskeldystrophien

Bei gesunden erwachsenen Versuchspersonen zeigte sich, dass Zufuhr von 2 x 5 g Kreatin mit der Nahrung über 5 Tage zu einem statistisch nachweisbaren Anstieg der Arbeitsleistung führt. Diese Erkenntnisse wurden durch Untersuchungen bei Laufsportlern bestätigt. Übereinstimmend wurde festgestellt, dass eine Kreatinzufuhr die körperliche Leistungsfähigkeit signifikant verbessern kann, indem sie das Auftreten von Ermüdung hinauszögert. Untersucht wurde die Evaluierung des therapeutischen Effekts von Kreatin auf die Muskelkraft bei Patienten mit Muskeldystrophien im Rahmen einer doppelblinden, plazebokontrollierten Studie über 3 Monate. Unter Verumadministration zeigten sich signifikante Verbesserungen bezüglich Muskelkraft, und Alltagsaktivitäten, es wurden keine Nebenwirkungen der Therapie beobachtet (22).

Dosisfindungsstudie mit Kreatinmonohydrat bei Muskeldystrophien

Es zeigten sich keine signifikanten Unterschiede bez. Wirksamkeit zwischen drei verschiedenen Dosierungen von 0,4, 1,2 und 2,0 g/jeweils 10 kg Körpergewicht.

Verträglichkeitsstudie Kreatinmonohydrat bei älteren Patienten

Eingeschlossen wurden 20 Patienten > 75 Jahre, übliche Dosierungen wurden nebenwirkungsfrei vertragen.

Kreatinmonohydrat bei Inaktivitätsatrophie

Diese doppelblinde, plazebokontrollierte Studie erfolgt in Kooperation mit der Fachklinik Enzensberg, Füssen. Nach operativen Eingriffen an Schulter, Knie oder Hüftgelenk erhalten alle eingeschlossenen Patienten standardisierte Physiotherapie über 8 Wochen, davon 4 Wochen stationär, 4 Wochen ambulant. Die Hälfte der Patienten erhält additiv 5 g Kreatinmonohydrat pro Tag, die andere Hälfte der Patienten erhält Plazebo in derselben Dosierung. Derzeit sind ca. 40 Patienten in die Studie eingeschlossen, insgesamt sollen 65 Patienten eingeschlossen werden.

Kreatinmonohydrat bei Myotoner Dystrophie

Es erfolgte Planung, Protokollerstellung, Ethikantrag und Patientenrekrutierung (derzeit ca. 60 Patienten) für eine groß angelegte Wirksamkeitsstudie mit Kreatinmonohydrat bei Patienten mit Myotoner Dystrophie Curschmann-Steinert.

Arbeitsgruppe Pathogenese der Einschlusskörpermyositis (IBM)

(Dr. M.C. Walter) Friedrich-Baur-Institut und Genzentrum, München

Projekte

Molekulare Mechanismen bei der IBM

Mehrere neurodegenerative Erkrankungen des Menschen wurden mit dem Nachweis pathologischer Proteine, sog. Prionen in Verbindung gebracht (Jacob-Creutzfeld-Erkrankung, BSE). Der Nachweis der molekularen Pathomechanismen dieser Erkrankungen wird dadurch erschwert, dass Zellkulturuntersuchungen an normalen oder pathologisch veränderten humanen Neuronen nicht oder nur begrenzt möglich sind. Die Einschlusskörpermyopathie (IBM) ist eine degenerative Erkrankung des Skelettmuskels unklarer Ätiologie, die in der Regel bei älteren Patienten sporadisch auftritt. Histologisch wird die Erkrankung durch sog. „rimmed vacuoles" charakterisiert, in denen sich immunhistochemisch u.a. Amyloid und Prion-Protein nachweisen lässt („Alzheimer des Muskels"). Zusätzlich existiert auch eine hereditäre Form der IBM, die auf Chromosom 9p1-q1 gemapt wurde. Neben den bekannten zentralnervösen Veränderungen entwickeln PrP-transgene Mäuse eine schwere degenerative Myopathie, die bislang nicht molekular charakterisiert wurde.

Im Rahmen einer klinischen Studie wurden in den letzten 2 Jahren ca. 30 Patienten histologisch und genetisch untersucht, Myoblastenkulturen wurden von 5 IBM-Patienten angelegt und kryokonserviert. In Zusammenarbeit mit der neurologischen Klinik der TU Dresden konnte gezeigt werden, dass die Homozygotie für Methionin am Codon 129 des humanen PrP-Gens bei IBM in ähnlicher Häufigkeit wie bei der Jacob-Creutzfeld-Erkrankung auftritt. Dies stellt einen weiteren Hinweis dar, dass das Prion-Protein an der Pathogenese der IBM beteiligt sein könnte.

Die Arbeitsgruppe **Muskelschmerz** (Dr. M. Späth, Dr. M. Sievers, Dr. P. Fischer) bearbeitet 2 Themenschwerpunkte

Projekt: Fibromyalgie
Patienten mit Fibromyalgie (nach den Kriterien des American College of Rheumatology) werden betreut und deren klinische und laborchemische Daten erfasst. Von besonderem Interesse ist dabei die Eingrenzung möglicher Untergruppen hinsichtlich unterschiedlicher Ausprägung und Häufigkeit bestimmter Schmerzcharakteristika und psychovegetativer Begleitsymptome. Darüber hinaus wird der Frage nachgegangen, ob Schmerzmediatoren (wie im Liquor cerebrospinalis) auch im histologischen Schnitt mittels immunhistochemischer Methoden und quantitativer Western-Blot-Untersuchungen (gemeinsames Projekt mit der Rheumaklinik und dem Hochrhein-Institut Bad Säckingen) quantitativ vermehrt nachgewiesen werden können. Gemeinsam mit der Abteilung Neurochemie der Psychiatrischen Klinik der Universität München werden Liquores von Fibromyalgie-Patienten analysiert (Serotonin, Tryptophan, Substanz P).

Eine multicentrische, randomisierte, doppelblinde, plazebokontrollierte Studie zur intravenösen Gabe von Tropisetron (5-HT3-Rezeptorantagonist) in der Therapie der Fibromyalgie wurde abgeschlossen und wird noch ausgewertet (Novartis Pharma GmbH).

Projekt: Myofascial Pain Syndrome
Das myofasziale Schmerzsyndrom ist charakterisiert durch das Vorkommen von Trigger Points mit charakteristischen Palpationsbefunden. Es wird untersucht, ob bei solchen Trigger Points die palpablen Kontraktionsknoten im Bereich der neuromuskuläre Endplatten zu finden sind.

Projekt: Somatische Gentherapie bei Muskeldystrophie Duchenne (PD Dr. Lochmüller, Genzentrum)
In Zusammenarbeit mit der Arbeitsgruppe von Prof. Karpati am Montreal Neurological Institute in Kanada wurden die Studien zum somatischen Gentransfer fortgesetzt. Neue sichere Genfähren (Vektoren) sind in Entwicklung.

Projekt: Molekulare Ursachen und Pathomechanismen Mitochondrialer Erkrankungen:

Teilprojekt: Die Rolle des mitochondrialen Kupferstoffwechsels bei der Entwicklung der hypertrophen Kardiomyopathie
(Dr. Michaela Jaksch, Dr. Rita Horvath, Anja Zimmermann, Prof. Dr. K.-D. Gerbitz)

Hypertrophe Kardiomyopathie und Atmungskettendefekt

Neben Mutationen in Genen, die für das alpha-Tropomyosin, das Troponin I und T, das Myosin-bindende Protein C, die regulatorische und die essentielle leichte Kette des Myosins und die schwere Kette des β-Myosins kodieren, finden sich als Ursache der hypertrophen Kardiomyopathie im Kindes- und Erwachsenenalter nicht selten Defekte im mitochondrialen Energiestoffwechsel. In den vergangenen Jahren wurde von uns wiederholt über eine Assoziation von Atmungskettendefekten mit hypertropher Kardiomyopathie des Erwachsenen berichtet. Dabei lagen die genetischen Ursachen im mitochondrialen Genom. Dagegen werden fatale infantile Atmungskettendefekte mit Kardiomyopathie in der Regel autosomalrezessiv vererbt. Ein weiteres sog. „COX Assemblierungs-Gen" wurde letztens als Ursache einer fatalen infantilen hypertrophen Kardiomyopathie identifiziert. Die Kinder leiden an einer respiratorischen Insuffizienz, einer hochgradigen muskulären Hypotonie und an einer höchst fulminanten Form einer progressiven hypertrophen Kardiomyopathie. Sie versterben in der Regel in den ersten Lebensmonaten an Herzversagen. Ursächlich handelt es sich um das SCO2-Gen, das für ein mitochondriales Protein kodiert, welches am mitochondrialen Kupfertransport zur Cytochrom-c-Oxidase beteiligt ist. Mittlerweile konnten wir pathogene Mutationen bei 5 Indexpatienten identifizieren.

Weitere Kandidatengene

(Dr. Rita Horvath, Anja Zimmermann, Diana Reinecke, Dr. Michaela Jaksch)
Nach aktuellen eingehenden Literatur- und Datenbankrecherchen gibt es bislang wenig Daten zu selektiven Untersuchungen des intramitochondrialen Kupferstoffwechsels und des Cytochrom-c-Oxidase-Mangels bei der Pathogenese der infantilen hypertrophen Kardiomyopathie bzw. weiterer Erkrankungen des „mitochondrialen Formenkreises" wie z. B. Leigh-Syndrom, neurogenen Muskelatrophien usw. Da wenigstens drei weitere Proteine (Cox17, Cox11 und Sco1) eine Rolle bei der Entstehung der infantilen HCMP bzw. anderer typischer mitochondrialer Erkrankungen mit COX-Mangel spielen könnten, stellen ihre Gene geeignete Kandidaten dar. SCO1- und COX17 wurden deshalb von uns genomisch charakterisiert (GenBank Accession No. AF295381, AF295382, AF295383, AF295384, AF295385, AF295386) und als häufigere Ursache von COX-Defekten inklusive HCMP ausgeschlossen. Ein weiteres Kandidatengen, COX11, befindet sich zur Zeit in Untersuchung.

Teilprojekt: Thiamine-responsive megaloblastic anemia (TRMA) und Komplex I Defekt der Atmungskette

(Dr. Curt Scharfe, Dr. Michaela Jaksch)
Interessanterweise konnten wir in Muskelgewebe eines Patienten mit TRMA-Syndrom (auch Rogers-Syndrom) ohne vorausgegangene hoch dosierte Thiamin-Therapie einen hochgradigen Komplex I Defekt der Atmungskette nachweisen. Eine anschließende Mutations-

analyse im Thiamin-Transport-Gen SLC19A2 ergab eine homozygote Stopmutation im Exon 4. Bislang wurde über eine solche Konstellation nicht berichtet, da der Muskelbiopsie in allen Fällen eine Thiamin-Therapie vorausging. Die Symptomatik der Patienten mit unbehandeltem TRMA-Syndrom ähnelt derjenigen, die wiederholt bei Patienten mit Komplex I-Defekten anderer Genese beschrieben wird (z. B. MELAS-Syndrom u.a.).

Möglicherweise handelt es sich beim TRMA-Syndrom um Komplex I vermittelte Auswirkungen.

Teilprojekt: Erstellung einer Homepage des Stoffwechselzentrums der Kinderklinik der TU-München und des Instituts für Klinische Chemie, Molekulare Diagnostik und Mitochondriale Genetik (Dr. Michaela Jaksch)

Das Stoffwechselzentrum München wurde vor einigen Jahren im Krankenhaus München-Schwabing gegründet, um Aktivitäten zu bündeln, die sich auf die Erkennung und Behandlung angeborener und erworbener Stoffwechselerkrankungen richten. Im Stoffwechselzentrum haben sich Ärzte und nichtärztliche Fachleute verschiedener Disziplinen zusammengefunden, um ein Optimum an diagnostischen und therapeutischen Möglichkeiten zu schaffen. Die Homepage findet sich unter http://www.stoffwechselzentrum-muenchen.de

Projekt: Molekulare Pathomechanismen Mitochondrialer Erkrankungen Teilprojekt: Mitochondriale Importdefekte als Ursachen neurodegenera-tiver **Erkrankungen** (Dr. Matthias F. Bauer, Dr. Sabine Hofmann, Prof. K.-D. Gerbitz)

Mit dem Nachweis einer Mutation in der mitochondrialen Importkomponente Tim8a/DDP1 konnte 1999 erstmals gezeigt werden, dass neben den klassischen Störungen der ATP-Produktion auch Defekte in übergeordneten Funktionen wie die der Biogenese von Mitochondrien typische neurodegenerative Erkrankungen verursachen können. Mutationen in Tim8a/DDP1 verursachen das sog. Mohr-Tranebjaerg Syndrom (MTS), eine progrediente neurodegenerative Erkrankung, die durch eine progressive sensorineurale Taubheit, Dystonie, mentale Retardierung und kortikale Blindheit gekennzeichnet ist.

In der vergangenen Arbeitsperiode ist es uns gelungen, den molekularen Pathomechanismus dieser Erkrankung aufzuklären. Es konnte gezeigt werden, dass Tim8a strukturelle und funktionelle Ähnlichkeiten zu den Komponenten einer Importmaschinerie in S.cerevisiae, dem so genannten TIM22-Komplex, aufweist. Es sind dies die kleinen Zinkfingerproteine Tim9, Tim10 und Tim12, die im Intermembranraum von Mitochondrien zu finden sind. Bereits früher konnten wir zeigen, dass sie zusammen mit dem TIM22-Komplex am Import und der Insertion hydrophober Membranproteine, wie des ADP/ATP-Carriers in die mitochondriale Innenmembran beteiligt ist.

Tim8a/DDP1 agiert zusammen mit einem weiteren Zinkfingerprotein, Tim13, in einem hetero-oligomeren Komplex, der sich von den von Tim9,

Tim10 und Tim12 gebildeten Komplexen funktionell unterscheidet. Der Tim8a/Tim13-Komplex unterstützt zwar ebenso wie die Tim9/Tim10/(Tim12)-Komplexe den Transfer hydrophober Vorstufen über die Außenmembran zur Importmaschinerie der Innenmembran, die spezifischen Substrate sind aber nicht die mitochondrialen Carrier, sondern die Vorstufe von Tim23, die Hauptkomponente einer zweiten unabhängigen Translokase (TIM23-Komplex) in der Innenmembran. Der TIM23-Komplex vermittelt den Import hydrophiler mitochondrialer Vorstufenproteine in die Matrix.

Basierend auf unseren Voruntersuchungen in der Hefe S.cerevisiae lag es nahe, den molekularen Defekt, der dem Mohr-Tranebjaerg Syndrom zugrunde liegt, in einem Biogenesedefekt der TIM23-Translokase, für den Import in die mitochondriale Matrix zu suchen. Wir konnten zeigen, dass der Import von humanem Tim23 und damit die Biogenese des menschlichen TIM23-Komplexes deutlich von der Unterstützung durch die Hilfsproteine Tim8a und Tim13 abhängt. Das Fehlen des Tim8a/Tim13-Komplexes führt zu einer deutlichen Verminderung der Effizienz, mit der neue TIM23-Komplexe in der mitochondrialen Innenmembran gebildet werden können. Pleiotrop wirkt sich die Verminderung funktioneller humaner TIM23-Komplexe auf eine ganze Reihe zu importierender Vorstufenproteine aus, die vorwiegend für die Matrix bestimmt sind und begründen somit den klinischen Phänotyp, der in Ausprägung anderen mitochondrialen Erkrankungen

ähnlich ist. Diese Ähnlichkeit lässt sich vermutlich durch die sekundäre Beeinflussung des mitochondrialen Energiemetabolismus aufgrund des Fehlens bestimmter Matrix-lokalisierter Proteine erklären.

Teilprojekt: Struktur und Funktion der menschlichen Zinkfingerproteine des mitochondrialen Intermembranraums (Dr. Matthias F. Bauer, Dr. Sabine Hofmann, Prof. Klaus-Dieter Gerbitz)

DDP1/Tim8 gehört zu einer neuen und konservierten Familie von kleinen Zinkfinger-Proteinen, von denen bisher im Menschen sechs verschiedene Mitglieder bekannt sind. Auch diese neuen Mitglieder der menschlichen Genefamilie stellen potenzielle Kandidaten für weitere Krankheitsgene neurodegenerativer und/oder muskulärer Erkrankungen des Menschen dar.

In einem unabhängigen Projekt untersuchen wir derzeit die Zusammensetzung und spezifischen Funktionen der heterooligomeren Komplexe des Intermembranraums des Menschen.

Teilprojekt: Knock-out Mausmodelle für nuklearkodierte mitochondriale Erkrankungen (Dr. Sabine Hofmann, Dr. Matthias F. Bauer, Prof. Klaus-Dieter Gerbitz)

In Kooperation mit der Arbeitsgruppe von PD Dr. Thomas Magin (Institut für Genetik der Universität Bonn) haben wir die genomischen Lokalisationen mitochondrialen Importkomponenten Tim8a/DDP1 und Tim13 in der Maus weiträumig charakterisiert. Nach der Herstellung spezifischer Gene-Targeting Konstrukte erfolgt die gezielte

Inaktivierung der beiden Gene in der Maus, um damit ein Tiermodell zu generieren, das die Untersuchung der topischen Manifestation des mitochondrialen Defektes im Gehirn erlaubt.

Die **Muskelbank** im Friedrich-Baur-Institut (Prof. Pongratz, PD Dr. Lochmüller) wurde mit Unterstützung der DGM und der AFM als Gewebebank für neuromuskuläre Krankheiten (Muskelbank) zur Förderung der Forschung aller Muskelzentren weiter ausgebaut. Diese Serviceeinrichtung archiviert vitale Muskelzellen verschiedenster Muskelkrankheiten, die für funktionelle Untersuchungen zahlreicher Forschungsprojekte zur Verfügung stehen. Die Arbeit der Muskelbank zeigt eine breite Resonanz, es waren bereits mehr als 600 Einsendungen zu verzeichnen.

Fortbildungsveranstaltungen

Neben den satzungsmäßigen halbjährlichen Treffen des Muskelzentrums München, an denen neben ärztlichen Vertretern auch die Sozialarbeiterin, die Krankengymnastin und Vertreter der Landesgruppe Bayern der DGM teilnehmen, wurden die Reihen der pädiatrisch-myologischen Kolloquien und der neuromuskulären Seminare fortgesetzt. Im Rahmen der Friedrich-Baur-Kolloquien fanden Gastvorträge von Prof. C. Griggs (New York, USA) und Prof. R. Bennett (Portland, USA) statt.

Literatur

1. **Abicht A, Stucka R, Song I-H, Karcagi V, Kugler K, Baumgarten-Walczak A, Stier C, Pongratz D, Mortier W, Müller-Felber W, Rüdel R, Lochmüller H** (2000) Genetic analysis of the entire AChR ε-subunit gene in 52 congenital myasthenic families. Acta Myologica 19: 23-28

2. **Bauer MF, Hofmann I, Neupert I, Brunner I** (2000) Protein translocation into mitochondria: the role of TIM complexes. Trends Cell Biol 10: 25-31

3. **Börner G V, Zeviani M, Tiranti V, Carrara F, Hoffmann S, Gerbitz KD, Lochmüller H, Pongratz D, Klopstock T, Melberg A, Holme E, Paabo S** (2000) Decreased aminoacylation of mutant tRNAs in MELAS but not in MERRF patients. Hum Mol Genet 9: 467-475

4. **Donzeau M, Kaldi K, Adam A, Paschen S, Wanner G, Guiard B, Bauer MF, Neupert W, Brunner M** (2000) Tim23 links the inner and outer mitochondrial membranes. Cell 101: 401-12

5. **Hildebrandt G, Holler E, Woenkhaus M, Quarch G, Reichle A, Schalke B, Andreesen R** (2000) Acute deterioration of Charcot-Marie-Tooth disease IA (CMT IA) following 2 mg of vincristine chemotherapy. Ann of Oncology 11: 743-747

6. **Goebels N, Hohlfeld R** (2000) Inflammatory Myopathies. In: Current Molecular Medicine: Principles of Molecular Rheumatology: 363-374. Hrsg. G.C. Tsokos. Humana Press Inc., Totowa, NJ, USA

7. **Horváth R, Abicht A, Shoubridge EA, Karcagi V, Rozsa C, Komoly S, Lochmüller H** (2000) Lebers hereditary optic neuropathy (LHON) presenting as demyelinating disease of the CNS. Journal of Neurology 247: 65-67

8. **Jaksch M, Ogilvie I, Kortenhaus G, Bresser HG, Gerbitz KD, Shoubridge EA** (2000) Mutations in SCO2 are associated with a distinct form of hypertrophic cardiomyopathy and cytochrome c oxidase deficiency. Hum Mol Genet 9: 795-801

9. **Klopstock T, Querner V, Schmidt F, Walter M, Hartard M, Dipl-Stat MH, Gasser T, Pongratz D, Straube A, Dieterich M, Müller-Felber W** (2000) A placebo-controlled crossover trial of creatine in mitochondrial diseases. Neurology 55 (11): 1748-51

10. **Messner B, Baum H, Fischer P, Quasthoff S, Neumeier D** (2000) Expression of messenger RNA of the cardiac isoform of tropo-

nin T and I in myopathic skeletal muscle. Am J Clin Pathol 114(4): 544-549

11. **Müller-Hermelink H-K, Marx A** (2000) Thymomas alter the T-cell subset composition in V Hoffacker, A Schultz, JJ Tiesinga, R Gold, B Schalke, W Nix, R Kiefer, HK blood: a potential mechanism for thymoma-associated autoimmune disease. Blood 96, 12: 3872-3879

12. **Müller-Felber W, Ansevin CF, Ricker K, Müller-Jenssen A, Töpfer M, Goebel HH, Pongratz D.** Immunosuppressive treatment of rippling muscles in patients with myasthenia gravis. Neuromuscul Disord 19 (8): 604-7

13. **Müller-Felber W** (2000) Die periphere Neuropathie bei Diabetes mellitus aus neurologischer Sicht. Internist (Berl.) 41 (S): 429-33

14. **Paschen SA, Rothbauer U, Kaldi K, Bauer MF, Neupert W, Brunner M** (2000) The role of the TIM8-13 complex in the import of Tim23 into mitochondria. EMBO J 19: 6392-6400

15. **Pongratz D, Neundörfer B, Fischer W** (2000) German open trial of riluzole 50 mg b.i.d. in treatment of amyotrophic lateral sclerosis (ALS). J Neurol Sci 180: 82-85

16. **Scharfe C, Hauschild M, Klopstock T, Heidemann PH, Meitinger T, Jaksch M** (2000) A new mutation in thiamine - responsive megaloblastic anemia gene SCLC19A2 is associated with deficiency of respiratory chain complex I. J Med Gen 37: 669-673

17. **Scharfe C, Zaccaria P, Hoertnagel K, Jaksch M, Klopstock T, Dembowski M, Lill R, Prokisch H, Gerbitz KD, Neupert W, Mewes HW, Meitinger T** (2000) MITOP,

the mitochondrial proteome database: 2000 update. Nucleic Acids Res 28: 155-158

18. **Sieb JP, Kraner S, Schrank B, Reitter B, Goebel HH, Tzartos SJ, Steinlein OK** (2000) Severe congenital myasthenic syndrome due to homozygosity of the 1293insG ε-AChR subunit mutation. Annals of Neurology 48: 379-383

19. **Sieb JP, Kraner S, Rauch M, Steinlein OK** (2000) Immature end-plates and utrophin-deficiency in congenital myasthenic syndrome caused by ε-AChR subunit truncating mutations. Human Genetics 107: 160-164

20. **Späth M, Welzel D, Farber L** (2000) Treatment of chronic fatigue syndrome with 5-HT-3 receptor antagonists – preliminary results Scand. J Rheumatol 113: 72-7

21. **Stucka R, Abicht A, Song I-H, Bönsch D, Deufel T, Lochmüller H** (2000) A modified alignment of human and rodent s'untranslated sequences of the acetylcholine receptor epsilon subunit gene reveals additional regions of high homology. Neuromuscular Disorders 10: 213-214

22. **Walter MC, Lochmüller H, Reilich P, Klopstock T, Huber R, Hartard M, Hennig M, Pongratz D, Müller-Felber W** (2000) Creatine monohydrate in muscular dystrophies: A double-blind, placebo-controlled clinical study. Neurology May 9; 54 (9): 1848-50

23. **Wiendl H, Behrens L, Maier S, Johnson MA, Weiss EH, Hohlfeld R** (2000) Muscle fibers in inflammatory myopathies and cultured myoblasts express the nonclassical major histocompatibility antigen HLA-G. Ann Neurol 48(4): 679-84

Betreuungsstrukturen und Selbsthilfeaktivitäten

Sozialberatung im Auftrag der DGM

Neben der Beratung von Betroffenen und Angehörigen wurden wieder Informations- und Gruppenveranstaltungen angeboten, z. B. ein Familienwochenende für Eltern mit Duchenne-Kindern und zwei ALS-Gesprächskreise. Schwerpunkte der Beratung sind die Verarbeitung der Erkrankung, Hilfe bei der Neu-orientierung im persönlichen, sozialen und beruflichen Bereich, die Begleitung in Krisensituationen, außerdem rechtliche Fragen und die Hilfe beim Aufbau eines Betreuungsnetzes.

Ein Konsensuspapier zur psychosozialen Beratung in den bayrischen Muskelzentren wird Anfang 2001 fertiggestellt. Das Muskelzentrum München finden Sie auch im Internet

http//www.uni-muenchen.de/mki/fbi

Neuromuskuläres Zentrum Münster/Westfalen

Beteiligte Kliniken und Institute

Universitätsklinikum Münster

Klinik und Poliklinik für Neurologie (Direktor: Prof. Dr. E. B. Ringelstein)

Bereich Neuropädiatrie der Klinik und Poliklinik für Kinderheilkunde (Leiter: Prof. Dr. G. Kurlemann)

Medizinische Klinik und Poliklinik - Innere Medizin C, Kardiologie - (Direktor: Prof. Dr. G. Breithardt)

Klinik und Poliklinik für Neurochirurgie (Direktor: Prof. Dr. H. Wassmann)

Klinik und Poliklinik für Allgemeine Orthopädie (Direktor: Prof. Dr. W. Winkelmann)

Institut für Neuropathologie (Direktor: Prof. Dr. W. Paulus)

Institut für Humangenetik (Direktor: Prof. Dr. J. Horst)

Weserbergland-Klinik Höxter

Abteilung Physikalische Therapie (Chefarzt Dr. C.-R. Arnold)

Abteilung für Innere Medizin (Chefarzt Dr. C.-R. Arnold)

Neurologische Abteilung (Chefarzt Dr. J. Faig)

Orthopädische Abteilung (Chefarzt Dr. G. Brüggemann)

Klinische Organisation

Der klinische Kooperationsverbund des **Neuromuskulären Zentrums Münster/Westfalen** behandelt und betreut neuromuskulär erkrankte Patienten aus dem Einzugsgebiet der Universitätskliniken Münster mit etwa 3 Millionen Einwohnern. Seit der Gründung des Neuromuskulären Zentrums im Spätherbst 1995 ist hier eine zunehmend enge Verzahnung und Zusammenarbeit zwischen den einzelnen Partnerinstitutionen wie auch innerhalb der einzelnen Einrichtungen gelungen.

An der **Klinik und Poliklinik für Neurologie der WWU Münster** werden erwachsene neuromuskulär erkrankte Patienten in enger Abstimmung zwischen Poliklinik, stationärem Bereich und den Abteilungen für Krankengymnastik und Ergotherapie sowie in Zusammenarbeit mit den anderen beteiligten Instituten und Kliniken des Muskelzentrums diagnostiziert, behandelt und langfristig betreut. Die Spezialsprechstunden für Muskelkranke, Myasthenia gravis und ALS wurden in der Neuromuskulären Spezialsprechstunde zusammengefasst, wo als weiteres Spezialgebiet Patienten mit entzündlichen, aber auch anderen erworbenen oder genetisch bedingten

Neuropathien betreut werden. Angeboten wird außerdem die Durchführung der intermittierendenen Maskenbeatmung für Patienten mit neuromuskulär verursachten Atemstörungen. Sehr bewährt hat sich die vor einiger Zeit wesentlich intensivierte Zusammenarbeit mit dem **Institut für Neuropathologie** mit regelmäßigen neurohistologischen Konferenzen, bei denen alle aktuellen Muskelbiopsien am Diskussionsmikroskop demonstriert und gemeinschaftlich diskutiert werden. Nervenbiopsien aus der Erwachsenenneurologie werden direkt im Neurohistologischen Labor der Klinik und Poliklinik für Neurologie aufgearbeitet. Ebenfalls direkt im Hause kann ein großer Teil der molekulargenetischen Diagnostik hereditärer Neuropathien im Labor für Neurologische Molekulardiagnostik erfolgen. In Ergänzung zu der bewährten Zusammenarbeit mit den **Kliniken für Neurochirurgie** (Nerv- und Muskelbiopsien) und **Orthopädie,** der **Medizinischen Klinik C – Kardiologie** (Herzmuskelbeteiligung bei Myopathien) und dem **Institut für Humangenetik** (Diagnostik und humangenetische Beratung) konnte insbesondere die Zusammenarbeit mit der **Klinik und Poliklinik für Thorax-, Herz- und Gefäßchirurgie** (Thymektomie bei Myasthenia gravis) wesentlich ausgebaut werden. Daneben besteht eine gut etablierte Zusammenarbeit mit dem Pathologischen Institut der Universität Würzburg (Professor Dr. A. Marx) auf dem Gebiet der pathologisch-anatomischen Diagnostik von Thymus-Resektaten.

Im Bereich Neuropädiatrie der Klinik und Poliklinik für Kinderheilkunde der WWU Münster als Teil des Muskelzentrums Münster/Westfalen bestehen in enger Kooperation mit den verschiedenen Spezialabteilungen anderer Kliniken – Orthopädie, Humangenetik, Neuropathologie, Neurochirurgie, Krankengymnastik, Neuroradiologie – alle diagnostischen Möglichkeiten zur Erkennung und Betreuung peripherer und zentraler neuromuskulärer Erkrankungen des Kindes- und Jugendalters. In Kooperation mit dem Bereich Psychosomatik der Kinderklinik unter Leitung von Prof. Dr. E. Kammerer bestehen Möglichkeiten einer neuropsychologischen Diagnostik und eventuellen psychischen Betreuung betroffener Kinder. In der Patientenversorgung besteht eine enge Kooperation für die Orthesenversorgung mit der **Klinik für Technische Orthopädie** unter der Leitung von Prof. Dr. Wetz.

In der **Abteilung für Physikalische Therapie der Weserbergland-Klinik Höxter** werden stationäre Patienten intensiv funktionsdiagnostisch untersucht und ihrem funktionellem Status entsprechend krankengymnastisch und mit anderen Verfahren aus dem Spektrum der Physikalischen Therapie behandelt. Vor Abschluss wird eine erneute funktionsdiagnostische Überprüfung vorgenommen. Bei Bedarf können neurologische, internistische und orthopädische Zusatzuntersuchungen und Behandlungen durchgeführt werden. In der Ergotherapie werden neben dem Krankheitsstadium angepassten Behandlungen Erprobungen von Hilfsmitteln vorgenommen oder die Versorgung am Heimatort veranlasst. Regelmäßig werden Patientenseminare zu den Themen Krankheitsübersicht, Genetik, Diagnostik und Therapie durchgeführt.

Klinische Fortbildungen

In Zusammenarbeit mit der Fortbildungsakademie der Ärztekammer Westfalen-Lippe und der Arbeitsgemeinschaft Neuromedizin an der WWU Münster wurden wiederum interdisziplinäre Fortbildungsveranstaltungen mit neuromuskulären Themen angeboten, so u.a. über Muskel- und Motoneuronkrankheiten und über die Neuroborreliose. Weiterhin finden zudem regelmäßige neuromuskuläre Falldemonstrationen statt. Daneben wurden mehrere Fortbildungsveranstaltungen in auswärtigen Zentren durch Referenten des Muskelzentrums unterstützt.

Klinische und experimentelle Forschung

Die neuromuskuläre Sprechstunde der Klinik und Poliklinik für Neurologie nimmt weiterhin an der europäischen ALS Health Profile Study teil. In Zusammenarbeit mit der Universitäts-Kinderklinik wird derzeit eine größere Studie zu neuropsychologischen Auffälligkeiten bei Patienten mit Myasthenia gravis abgeschlossen. In der neurohistologischen Arbeitsgruppe (PD Dr. R. Kiefer) steht die Pathogenese entzündlicher Erkrankungen des peripheren Nervensystems im Mittelpunkt des Interesses, hier insbesondere die Rolle residenter endoneuraler Makrophagen des peripheren Nervensystems. Mittels eines innovativen experimentellen Systems konnte in vivo erstmals eine funktionelle Bedeutung lokaler, residenter Makrophagen in der Pathogenese peripherer Neuropathien nachgewiesen werden. In der Neurogenetischen Arbeitsgruppe (PD Dr. F. Stögbauer) konnte der Genlokus für die erbliche neuralgische Schulter-Amyotrophie (HNA) nochmals weiter eingegrenzt werden. Hier besteht auch eine enge Zusammenarbeit mit dem Bereich Neuropädiatrie der Universitäts-Kinderklinik. Die Arbeiten der neurohistologischen und neurogenetischen Arbeitsgruppen werden weiterhin u.a. durch die DFG und das IMF-Programm der Universität gefördert.

An der Weserbergland-Klinik Höxter werden die rehabilitativen und insbesondere krankengymnastischen Verfahren wissenschaftlich überprüft und begleitet.

Literatur

1. **Christiansen S, Marx A, Kiefer R, Scheld HH, Semik M** (2000) Small thymomas and myasthenia gravis: a poorly understood association. Thorac Cardiovasc Surg 48: 109-111
2. **Gasser T, Dichgans M, Jurkat-Rott K, Klockgether T, Klopstock T, Kretzschmar H, Lehmann-Horn F, Reichmann H, Rolfs A, Sander T, Stögbauer F** (2000) Molekulare Diagnostik erblicher neurologischer Erkrankungen. Nervenarzt 71: 774-796
3. **Husstedt IW, Evers S, Reichelt D, Grotemeyer KH, Kammer-Suhr B, Böckenholt S, Heese C** (2000) Screening for HIV-associated distal-symmetric polyneuropathy in CDC-classification stages 1, 2 and 3. Acta Neurol Scand 101: 183-187
4. **Kiefer R, Dangond F, Müller M, Toyka KV, Hafler DA, Hartung HP** (2000) Enhanced B7 costimulatory molecule expression in inflammatory human sural nerve biopsies. J Neurol Neurosurg Psychiatry 69: 362-368
5. **Kiefer R, Kieseier BC, Stoll G, Hartung HP** (2000) The role of macrophages in immune-mediated damage to the peripheral nervous system. Prog Neurobiol, im Druck
6. **Kuhlenbäumer G, De Jonghe P, Stögbauer F** (2000) Diagnostic Guidelines for Hereditary Neuralgic Amyotrophy (HNA) or Heredofamilial Neuritis with Brachial Plexus Predilection. Neuromusc Disord 10: 515-517
7. **Kuhlenbäumer G, Kress W, Young P, Oberwittler C, Ringelstein EB, Stögbauer F** (2000) Thirty-eight CAG repeats in the androgen receptor gene in two healthy individuals: Does a zone of reduced penetrance exist in X-linked recessive spinobulbar muscular atrophy? J Neurology: im Druck
8. **Müller M, Wacker K, Hickey WF, Ringelstein EB, Kiefer R** (2000) Colocalization of multiple antigens and specific DNA: a novel method using methyl methacrylate embedded semithin serial sections and catalyzed reporter deposition. Am J Pathol 157: 1829-1838
9. **Stögbauer F, Timmerman V, van Broeckhoven C** (2000) Workshop report: 6th Workshop of the European CMT consortium, 71st ENMC International Workshop: „Hereditary recurrent focal neuropathies". Neuromusc Disord 10: 518-524
10. **Stögbauer F, Young P, Kuhlenbäumer G, De Jonghe P, Timmerman V** (2000) Hereditary recurrent focal neuropathies: clinical and molecular features. Neurology 54: 546-551
11. **Young P, Stögbauer F, Eller B, de Jonghe P, Löfgren A, Timmerman V, Rautenstrauß B, Oexle K, Grehl H, Kuhlenbäumer G, Van Broeckhoven C, Ringelstein EB, Funke H** (2000) PMP22 Thr118Met is not a clinically relevant CMT1 Marker. J Neurology 247: 696-700

Relevante Adressen und Ansprechpartner

Sprecher des Muskelzentrums
Prof. Dr. E.B. Ringelstein
Direktor der Klinik und Poliklinik für Neurologie
Westfälische Wilhelms-Universität Münster
Albert-Schweitzer-Str. 33, 48129 Münster
Tel.: 0251-83-48172
Fax: 0251-83-48199

Stellvertretender Sprecher
PD Dr. Dworniczak
Institut für Humangenetik der WWU
Vesaliusweg 12-14, 48129 Münster
Tel.: 0251-83-55430
Fax: 0251-83-56995

Westfälische Wilhelms-Universität Münster

Klinik und Poliklinik für Neurologie
(Direktor: Prof. Dr. Ringelstein)
Albert-Schweitzer-Str. 33, 48129 Münster

Neuromuskuläre Sprechstunde für Erwachsene
OA PD Dr. Kiefer
Sprechzeiten nach Vereinbarung
Tel.: 0251-83-48016
Fax: 0251-83-48181

Neurohistologisches Labor
OA PD Dr. Kiefer
Tel.: 0251-83-48323, -49645
Fax: 0251-83-48181

Labor für Neurologische Molekulardiagnostik
OA PD Dr. Stögbauer
Tel.: 0251-83-48178
Fax: 0251-83-48181

Klinik und Poliklinik für Kinderheilkunde
(Direktor: Prof. Dr. Harms)
Bereich Neuropädiatrie
(Leiter: Prof. Dr. G. Kurlemann)
Albert-Schweitzer-Str. 33, 48129 Münster

Pädiatrische Muskelsprechstunde
Prof. Dr. G. Kurlemann, OA Dr. O. Debus
Sprechzeiten:
Montag-Freitag 8.15-12.30 Uhr
Terminvereinbarung: Tel.: 0251-83-47774
Fax: 0251-83-47765

Medizinische Klinik und Poliklinik – Innere Medizin C, Kardiologie
(Direktor: Prof. Dr. Breithardt)
Albert-Schweitzer-Str. 33, 48129 Münster

Kardiologische Sprechstunde für Muskelkranke
Prof. Dr. Breithardt, OA Dr. T. Wichter
Sprechzeiten nach Vereinbarung
Tel.: 0251-83-47622
Fax: 0251-83-47621

Klinik und Poliklinik für Neurochirurgie (Direktor: Prof. Dr. H. Wassmann)
Albert-Schweitzer-Str. 33, 48129 Münster
Sprechzeiten nach Vereinbarung
Tel.: 0251-83-48005, -48006
Fax: 0251-83-47479

Klinik und Poliklinik für Allgemeine Orthopädie
(Direktor: Prof. Dr. Winkelmann)
Albert-Schweitzer-Str. 33, 48129 Münster
Neuroorthopädische Sprechstunde
Prof. Dr. Winkelmann, OA Dr. R. Rödl

Sprechzeiten nach Vereinbarung
Tel.: 0251-83-47950, -48010
Fax: 0251-83-47989

Institut für Neuropathologie (Direktor: Prof. Dr. W. Paulus)
Domagkstr. 19, 48129 Münster
Tel.: 0251-83-56967
Fax: 0251-83-56971

Institut für Humangenetik (Direktor: Prof. Dr. Horst)
Vesaliusweg 12-14, 48129 Münster
Humangenetische Beratung Prof. Dr. Horst
Sprechzeiten nach Vereinbarung
Tel.: 0251-83-55424
Fax: 0251-83-56995

Molekulargenetische Diagnostik
PD Dr. B. Dworniczak
Tel.: 0251-83-55430
Fax: 0251-83-56995

Weserbergland-Klinik Höxter
Grüne Mühle 90, 37669 Höxter
Tel.: 05271-98-0
Fax: 05271-98-4444

Abteilung für Physikalische Therapie (Chefarzt Dr. C. R. Arnold)
Tel.: 05271-98-2420

Abteilung für Innere Medizin (Chefarzt Dr. C. R. Arnold)
Tel.: 05271-98-2420

Abteilung für Orthopädie (Chefarzt Dr. G. Brüggemann)
Tel: 05271-98-2360

Abteilung für Neurologie (Chefarzt Dr. J. Faig)
Tel.: 05271-98-2330

Neuromuskuläres Zentrum Nordrhein

Im Jahre 2000 wurde die Tätigkeit im Muskelzentrum Nordrhein weiter fortgesetzt. In den neurologischen und pädiatrischen Muskelsprechstunden blieb die hohe Inanspruchnahme durch Patienten weitgehend konstant. Die besonderen Schwerpunkte der einzelnen Kliniken und Institute werden im Folgenden aufgeführt.

1. Aachen

a) Institut für Neuropathologie der RWTH Aachen, Direktor: Prof. Dr. J.M. Schröder

Am Neuropathologischen Institut, Universitätsklinikum der RWTH Aachen, wurden im Jahr 2000 von Januar bis November 386 Nervenbiopsien und 473 Muskelbiopsien, darunter 210 kombinierte Nerv-Muskel-Biopsien, untersucht. Dabei wurden entsprechend dem Bedarf alle modernen neuropathologischen Untersuchungsmethoden angewendet. Außerdem sind inzwischen molekulargenetische Techniken eingeführt, so dass hier auch Mutationen des PMP22-, Connexin32-, EGR2-, NF2-, Frataxin (X25)- und P_0-Gens identifiziert werden können. Die entsprechenden Publikationen und Hinweise zur Untersuchungstechnik sind in der eigenen Homepage auf: http://www.klinikum. rwth-aachen.de/webpages/neuropath/index.html aufgeführt.

b) Institut für Humangenetik der RWTH Aachen, Direktor: Prof. Dr. K. Zerres

Ansprechpartner des Muskelzentrums: Prof. Dr. K. Zerres, PD Dr. Sabine Rudnik-Schöneborn (Tel.: 0241-8080 178, Fax: 0241-8888 580)

An unserem Institut werden die diagnostischen Angebote und Forschungsschwerpunkte weiter ausgebaut. Thematische Schwerpunkte sind weiterhin im Bereich neuromuskulärer Erkrankungen die spinalen Muskelatrophien (SMA) mit ihren Sonderformen und differentialdiagnostisch bedeutsame Krankheitsbilder wie die hereditären motorisch-sensiblen Neuropathien (HMSN). Inzwischen haben wir molekulargenetische Analysen der HMSN in unser diagnostisches Programm aufgenommen, neben der Duplikation/Deletion des PMP22-Gens auf Chromosom 17 untersuchen wir Punktmutationen des MPZ-Gens auf Chromosom 1 sowie des Connexin32-Gens auf dem X-Chromosom. Im Rahmen unserer Studie zur Klinik und Genetik spinaler Muskelatrophien unter Förderung durch die DFG wurden in Zusammenarbeit mit der Arbeitsgruppe von PD Dr. A. von Gontard und Prof. Dr. Lehmkuhl von der Klinik für Kinder- und Jugendpsychiatrie der Universität Köln die kognitiven Fähigkeiten und psychopathologische Situation von 96 SMA-Familien untersucht. Die Analyse der motorischen Entwicklung von 441 SMA-Kindern belegt, dass eine korrekte Typenzuordnung und damit prognostische Einschätzung oftmals erst

2–4 Jahre nach Diagnosestellung möglich ist. Für den Bereich der SMA-Sonderformen konnte das klinische Spektrum erweitert werden, wodurch die Voraussetzungen für molekulargenetische Charakterisierungen verbessert wurden. Durch Kontakte mit Arbeitsgruppen im In- und Ausland konnten weitere Patienten für die Studie zu Schwangerschaft und Geburt bei neuromuskulären Erkrankungen rekrutiert werden. Darüber hinaus sind klinisch-genetische sowie histologische Aspekte bei den hereditären Neuropathien neue Forschungsschwerpunkte.

2. Bonn

Neurologische Universitätsklinik Bonn
Direktor: Prof. Dr. T. Klockgether

Sprechstunden Muskelerkrankungen: Dr. J. Reimann, Dr. D. Fischer, Dr. C. Kornblum, Dr. R. Schröder, (Tel.: 0228-287-5714)

Motoneuron-Erkrankungen: Dr. C. Grothe, Dr. R. Schröder (Tel.: 0228-287-5714)

Muskellabor: Dr. R. Schröder, Dr. J. Reimann, Dr. D. Fischer (Tel.: 0228-287-6391)

Im Verlauf des Jahres 2000 wurden durch personelle Veränderungen erneut Umstrukturierungen der neuromuskulären Spezialsprechstunden notwendig. Durch den Weggang von PD Dr. Sieb an das Max-Planck-Institut für Psychiatrie in München erfolgt die Betreuung von Patienten mit Myasthenia gravis jetzt durch die allgemeine Muskelsprechstunde. Zudem wurde der Termin für die Muskelsprechstunde von Mittwoch auf Montag verschoben. Zur Vermeidung von Wartezeiten erfolgt hier auch weiterhin eine Terminvergabe nach telefonischer Voranmeldung (Tel: 0228-287-5714).

Als Novum im diagnostischen Bereich wurde in der zweiten Hälfte des Jahres eine molekulargenetische Testung zum Nachweis von Telethonin-Mutationen etabliert. Genetische Veränderungen des Telethonin-Gens führen zu der autosomal-rezessiv vererbten Gliedergürtelmyopathie vom Typ 2G. Bei klinischem Verdacht bieten wir gerne auch für auswärtige Einsender eine (derzeit noch kostenlose) Analyse an.

Die klinische Studie zum therapeutischen Nutzen von Kreatinmonohydrat bei mitochondrialen Myopathien ist mittlerweile abgeschlossen und wird derzeit ausgewertet. Eine neue Therapiestudie zur Wirkung von Kreatinmonohydrat auf den Krankheitsverlauf bei Patienten mit amyotropher Lateralsklerose wurde bereits durch die Ethikkommission der Medizinischen Fakultät der Universität Bonn genehmigt. Der Beginn dieser Studie ist Anfang Februar 2001 geplant.

3. Düsseldorf

a) Neurologische Universitätsklinik
Direktor: Prof. Dr. H.-J. Freund
Ansprechpartner für das Muskelzentrum: Prof. Dr. G. Stoll (Tel.: 0211-81-17881)
Terminvergabe Neurologische Ambulanz (Tel.: 0211-81-17887)

In der Neurologischen Klinik wird das Gesamtspektrum neuromuskulärer Erkrankungen stationär und ambulant in einer speziellen Myastheniesprechstunde (PD Dr. Jander, Prof. Dr. Stoll) und einer allgemeinen neuromuskulären Sprechstunde (PD Dr. Köller, Prof. Dr. Stoll) abgedeckt. Relevante Veränderungen gegenüber dem Vorjahr sind nicht eingetreten. Ein besonderer klinischer Schwerpunkt liegt traditionell auf dem Gebiet der Diagnostik und Therapie immunvermittelter Neuropathien und flankierend in der Aufklärung deren Pathogenese im Tierexperiment. Als wesentliches Ergebnis unserer diesjährigen Forschungsbemühungen ist es uns erstmalig gelungen, in den Nerven von Versuchstieren mit experimentell autoimmuner Neuritis (EAN), einem Modell des menschlichen Guillain-Barré-Syndroms, das Zytokin Interleukin-18, und das für die Aktivierung von IL-18 entscheidende Enzym ICE nachzuweisen (Jander & Stoll, im Druck). Die Übertragbarkeit der EAN-Daten auf inflammatorische Neuropathien beim Menschen konnte durch Messung massiv erhöhter IL-18 Serum- und Liquorspiegel in der Akutphase des GBS untermauert werden. IL-18 gilt als entscheidender Mediator der Amplifikation von Entzündungsreaktionen in der Frühphase und ist damit ein wichtiges therapeutisches Target. Die Nervenregeneration stellt einen zweiten Schwerpunkt unserer neuromuskulären Forschung dar. Wir konnten erstmals eine molekulare Differenzierung der Makrophagenantwort in zwei Populationen von CD4+/CD8- und CD4+/CD8+ Makrophagen im distalen Abschnitt nach Nervenläsionen im peripheren Nervensystem belegen (Jander et al., im Druck). Die weitere Analyse der von diesen Zellpopulationen produzierten Mediatoren zeigte, dass sich die molekulare Makrophagenantwort im peripheren Nervensystem fundamental von der bei der sonstigen Wundheilung im Körper, bei der es zur Narbenbildung kommt, unterscheidet. Dies ist deshalb ein Schlüsselbefund, weil die Narbenbildung an der Läsionsstelle im Zentralnervensystem, die vergleichbar dem PNS von Makrophagen infiltriert wird, eine der wesentlichen Ursachen der fehlenden Regeneration zentraler Neurone darstellt und damit eine unterschiedliche molekulare „Programmierung" von Entzündungszellen an der Läsionsstelle zu vermuten ist.

b) Institut für Neuropathologie
Kommissarische Direktorin: PD Dr. Eva Neuen-Jacob

Diagnostik

2000 wurden insgesamt 600 Biopsien aus einem großen, überregionalen Einzugsgebiet untersucht, darunter 400 Muskelbiopsien, 140 Nervenbiopsien, 45 Hautbiopsien und 15 Gefäßbiopsien. Ansprechpartner: PD Dr. Eva Neuen-Jacob, Tel.: 0211-81-18662. Routinemäßig wurden folgende Methoden angewandt: Schnellschnittdiagnostik, Histochemie, Immunhistochemie (Identifizierung und Subtypisierung von Entzündungszellen, Bestimmung von Entzündungsparametern, Blut-Nerv-Schrankenstörungen, Untersuchungen zum Nachweis von Dystrophien und Dystrophin-assoziierten Glykoproteinen und Muskelproteinen), Paraffinhistologie, Kunststoffeinbettung, Elektronenmikroskopie.

Zur Fortbildung werden regelmäßige Fallkonferenzen mit den einsendenden Kliniken durchgeführt.

Kooperationen

Enge Kooperationen bestehen mit der Neurologischen Universitätsklinik Düsseldorf, der Neurologischen Klinik (Prof. Dr. Haupt) und der Kinderklinik (Frau PD Dr. Schauseil-Zipf) der Universität zu Köln, der Universitätskinderklinik Essen (Prof. Dr. Voit), der Neurologischen Universitätsklinik Essen (Prof. Dr. Diener), dem Institut für Humangenetik der Universität Aachen (Prof. Dr. Zerres, Frau PD Dr. Rudnik-Schöneborn), der Orthopädischen Klinik des Universitätsklinikums Eppendorf in Hamburg (PD Dr. Fink, Prof. Dr. Rüther), dem Institut für Klinische Chemie am Städtischen Krankenhaus München Schwabing (Prof. Gerbitz) und der Neurologischen Universitätsklinik der Technischen Universität Dresden (Prof. Dr. Reichmann).

Forschungsschwerpunkte

Neben den diagnostischen Leistungen war einer der Forschungsschwerpunkte eine interdisziplinäre Studie in Zusammenarbeit mit der Orthopädischen Klinik des UKE in Hamburg (Arbeitsgruppe von PD Dr. Fink), wo die Weichteilveränderungen in Muskeln und Nerven nach experimenteller Unterschenkelverlängerung untersucht wurden. Diese Operationsmethode ist ein Standardverfahren der Orthopädie nach Unterschenkeltraumen, Osteomyelitis oder bei Beinverkürzungen. Aufschlüsse über die Veränderungen in den Weichgeweben, die mit dem Knochen verlängert werden, sind von Bedeutung für die Anwendung bei menschlichen Patienten, um die Rahmenbedingungen wie z. B. Zuggeschwindigkeit etc. richtig zu dosieren, um letztlich ein optimales Operationsergebnis zu erreichen.

4. Essen

Neurologische Universitätsklinik Essen
Direktor: Prof. Dr. H.C. Diener
Ansprechpartner für das Muskelzentrum: Dr. S. Koeppen (Tel.: 0201-723-2804, Fax: 0201-723-5176)

Der klinische und wissenschaftliche Schwerpunkt im Rahmen der Spezialambulanz für Diagnose und Therapie neuromuskulärer Erkrankungen liegt auf der Betreuung von Patienten mit Myasthenia gravis, immunologisch bedingten Polyradikuloneuropathien und Myositiden. Für die Therapie schwerer Krankheitsverläufe steht eine neurologische Intensivstation zur Verfügung, wo in Kooperation mit der hiesigen Abteilung für Nieren- und Hochdruckkranke (Direktor: Prof. Dr. Th. Philipp) immunmodulatorische Behandlungsverfahren (Plasmapherese, Immunadsorption, intravenöse Immunglobulin-Therapie) zur Anwendung kommen. Eine zusätzliche wichtige Aufgabe der neuromuskulären Sprechstunde ist die differentialdiagnostische Abklärung, Beratung und Behandlung von Patienten mit Motoneuronerkrankungen. Im Rahmen einer interdisziplinären klinischen Studie gemeinsam mit der hiesigen Abteilung für Anästhesiologie und Intensivmedizin (Direktor: Prof. Dr. J. Peters) werden Pathogenese und Verlauf der Critical-illness-Polyneuropathie und

Myopathie untersucht. In Zusammenarbeit mit dem hiesigen Zentrum für Tumorforschung und Tumortherapie (Direktor: Prof. Dr. S. Seeber) sowie der hiesigen Klinik und Poliklinik für Urologie (Direktor: Prof. Dr. H. Rübben) stellt die Analyse neurotoxischer Störungen einen weiteren wissenschaftlichen Schwerpunkt dar. Ziel ist die frühzeitige Erkennung Chemotherapie-induzierter Nebenwirkungen am zentralen und peripheren Nervensystem mit elektrophysiologischen und laborchemischen Methoden.

5. Köln
Neurologische Universitätsklinik
Direktor: Prof. Dr. W.-D. Heiß

Ansprechpartner des Muskelzentrums: Prof. Dr. W.F. Haupt

In der neurologischen Universitätsklinik Köln wurden auch im Jahre 2000 über 200 Patienten mit dem gesamten Spektrum neuromuskulärer Erkrankungen ambulant untersucht. Die Anmeldung für die neuromuskuläre Sprechstunde erfolgt über die allgemeine Poliklinik, Tel.: 0221-478-4015.

Die Arbeitsgruppe „Strukturmyopathien" hat auch 2000 ihre Tätigkeit mit regelmäßigen Sitzungen fortgesetzt (Prof. Dr. Zerres, Prof. Dr. Haupt, PD Dr. Schauseil-Zipf, PD Dr. Neuen-Jacob, PD Dr. Rudnik-Schöneborn).

Literatur

Institut für Neuropathologie der RWTH Aachen siehe http//www.klinikum.rwth-aachen.de/webpages/neuropath/index.html
Institut für Humangenetik der RWTH Aachen

1. **Helmken C, Wetter A, Rudnik-Schöneborn S, Liehr T, Zerres K, Wirth B** (2000) An essential SMN interacting protein (SIP1) is not involved in the phenotypic variability of spinal muscular atrophy. Eur J Hum Genet 8: 493-499

2. **Helmken C, Wetter A, Rudnik-Schöneborn S, Liehr T, Zerres K, Wirth B** (2000) An essential SMN interacting protein (SIP1) is not involved in the phenotypic variability of spinal muscular atrophy (SMA). Medgen 12: W 4-6

3. **Rudnik-Schöneborn S** (2000) Maternita senza barriere. Distrofia muscolare 137: 57-58

4. **Rudnik-Schöneborn S, Wirth B, Grimm T, Zerres K** (2000) Spinale Muskelatrophien In: Ganten, Ruckpaul (Hrsg.) Handbuch der molekularen Medizin. Springer, Heidelberg. Kap. 1.3

5. **Rudnik-Schöneborn S, Hausmanowa-Petrusewicz I, Borkowska J, Zerres K** (2000) The predictive value of achieved motor milestones assessed in 441 patients with infantile spinal muscular atrophy types II and III. Eur Neurol 669, in Druck

6. **Rudnik-Schöneborn S, Eggermann T, Wirth B, Zerres K** (2000) Evidence of locus heterogeneity or phenocopies in 9 families with infantile spinal muscular atrophy (SMA). Medgen 12: W 1-9

7. **Zerres K, Rudnik-Schöneborn S** (2000) Spinal muscular atrophies. In: Rimoin DL, Connor JM, Pyeritz RE (Hrsg.) Emery and Rimoin's principles and practice of medical genetics. 4th ed. New York, Edinburgh, London, Madrid, Melbourne, San Francisco, Tokyo: Churchill Livingstone, in Druck

Neurologische Universitätsklinik Bonn
1. **Broicher R, Kornblum C, Schröder R,**

Walther E (2000) Secondary cricopharyngeal achalasia in underlying mitochondrial myopathy. Laryngorhinootologie 79: 190-2

2. **Magin TM, Hesse T, Schröder R** (2000) Novel insights into intermediate filament function from studies of transgenic and knockout mice. Protoplasma 211: 140-150

3. **Reimann J, Irintchev A, Wernig A** (2000) Regenerative capacity and the number of satellite cells in soleus muscles of normal and mdx mice. Neuromuscular Disorders 10: 276-82

4. **Schröder R, Vielhaber S, Wiedemann FR, Kornblum C, Papassotiropoulos A, Broich P, Zierz S, Elger CE, Reichmann H, Seibel P, Klockgether T, Kunz WS** (2000) New insights into the metabolic consequences of large-scale mtDNA deletions: a quantitative analysis of biochemical, morphological, and genetic findings in human skeletal muscle. J Neuropathol Exp Neurol 59: 353-60

5. **Schröder R, Fürst DO, Klasen C, Reimann J, Herrmann H, van der Ven PF** (2000) Association of plectin with Z-discs is a prerequisite for the formation of the intermyofibrillar desmin cytoskeleton. Lab Invest 80: 455-64

6. **Sieb JP, Kraner S, Rauch M, Steinlein OK** (2000) Immature end-plates and utrophin deficiency in congenital myasthenic syndrome caused by epsilon-AchR subunit mutations. Hum Genet 107: 160-64

7. **Sieb JP, Kraner S, Schrank B, Reitter B, Goebel TH, Tzartos SJ, Steinlein OK** (2000) Severe congenital myasthenic syndrome due to homozygosity of the 1293insG epsilon-acetylcholine receptor subunit mutation. Ann Neurol 48: 397-83

8. **Sieb JP, Hartmann A** (2000) Relapsing alternating ptosis in two siblings. J Neurol Neurosurg Psychiatry 69: 282-83

9. **van der Ven PF, Wiesner S, Salmikangas P, Auerbach D, Himmel M, Kempa S, Hayess K, Pacholsky D, Taivainen A, Schröder R, Carpen O, Fürst DO** (2000) Indications for a novel muscular dystrophy pathway: gamma-filamin, the muscle-specific filamin isoform, interacts with myotilin. J Cell Biol 152: 235-248

10. **Wiedemann FR, Vielhaber S, Schröder R, Elger CE, Kunz WS** (2000) Evaluation of methods for the determination of mitochondrial respiratory chain enzyme activities in human skeletal muscle samples. Anal Biochem 279: 55-60

11. **Zander T, Schwab S, Laufenberg I, Sieb JP** (2000) Immunhistological detection of complement factors: a reliable method for the diagnosis of myasthenia gravis. Nervenarzt 71: 666-9

Neurologische Universitätsklinik Düsseldorf

1. **Jander S, Lausberg F, Stoll G**: Differential recruitment of CD8+ macrophages during Wallerian degeneration in the peripheral and central nervous system. Brain Pathology, im Druck

2. **Jander S, Stoll G**: Interleukin-18 is induced in acute inflammatory demyelinating polyneuropathy. Journal of Neuroimmunology, im Druck

Institut für Neuropathologie der Universität Düsseldorf

1. **Fink B, Neuen-Jacob E, Madej M, Lienert A, Rüther W** (2000) Morphometric analysis in canine skeletal muscles following experimental callus distraction according to the Llizarov method. J Orthoped Res 18: 620-628

2. **Fink B, Neuen-Jacob E, Lehmann J, Francke A, Rüther W** (2000) Changes in canine peripheral nerves during experimental callus distraction. Clin Orthoped Rel Res 376: 252-267

3. **Fink B, Neuen-Jacob E, Lehmann J, Francke A, Rüther W** (2000) Changes in canine skeletal muscles during experimental callus distraction. Clin Orthoped, in press

4. **Weber M, Diener HD, Voit T, Neuen-Jacob E** (2000) Focal myopathy induced by chronic heroin injection is reversible. Muscle & Nerve 23: 274-277

5. **Horneff G, Neuen-Jacob E, Paetzke I** (2000) Glycogenosis type V (McArdle's disease) mimicking atypical myositis. Clin Rheumtol, in press

Neurologische Universitätsklinik Köln

1. **Haupt WF, Birkmann C, van der Ven C, Pawlik G** (2000) Apheresis and selective adsorption plus immunglobulin treatment in Guillain-Barré-Syndrome. Ther Apher Vol 4, No 3: 198-200

2. **Haupt WF, Rosenow F, van der Ven C, Birkmann C** (2000) Immunadsorption in Guillain-Barré-Syndrome and Myasthenia gravis. Ther Apher Vol 4, No 3: 195-197

Neuromuskuläres Zentrum Nordwest

Das Muskelzentrum Nordwest versorgt Bremen und das westliche Niedersachsen mit Oldenburg, Westerstede und Sanderbusch. Flächenmäßig reicht es im Nordwesten bis zur Nordseeküste und der holländischen Grenze. Strukturbedingt gibt es hier besondere Probleme: lange Anfahrtswege, sehr geringe Bevölkerungs- und Arztdichte in den Randzonen, wenig öffentliche Verkehrsmittel, Parkplatznot in den Ballungszentren, fehlende Universitätskliniken etc. Gerade für chronisch Kranke mit seltenen Erkrankungen (wie die neuromuskulären) ergeben sich hierdurch erhebliche Schwierigkeiten.

Im ambulanten Bereich wird die Diagnostik in den Ambulanzen der ermächtigten Chefärzte durchgeführt, überwiegend von diesen selbst. Von dem Interesse und guten Willen der niedergelassenen Neurologen hängt es ab, wie die Muskelkranken weiterbetreut werden. Sie haben es in der Hand, geeignete Patienten auszuwählen, zu überweisen und vor allem auch zum Besuch einer oft weit entfernten neurologischen Ambulanz zu motivieren. Andererseits kann wegen der sehr beschränkten personellen Ausstattung nicht-universitärer Häuser nur eine sehr begrenzte Zahl an Patienten untersucht und betreut werden. Nach wie vor fehlen Modelle einer auch nur annähernd kostendeckenden Versorgung.

Alle notwendigen Einrichtungen sind im Muskelzentrum Nordwest vorhanden: Neurologische Kliniken mit Ambulanz in Bremen, Oldenburg, Westerstede und Sanderbusch, Neuropädiatrie in Oldenburg und Bremen, Sozialpädiatrie in Oldenburg, Neuropathologie und Humangenetik in Bremen. Durch lebhafte Kommunikation über Einzelfälle und regelmäßige Falldemonstrationen bei den monatlichen „Neurotreffs" und den mindestens halbjährlichen „Muskeltreffen" wird der inhaltliche und strukturelle Zusammenhalt im Muskelzentrum gefestigt. Mit Hilfe der DGM soll im nächsten Jahr eine Stelle für Sozialberatung erwachsener Muskelkranker zusätzlich etabliert werden.

Ein merkwürdiger Zufall hat es so gefügt, dass sowohl im akutneurologischen als auch im neuropädiatrischen Bereich alle leitenden Ärzte des Muskelzentrums Nordwest Spezialisten auf dem Gebiet neuromuskulärer Erkrankungen sind! Interessante Berührungspunkte ergeben sich zudem in Oldenburg und Bremen mit der Rheumatologie bzw. Immunologie. Günstig sind auch die Bedingungen im Reha-Bereich, der einen Schwerpunkt im Breich neuromuskulärer Erkrankungen im Raum Oldenburg, Bremen und Lingen (Hedon-Klinik) hat. Diese Reha-Einrichtungen sind überwiegend fest in das Muskelzentrum Nordwest integriert und gehören teilweise auch zum gleichen Träger wie die Akutkrankenhäuser. Dieses Konzept der „wohnortnahen" Reha wird gerade in Oldenburg und Bremen erfolgreich verwirklicht.

Mitglieder Muskelzentrum Nordwest e.V.:

Oldenburg

Leiter: Prof. Dr. med. A. Engelhardt
Chefarzt der Neurologischen Klinik
Evangelisches Krankenhaus Oldenburg
Steinweg 13-17, 26122 Oldenburg
Tel.: 0441-236-414

Dr. med. M. Wagner
Sozialpädiatrisches Zentrum Oldenburg
Cloppenburger Str. 361, 26133 Oldenburg
Tel.: 0441-969670

Priv.-Doz. Dr. Ch. Korenke
Chefarzt Neuropädiatrie des Elisabeth-Kinder-
krankenhauses
Cloppenburger Straße 363, 26133 Oldenburg
Tel.: 0441-403-2017

Bremen

Prof. Dr. med. Schwendemann
Chefarzt der Neurologischen Klinik
Zentralkrankenhaus Bremen-Ost
Züricher Straße 40, 28235 Bremen
Tel.: 0421-408-1286, -1285

Priv.-Doz. Dr. med. Bergmann
Chefarzt der Neuropathologie

Zentralkrankenhaus Bremen-Ost
Züricher Straße 40, 28235 Bremen
Tel.: 0421-408-1388, -2388

Dr. med. P. Lauber
Ltd. Arzt des Kinderzentrums des
Zentralkrankenhauses Bremen St. Jürgen-Straße
28205 Bremen
Tel.: 0421-4973368

Frau Dr. med. S. Spranger
Zentrum für Humangenetik und Genetische Be-
ratung
Zentralkrankenhaus Bremen St. Jürgen-Straße
28205 Bremen
Tel.: 0421-497-4710

Westerstede

Prof. Dr. med. U. A. Besinger
Chefarzt der Neurologischen Klinik
Kreiskrankenhaus Ammerland
Lange Straße 38, 26655 Westerstede
Tel.: 04488-50-3370

Sanderbusch

Prof. Dr. med. R. Rohkamm
Chefarzt der Neurologischen Klinik
Nordwest-Krankenhaus Sanderbusch
Hauptstraße, 26452 Sande
Tel.: 04422-801401

Neuromuskuläres Zentrum Rhein-Main

Sprecher des Zentrums, Geschäftsstelle
Prof. Dr. D. Claus
Klinikum Darmstadt, Klinik für Neurologie
Klinische Neurophysiologie
Grafenstr. 9, 64283 Darmstadt
Tel.: 06151-07-4501, Fax: 06151-107-4599
E-Mail: d.claus@t-online.de

Ansprechpartner
Klinikum Darmstadt, Klinik für Neurologie
Klinische Neurophysiologie
Heidelberger Landstr. 379, 64297 Darmstadt
Tel.: 06151-107-4501, Fax: 06151-107-4599
Ansprechpartner: Prof. Dr. D. Claus
Sprechzeiten: Donnerstag und Freitag 11-13 Uhr

Krankenhaus Nordwest, Neurologische Klinik
Steinbacher Hohl 2-26, 60488 Frankfurt
Tel.: 069-76013247, Fax: 069-7681554
Ansprechpartner: Prof. Dr. R.W.C. Janzen
Sprechzeiten: Dienstag 14-16 Uhr

Deutsche Klinik für Diagnostik, Wiesbaden
65191 Wiesbaden
Tel.: 0611-577-321, Fax: 0611-577-311
E-Mail: schrank-wiesbaden@t-online.de
Ansprechpartner: Dr. B. Schrank
Sprechzeiten: tgl. 8-17 Uhr

Neurologische Klinik, Städt. Kliniken Frankfurt
Höchst
Gotenstr. 6-8, 65907 Frankfurt Höchst
Tel.: 069-3106-2938, Fax: 069-3106-2186
E-Mail: m.baestlein@t-online.de
Ansprechpartner: OA Dr. M. Baestlein
Sprechzeiten: Mittwoch und Freitag 10-12 Uhr
und nach Vereinbarung

Neurologische Klinik, Universität Frankfurt
Theodor-Stern-Kai 7, 60590 Frankfurt
Tel.: 069-6301-5769, Fax: 069-6301-6842
E-Mail: h.steinmetz@em.uni-frankfurt.de
Ansprechpartner: Dr. W. Cleff
Sprechzeiten: Freitag 9.15-11.15 Uhr

Neuropathologie
Neurologisches Institut der Universität Frankfurt
(Edinger-Institut)
Deutschordenstr. 46, 60528 Frankfurt
Tel.: 069-6301-6042, Fax: 069-/679487

Ansprechpartnerin: Frau PD Dr. Geiger
Sprechzeiten: Montag-Freitag 9-15 Uhr

Neuropädiatrie
Dr. R. Weis, Dr. Kieslich
Zentrum für Kinderheilkunde der Univ. Frankfurt
Theodor-Stern-Kai 7, 60590 Frankfurt
Tel.: 069-6301-5560, Fax: 069-6301-5765
Sprechzeiten: Dienstag 14-16 Uhr, Tel.: 069-6301-5025

Dr. J. Seeger
Deutsche Klinik für Diagnostik, Wiesbaden
65191 Wiesbaden
Tel.: 0611-577254, Fax: 0611-577557
Sprechzeiten: Montag-Donnerstag 8-17 Uhr, Freitag 8-14 Uhr

Rheumatologie
Prof. Dr. J.P. Kaltwasser
Institut für Rheumatologie, Med. Klinik III der
Univ. Frankfurt
Theodor-Stern-Kai 7, 60590 Frankfurt
Tel.: 069-6301-7317, -7301, Fax: 069-6301-5929
Sprechzeiten: Rheumaambulanz, Montag-Freitag 8-13 Uhr

Geschäftsstelle des Rheumazentrums Rhein-Main
Frankfurt, Schlangenbad, Wiesbaden
Orthopädische Univ.-Klinik, Friedrichsheim
Tel.: 069-6705-390

Orthopädie
Abteilung Rehabilitation der Orthopädischen
Universitätsklinik Friedrichsheim
Marienburgstr. 2, 60528 Frankfurt
Tel.: 069-6705-204, -205, Fax: 069-6705-280
Ansprechpartner: Dr. J. Lauen
Sprechzeiten: Mittwoch 8-13 Uhr

Humangenetik
Prof. Dr. U. Langenbeck
Institut für Humangenetik der Univ. Frankfurt
Theodor-Stern-Kai 7, 60590 Frankfurt
Tel.: 069-6301-6008 (vormittags auch -5603),
Fax: 069-6301-6002
Sprechzeiten: Humangenetische Poliklinik,
Montag-Freitag 9-15 Uhr
Tel.: 069-6301-5678

Kontakt zu Selbsthilfegruppen

Frau Sabine Mann
Frankfurter Str. 25, 64347 Griesheim
Tel.: 06155-4800

Anne Kreiling
Amselweg 9, 34225 Baunatal
Tel.: 0561-495814

Richard May
Cappeler Gleiche 13, 35043 Marburg
Tel./Fax: 06421-45798

Ambulanzen

Neuromuskuläre Spezialambulanzen werden in allen Kliniken des Zentrums angeboten. Für spezielle Fragestellungen wird an einzelne Abteilungen verwiesen, wie Neuropädiatrie, Orthopädie, Immunologie-Rheumatologie. Bisher ist es nicht gelungen, eine Finanzierung für die Arbeit des Zentrums in Hessen zu erhalten. Deshalb sind keine Stellen für Sozialarbeiter, Ergotherapeuten und ambulante Krankengymnastik vorhanden. Eine physiotherapeutische Hilfsmittelberatung kann aus diesem Grund nicht angeboten werden.

Aktivitäten

Mitglieder des Zentrums halten regelmäßig Vorträge bei Selbsthilfegruppen. An den gemeinsamen Sitzungen des Zentrums nehmen Vertreter der DGM teil.
Jährliche Treffen der Hessischen Muskelzentren finden abwechselnd in Nord- und Südhessen statt, zuletzt 2000 in Marburg.
Das nächste Jahrestreffen ist in Wiesbaden, 28.4.2001, Thema: Muskelschwund.

Fortbildungsveranstaltungen

Vierteljährliche Zentrumstreffen mit Fallbesprechung.

Weiterbildungsveranstaltung für Hessische Assistenten in der Weiterbildung Neurologie, Darmstadt, 26.11.2000, Thema: Polyneuropathien.

Forschungsprojekte am Zentrum

Immunvermittelte Neuropathien, Studie zur Diagnostik und Therapie der Krankheiten.

Klinische und molekulargenetische Analyse systemübergreifender Muskelkrankheiten.

Molekulare, zelluläre und syndromologische Analyse der Okulopharyngealen Muskeldystrophie bei deutschen Familien, in Zusammenarbeit mit Prof. Langenbeck, Frankfurt.

Behandlung von Spastik, Bewegungsstörungen, Hyperhidrose und Hypersalivation mit Botulinumtoxin. Therapiestudie.

Neuropädiatrie, Stoffwechselerkrankungen (an den Ambulanzen in Frankfurt und Wiesbaden).

Teilnahme an der multicentrischen plazebokontrollierten Hochdosis Vitamin E-Studie zur Behandlung der ALS, Wiesbaden.

Charakterisierung schwerer kongenitaler Myasthenie, in Zusammenarbeit mit Prof. Göbel, Mainz.

Neuromuskuläres Zentrum Ruhrgebiet

Leiter und Sprecher:
Prof. Dr. J.-P. Malin
Direktor der Neurologischen Universitätsklinik der Ruhr-Universität Bochum, Kliniken Bergmannsheil
Tel.: 0234-302-6809; Fax: 0234-302-6888

Kooperierende Kliniken und Institute

* Neurologische Universitätsklinik, Kliniken Bergmannsheil, Ruhr-Universität Bochum
* Univ.-Kinderklinik, St. Josef-Hospital, Bochum
* Neurologische Universitätsklinik, St. Josef-Hospital, Ruhr-Universität Bochum
* Neurologische Klinik, Ev. und Johanniter Krankenanstalten Duisburg
* Orthopädische Universitätsklinik, St. Josef-Hospital, Ruhr-Universität Bochum
* Vestische Kinderklinik, Datteln, Universität Witten/Herdecke
* Molekulare Humangenetik der Ruhr-Universität Bochum

Aktivitäten des Neuromuskulären Zentrums im Jahre 2000

Muskelsprechstunden

Regelmäßige Sprechstunden zur umfassenden medizinischen Betreuung von Patienten mit neuromuskulären Erkrankungen wurden von den unten stehenden Instituten angeboten.

Neuromuskuläres Labor des Muskelzentrums Ruhrgebiet (Univ.-Kinderklinik Bochum, Prof. Dr. W. Mortier)

Das Labor verfügt derzeit über die folgenden Techniken zur Auswertung von Muskelbiopsien: Histologie, Histochemie, Enzymhistochemie, Immunzytochemie, Western Blot, Morphometrie, In-vitro-Test für die Erfassung der Disposition zur malignen Hyperthermie (Koffein, Halothan).

Fortbildungen

Neurologisch-pädiatrisch-orthopädische Konferenz:
Besprechung von ausgewählten Patienten mit neuromuskulären Erkrankungen
Montag, 9-13 Uhr

Gemeinsame klinisch-neuropathologische Konferenz mit Video-Demonstrationen der Biopsieschnitte (Neuropädiater, Neurologen, Humangenetiker, Orthopäden, Radiologen)
Freitag, 13.30-14.15 Uhr

Multidisziplinäre Patientenbesprechung mit Betonung klinischer, genetischer und therapeutischer Aspekte neuromuskulärer Erkrankungen.

Beteiligung aller Muskelsprechstunden des Muskelzentrums Ruhrgebiet
Mittwoch, 16-17.30 Uhr
alle 3 Monate

Muskelsprechstunden

Neben Sprechstunden für Neurologie und Neuropädiatrie existieren Sprechstunden und Spezialsprechstunden für medizinische Genetik, Orthopädie, Endokrinologie, Kardiologie und Pneumonologie.

Regelmäßige Sprechstunden für Patienten mit neuromuskulären Erkrankungen:

• für **erwachsene Patienten** mit neuromuskulären Erkrankungen:
Neurologische Klinik und Poliklinik der Ruhr-Universität Bochum
Kliniken Bergmannsheil
Bürkle-de-la-Camp-Platz 1, 44789 Bochum
Ansprechpartner: Prof. Dr. J.-P. Malin, Priv.-Doz. Dr. M. Vorgerd, Dr. T. Grehl, Fr. Dr. A. Schroers
Tel.: 0234-302-6812

Neurologische Klinik der Ruhr-Universität Bochum
St. Josef-Hospital
Gudrunstaße 56, 44791 Bochum
Ansprechpartner: Prof. Dr. H. Przuntek, Priv.-Doz. Dr. L. Schöls, Fr. Dr. Otto
Tel.: 0234-509-2420

Muskelsprechstunde der Neurologischen Klinik
Priv.-Doz. Dr. H. Grehl
Ev. und Johanniter Klinikum Duisburg/Dinslaken/Oberhausen
Akademisches Lehrkrankenhaus der Universität Düsseldorf
Fahrnerstr. 133-135
47169 Duisburg
Tel.: 0203-5081260

• für **Kinder und Jugendliche** mit neuromuskulären Erkrankungen:
Klinik für Kinder- und Jugendmedizin
St. Josef-Hospital, Univ.-Kinderklinik
Alexandrinenstraße 5, 44791 Bochum
Ansprechpartner: Prof. Dr. W. Mortier, Fr. Dr. U. Schara, Fr. Dr. U. Hoffmann, Fr. Dr. U. Langen
Tel.: 0234-5092631

Vestische Kinderklinik, Neuropädiatrische Abteilung
Universität Witten/Herdecke
Lloydstr. 5, 45711 Datteln
Ansprechpartner: Prof. Dr. Aksuä
Tel.: 02363-9750

• **Humangenetische Beratung:**
Molekulare Humangenetik der Ruhr-Universität Bochum
Prof. Dr. J.-T. Epplen, Fr. Dr. A. Epplen
Universitätsstraße 150, 44801 Bochum
Tel.: 0234-322-3839

Laufende wissenschaftliche Projekte im Bereich neuromuskulärer Erkrankungen

- Nicht-invasive Erfassung des Muskelstoffwechsels bei neuromuskulären Erkrankungen mittels ^{31}P-Magnetresonanzspektroskopie und Oberflächen-EMG
- Mutationsanalyse und Genotyp-Phänotyp-Korrelation bei Muskelglykogenosen
- Klinik und Pathogenese der Rippling-Muskelerkrankung (Kooperation mit Dr. C. Kubisch, Bonn, Prof. K. Ricker, Würzburg und Dr. B. Schoser, Hamburg)

- Neue Therapieansätze bei Muskelglykogenosen
- Langzeit-Cortisonbehandlung bei Patienten mit X-chromosomaler Muskeldystrophie Typ Duchenne: Immunabwehr, Osteoporose
- Charakterisierung von Klinik, Krankheitsverlauf und molekulargenetischen Grundlagen hereditärer Neuropathien
- Mutationsanalyse bei maligner Hyperthermie, Central Core-Erkrankung und Gliedergürtel-Muskeldystrophie-Formen
- Molekulare „Rescue"-Mechanismen bei der Duchenne Muskeldystrophie

Literatur

1. **Ziemssen F, Sindern E, Schröder JM, Shin YS, Zange J, Malin JP, Vorgerd M** (2000) Novel missense mutations in the glycogen branching enzyme gene in adult polyglucosan body disease (APBD). Ann Neurol 47: 536-540.
2. **Schara U, Hoffmann U, Vorgerd M, Mortier W** (2000) Typ-I-Muskelfaseratrophie – Wegweiser für die Diagnose einer myotonischen Dystrophie mit ungewöhnlichem Phänotyp. Monatsschr Kinderheilk 148: 674-677
3. **Vorgerd M, Grehl T, Jäger M, Müller K,**

Freitag G, Patzold T, Bruns N, Fabian K, Tegenthoff M, Mortier W, Luttmann A, Zange J, Malin JP (2000) Creatine therapy in myophosphorylase deficiency (McArdle disease). A placebo-controlled crossover trial. Arch Neurol 57: 956-963
4. **Vorgerd M, Schöls L, Hardt C, Ristow M, Epplen JT, Zange J** (2000) Mitochondrial impairment of human muscle in Friedreich Ataxia in vivo. Neuromusc Disord 10: 430-435
5. **Gencik M, Gencik A, Mortier W, Epplen JT** (2000) Novel mutation in the Ryr1 gene (R245C) in a patient with malignant hyperthermia. Hum Mutat 15: 122

Neuromuskuläres Zentrum Thüringen

Aktivitäten 2000

Wie im vergangenen wurden auch in diesem Jahr mehrere Informationsveranstaltungen und Kolloquien durchgeführt. Am 1. März 2000 fand im Rahmen der vierteljährlichen Treffen der Thüringer Neurologen unter Leitung von Prof. Kölmel ein Kolloquium statt, bei dem Prof. Patt über die Indikation und Technik von Muskelbiopsien referierte. Großen Anklang fand auch in diesem Jahr die gemeinsame Veranstaltung des Muskelzentrums und des Instituts für Physiotherapie der FSU Jena. Das Symposium unter Leitung von Dr. Barbara Bocker am 3. März 2000 stand wieder unter dem Thema Physiotherapie neuromuskulärer Erkrankungen. Es enthielt u. a. Referate zu respiratorischen Leistungs- und Insuffizienzsymptomen, zur Elektroneuraldiagnostik und -therapie sowie Elektrostimulation bei Patienten mit neuromuskulären Krankheiten. Ferner wurde über Erfahrungen in der Rehabilitation von ALS-Patienten berichtet.

Mitglieder des Thüringer Muskelzentrums

Gegenüber dem Vorjahr ergaben sich keine Neuerungen.

Wissenschaftliche Projekte

Zu den Forschungsaktivitäten des Muskelzentrums gehören u.a. folgende Themenkomplexe:

- Maligne Hyperthermie (Prof. Deufel, Klinische Chemie Jena)
- Muskelerkrankungen bei Kindern (Prof. Brandl, Neuropädiatrie Jena)
- ALS (Prof. Kölmel, Neurologie Erfurt)
- Motorik (Prof. Scholle, Pathophysiologie Jena)
- Deflazacort-Studie (Dr. Schulze, Dipl.-Med. Bohne, Sozialpädiatrisches Zentrum Erfurt)
- Myasthenie (Dr. Endler, Neurologie Erfurt)

Muskelsprechstunden

Erfurt

Muskelsprechstunde für Erwachsene:
Klinik für Neurologie des Klinikums Erfurt GmbH
Schwerpunkte: Myasthenie, ALS
Dienstag 8-14 Uhr
Prof. Dr. Hans W. Kölmel, Dipl.-Med. Andrea Thieme, Dr. Siegfried Endler
Tel.: 0361-7812130
Fax: 0361-7812131

Muskelsprechstunde für Kinder:
Sozialpädiatrisches Zentrum des Klinikums Erfurt GmbH
Täglich 7.30-16 Uhr
Dr. F. Schulze, Dipl.-Med. K. Bohne
Tel.: 0361-420000
Fax: 0361-4200013

Humangenetische Beratung und Diagnostik:
Montag 14-18 Uhr
Dienstag, Mittwoch und Freitag 9-12 Uhr
Donnerstag 13-16 Uhr
Dr. Stephanie Demuth
Fachärztin für Humangenetik
Tel.: 0361-598190
Fax: 0361-5981910

Muskelbiopsien:
Prof. Dr. med. W. Meerbach
Institut für Pathologie, Klinikum Erfurt GmbH
Nordhäuser Str. 74, 99089 Erfurt
Tel.: 0361-7812750

Eisenberg

Erweiterte Muskelsprechstunde der Klinik Eisenberg, Kindersprechstunde am Lehrstuhl für Orthopädie der FSU Jena am Waldkrankenhaus „Rudolf Elle":
Montag und Freitag 9-12 Uhr (Spezialsprechstunde für Kinder)
Mittwoch ganztägig
Prof. Dr. Rudolf A. Venbrocks, OA Dr. Sachse, Dr. Kluge
Tel.: 036691-81601

Jena

Muskelsprechstunde der Klinik für Neurologie:
Neurologie der FSU Jena
Donnerstag 9–12 Uhr
Prof. Dr. O. Witte, Dr. C. Terborg
Tel.: 03641-935254

Muskelsprechstunde an der Abteilung für Neuropädiatrie der FSU Jena:
Donnerstag 8–13 Uhr
Prof. Dr. Ulrich Brandl, Dipl.-Med. Peter Sitte-Zoellner
Genetische Beratung nach Vereinbarung: Dr. Jörg Seidel
Tel.: 0341-931262

Genetische Beratung am Institut für Humangenetik und Anthropologie der FSU Jena:
Sprechzeit nach Vereinbarung
Prof. Dr. Uwe Claussen, Dr. Ernst, Dr. Hauschild
Tel.: 03641-931262

Spezielle konsiliarische Untersuchungen:
Institut für klinische Chemie und Laboratoriumsdiagnostik der FSU Jena
Prof. Dr. Thomas Deufel
Tel.: 03641-934030

Muskelbiopsien:
Prof. Dr. Stephan Patt
Institut für Pathologie (Neuropathologie)
Klinikum der Friedrich-Schiller Universität
Bachstr. 18, 07740 Jena
Tel.: 03641-9-33596
Fax: 03641-9-33111

Dispensaire neuromuskuläre Erkrankungen:
ambulante physiotherapeutische Betreuung
Mittwoch 7.30-13 Uhr
Dr. Barbara Bocker
Inst. für Physiotherapie, Klinikum der FSU Jena
Kollegiengasse 9, 07740 Jena
Tel.: 03641-937837

Arnstadt

Sprechstunde für Kinder
Chefarzt Dr. S. Senst
Montag 13-17 Uhr
Mittwoch und Freitag 9-13 Uhr
Kinderorthopädische Abteilung
des Marienstiftes Arnstadt
Wachsenburgallee 12, 99310 Arnstadt
Tel.: 03628-720480
Fax: 03628-720402

Sülzhayn

KMG Rehabilitationszentrum
Sülzhayn
Chefarzt Dr. R. Gerhardt
FA für Kinderheilkunde / Nephrologie / Rehabilitationswesen
Tel.: 036332-80

Adressen

Landesgruppe Thüringen der DGM e.V.
Dr. Gunter Stoll
Schobersmühlenweg 8, 99084 Erfurt
Tel.: 0361-2111590

Vorstand des Thüringer Muskelzentrums:
Sprecher und 1. Vorsitzender des Thüringer
Muskelzentrums
Prof. Dr. med. S. Patt
Institut für Pathologie (Neuropathologie), Klinikum der Friedrich-Schiller Universität
Bachstr. 18, 07740 Jena
Tel.: 03641-9-33596
Fax: 03641-9-33111

2. Vorsitzender
Prof. Dr. med. H. W. Kölmel
Direktor der Klinik für Neurologie
Klinikum Erfurt GmbH
Nordhäuser Str. 74, 99089 Erfurt
Tel.: 0361-7812131
Fax: 0361-7812132

Schriftführer
Prof. Dr. med. Uwe Claussen
Direktor des Institutes für Humangenetik und
Anthropologie
Klinikum der Friedrich-Schiller-Universität
Kollegiengasse 10, 07740 Jena

Schatzmeister
Prof. Dr. med. U. Brandl
Leiter der Abteilung für Neuropädiatrie
Klinikum der Friedrich-Schiller Universität

Kochstr. 2, 07743 Jena
Tel.: 03641-9-38415

Wissenschaftlicher Beirat
Prof. Dr. med. T. Deufel
Direktor des Instituts für Klinische Chemie und
Laboratoriumsdiagnostik
Klinikum der Friedrich-Schiller Universität
Bachstr. 18, 07740 Jena
Tel.: 03641-9-34030

Prof. Dr. med. W. Meerbach
Institut für Pathologie, Klinikum Erfurt GmbH
Nordhäuser Str. 74, 99089 Erfurt
Tel.: 0361/7812750

Korrespondenzadresse:

Prof. Dr. med. S. Patt
Institut für Pathologie (Neuropathologie), Klinikum der Friedrich-Schiller Universität
Bachstr. 18, 07740 Jena
Tel.: 03641-9-33596
Fax: 03641-9-33111
E-Mail: stephan.patt@med.uni-jena.de

Aktuelle Informationen des Muskelzentrums
sind im Internet über folgende Adresse abzurufen:
http://www.uni-jena.de/med/tmz/

Spendenkonto
„DGM e.V. – Thüringer Muskelzentrum" bei der
Dresdner Bank Jena
Kto.-Nr.: 03450 430 01, BLZ 820 800 00

Neuromuskuläres Zentrum Ulm (MZU)

Personalia

Vorsitzender des MZU ist derzeit Prof. Dr. A.C. Ludolph (Abt. Neurologie), sein Stellvertreter Prof. Dr. R. Rüdel (Abt. Allgemeine Physiologie); Sekretär des Zentrums ist PD Dr. H. Schreiber (Abt. Neurologie). Diese Personen wurden im Jahre 1997 auf einer Mitgliederversammlung für 4 Jahre gewählt. Bei den Institutionen, die die Mitglieder des Muskelzentrums darstellen, gab es keine Veränderungen. Es handelt sich um folgende Abteilungen: Anästhesiologie im Rehabilitationskrankenhaus Ulm (RKU), Klinische Genetik, Neurologie, Allgemeine Physiologie, Angewandte Physiologie, Pathologie, Nuklearmedizin, Orthopädie, Sport- und Leistungsmedizin sowie die Sektion Sozialpädiatrisches Zentrum (SPZ) Ulm.

Aktuelles

Das Muskelzentrum verfügt seit Ende 1999 über eine homepage, die im Internet unter der Adresse http://www.uni-ulm.de/muscle_centre eingesehen werden kann. Der Aufbau der Patientendatenbank und der Genbank, die von 1998 bis Sommer 2000 von der DGM finanziert wurden, geht derzeit aus lokalen Mitteln weiter. Der Aufbau des 3. Teiles dieses Projektes, der Gewebekulturbank, wird am Friedrich-Baur-Institut in München durchgeführt. Inzwischen ist im MZU die von Prof. Lehmann-Horn und seinen Mitarbeitern entwickelte Datenbank in eine Testphase getreten, in der sie auch von einigen weiteren ausgewählten deutschen Muskelzentren auf ihre Nutzerfreundlichkeit geprüft wird. Auf der im Sommer 2000 abgehaltenen Sitzung des Sprecherrats der deutschen Muskelzentren in Baden-Baden wurden die aktuellen Stände aller Banken vorgestellt. Der gegenwärtige Bestand der Genbank umfasst an den Ulmer Standorten Neurologie und Physiologie inzwischen etwa 3500 Blut- oder DNA-Proben von Patienten und Familienangehörigen. Ansprechpartner sind für die Genbank PD Dr. H. Schreiber (Tel.: 0731-177-1206) und Frau Mogel (Tel.: 0731-177-1518); für die Datenbank Prof. Dr. F. Lehmann-Horn (Tel.: 0731-50-23251) und Frau Dr. K. Jurkatt-Rott (Tel.: 0731-50-23251).

Klinische Versorgung

Grundlage der klinischen Versorgung neuromuskulärer Patienten durch die Abteilung Neurologie bilden zwei universitäre Spezialambulanzen (neuromuskuläre Sprechstunde, ALS-Sprechstunde) sowie die Neurologische Klinik im RKU (stationärer Bereich). Eine weitere Muskelsprechstunde für orthopädische Fragestellungen existiert an der Orthopädischen Klinik des RKU. Daneben wird eine Beatmungssprechstunde durch die Abteilung Anästhesiologie im

RKU angeboten. Kinder mit neuromuskulären Fragestellungen kommen primär in das Sozialpädiatrische Zentrum Ulm (Leiter Prof. Dr. H. Bode). Im Rahmen regelmäßiger Konsultationen besteht eine enge Zusammenarbeit zwischen den Sprechstunden.

Die Spezialsprechstunden

(1) Ambulanz für neuromuskuläre Erkrankungen

Die neuromuskuläre Sprechstunde stellt das Bindeglied zwischen niedergelassenen Ärzten und dem klinischen Bereich dar. Ihre Aufgaben liegen in der Diagnostik, Therapiekontrolle, Nachbetreuung und Beratung von Patienten und Kollegen sowie in der Vorbereitung klinischer Studien. Im Jahr 2000 wurden etwa 260 Muskelpatienten und -patientinnen betreut, wobei die Zahl ständig ansteigt. Das Spektrum reicht von Muskeldystrophien und metabolischen Myopathien über Myositiden und Myotonien bis hin zu Myasthenien. Durch die Ergänzung des Teams durch PD Dr. O. Hanemann, der eine besondere Expertise auf dem Gebiet der Neuropathien nach Ulm mitbrachte, haben sich das Erkrankungsspektrum und die Fallzahlen der Sprechstunde erweitert. In der Diagnostik muskelkranker Kinder hat sich eine regelmäßige konsiliarische Zusammenarbeit mit dem Sozialpädiatrischen Zentrum Ulm (SPZ) etabliert. Die neuromuskuläre Sprechstunde wird von PD Dr. O. Hanemann und PD Dr. H. Schreiber geleitet. Weitere ärztliche Mitarbeiterinnen sind Frau Dr. A. Sperfeld, Frau Dr. A. Rosenbohm und Frau Dr. M. Butz.

(2) Ambulanz für Motoneuronerkrankungen (ALS-Sprechstunde)

Die ALS-Sprechstunde besteht seit 1997 und ist Anlaufstelle für Patienten mit verschiedenen Motoneuronerkrankungen. Das Gros stellen jedoch ALS-Patienten dar. Im Jahr werden etwa 150 Patienten vorstellig. Neben differentialdiagnostischen Fragestellungen standen auch heuer wieder Probleme der Hilfsmittelversorgung und Beratungen im Vordergrund. Im Rahmen einer laufenden Langzeitstudie zur Effektivität der intermittierenden Heimbeatmung bei ALS finden Vor- und Kontrolluntersuchungen in der ALS-Sprechstunde statt. Ebenso beteiligen sich die Mitarbeiter der Sprechstunde an der europäischen Health Profile Study (HPS), die die Lebensqualität bei ALS-Patienten systematisch untersucht, sowie an einer Multicenter-Studie zur Behandlung der ALS mit hoch dosiertem Vitamin E und internen kleineren Untersuchungen. Die ALS-Sprechstunde wird von Prof. Dr. A.C. Ludolph und stellvertretend von PD Dr. H. Schreiber geleitet. Ärztliche Mitarbeiter sind Frau Dr. M. Butz und Dr. J. Karitzki.

(3) Beatmungssprechstunde

Sie wird von OA Dr. K.-H. Wollinsky (Anästhesie, RKU) geleitet. Im Rahmen regelmäßiger Konsultationen besteht eine intensive Zusammenarbeit mit der Neurologischen Klinik des RKU. Die Beatmungssprechstunde übernimmt die Langzeitversorgung von chronisch ateminsuffizienten Patienten mit verschiedenen neuromuskulären Erkrankungen im Ulmer Raum und zum Teil überregional. Es dominieren nasale, nicht-invasive Beatmungstechniken. Über das MZU besteht eine Mitgliedschaft in der Arbeitsgemeinschaft der deutschen Heimbeatmungszentren und im Europäischen Consortium of Respiratory Insufficiency. Ulm hat hierbei auch an der Erstellung von Richtlinien für die Therapie von heimbeatmeten Patienten mitgewirkt. Einen Schwerpunkt des Einsatzes der nicht-invasiven Heimbeatmung bildet die ALS, wobei die Beatmungssprechstunde an unserer Langzeitstudie zur Lebensqualität mitwirkt.

(4) Orthopädische Muskelsprechstunde

Sie ist im RKU Ulm angesiedelt und wird von OA PD Dr. K.P. Günther geleitet. Das Aufgabenspektrum reicht von der Betreuung von Muskelpatienten mit orthopädischen Fragestellungen vor und nach operativen Eingriffen bis hin zur Hilfsmittelversorgung.

Stationärer Bereich

Die stationäre Patientenversorgung erfolgt am RKU (Abteilungen Neurologie, Orthopädie, Anästhesie) sowie in der Kinderklinik. Muskelbiopsien werden am RKU in Kooperation zwischen Neurologie und Orthopädie ausgeführt. Die erweiterte histologische Diagnostik wird durch das seit dem 1. Mai 1999 etablierte Muskellabor der neurologischen Klinik im RKU durchgeführt. Das Team besteht aus Frau Dr. Knirsch, Dr. Karitzki, Frau Geltenpoth, Frau Mogel

und PD Dr. Schreiber. Operationen (z. B. bei Kontrakturen oder Skoliose) werden an der orthopädischen Klinik durchgeführt. Die In-vitro-Diagnostik von Myotonien und periodischen Paralysen erfolgt in der Abteilung für Angewandte Physiologie. Zur Hebung des Behandlungsstandards unserer Muskelpatienten wurde ein Team von Krankengymnastinnen gebildet, welches an speziellen Schulungen teilnimmt und die Behandlung neuromuskulärer Patienten vor Ort koordiniert und übernimmt. Dieses KG-Team hat sich mehrfach aktiv an der Durchführung von Symposien zur Physiotherapie bei neuromuskulären Erkrankungen im Kindes- und Erwachsenenalter beteiligt.

Betreuungsstrukturen

Um die Betreuungsstrukturen zu verbessern, wurden zwei **Hotlines** eingerichtet, eine für Maligne Hyperthermie und eine zweite für Myotonien und dyskaliämische periodische Paralysen.
Sie dienen der Information von Kollegen und Patienten und sollen den Standard von Prävention, Diagnostik und Therapie bei diesen Erkrankungen heben. Die Kontaktadressen sind unten angegeben.

Kongresse, Workshops und Fortbildungsveranstaltungen

Prof. Dr. R. Rüdel und PD Dr. H. Brinkmeier organisierten im Januar einen Workshop für 20 internationale Teilnehmer im Rahmen der Workshop-Reihe des Europäischen Neuromuskulären Zentrums in Naarden bei Amsterdam. Thema war die MDX-Maus als ein Modell für die Duchenne-Muskeldystrophie.

Die beiden Physiologischen Abteilungen richteten im März 2000 in den Räumen der Universität Ulm die Jahrestagung der Deutschen Physiologischen Gesellschaft aus (Präsident: Prof. Dr. R. Rüdel; ca. 800 Teilnehmer). Im Rahmen dieser Tagung fand ein spezielles Muskelsymposium mit dem Titel „Molecular basis of muscular contraction and cell motility" statt, bei dem auch die 4. Willi-Kühne-Vorlesung des MZU abgehalten wurde. Sprecher war der Erfinder der molekularen Pinzette, Toshio Yanagida aus Japan. Dabei bedeutet molekulare Pinzette eine optische Methode, mit der man die Kraft einzelner Muskelquerbrücken bestimmen kann. Sein Thema: „Single molecule physiology".

Als regelmäßige Fortbildungsveranstaltung fanden auch im Jahr 2000 drei Ulmer Muskel-Kolloquien statt. Diese bieten die Gelegenheit, ausgewählte Fallbeispiele von Muskelerkrankungen kennen zu lernen. Daran nehmen Ärzte und Wissenschaftler des MZU und niedergelassene Ärzte teil. Auch Professor Pongratz aus München und Frau Privatdozentin Bornemann aus Tübingen sind regelmäßige Gäste, was den Kolloquien stets einen besonderen Touch gibt.

Forschungsprojekte

Muskeldystrophie und Calcium

(Allgemeine Physiologie)
Dieses Projekt wird im Rahmen des Interdisziplinären Zentrums für Klinische Forschung (IZKF) Ulm gefördert und beschäftigt sich z. B. mit Fragen, wie es zu Calciumüberladung in den dystrophischen Muskelfasern kommt und inwieweit zusätzliche Puffer (BAPTA, Parvalbumin) die Überladung der Zellen mit Calcium verringern kann.

Maligne Hyperthermie

(Allgemeine und Angewandte Physiologie)
Verschiedene Triggersubstanzen für die elektromechanische Kopplung werden daraufhin untersucht, ob sie für die Entwicklung eines MH-Tests verwendet werden können, der auf gezüchteten Zellen des Probanden angewendet wird und somit nur einer weit weniger aufwendigeren Nadelbiopsie bedürfte.

Antisense-Technologie

(Allgemeine Physiologie)
In diesem Projekt wird versucht, einen ganz neuen Therapieansatz für die familiäre ALS mit Hilfe der Antisense-Technologie zu entwickeln. Ein spezifisches Antisense-Oligonukleotid gegen die häufigste menschliche Cu/Zn-SOD-Mutation wurde entwickelt und seine Wirksamkeit in der Unterdrückung der Expression der defekten RNA in Zellkultur gezeigt. Im Jahr 2000 wurden dazu 2 Doktorarbeiten abgeschlossen.

Amyotrophe Lateralsklerose (ALS)

(Neurologie)
Bei der Erforschung der amyotrophen Lateralsklerose war international als wesentlicher Durchbruch die Entdeckung mehrerer Mutationen im Gen der Kupfer-Zink-Superoxiddismutase gelungen. In der Ulmer Neurologischen

Klinik wird inzwischen ein Mutations-screening bei betroffenen Familien durchgeführt; darüber hinaus werden im Rahmen eines Europäischen Netzwerkes Kopplungsanalysen (sib-pair analysis) durchgeführt, um neue Gene zu suchen. Ein weiterer Schwerpunkt besteht in der Untersuchung der Rolle der verschiedenen Glutamat-Transporter bei der amyotrophen Lateralsklerose, aber auch bei der primären Lateralsklerose bzw. der hereditären spastischen Paraparese. Derzeit werden auch transgene Tiere, die die menschliche Cu/Zn-SOD-Mutation tragen, biochemisch und neuropathologisch untersucht; darüber hinaus werden Neuroprotektionsstudien bei diesen Tieren durchgeführt. Ein klinischer Schwerpunkt besteht aus Therapiestudien, auch im Rahmen der Mitarbeit im „Clinical Trial Consortium" der World Federation of Neurology. Es werden präklinische Marker für die Erkrankung entwickelt. Um die symptomatische Therapie der ALS zu verbessern, wird eine Langzeitstudie zur Effektivität der nicht-invasiven nasalen Heimbeatmung durchgeführt. Ebenso läuft eine neuropsychologische Studie zur kognitiven Beeinträchtigung bei ALS.

Guillain-Barré-Syndrom (GBS)

(Neurologie, Anästhesiologie/Intensivmedizin im RKU, Allgemeine Physiologie)

Der klinische Verlauf deutet in bestimmten Fällen darauf hin, dass die auftretenden Lähmungen bei dieser Autoimmunerkrankung teilweise mit Faktoren im Liquor cerebrospinalis zusammenhängen könnten, die die Nervenleitung blockieren und den Nerv auch strukturell schädigen können. Diese Hypothese bildet die Basis für den Therapieansatz der Liquorfiltration, die in der Abteilung Anästhesiologie/Intensivmedizin im RKU entwickelt wurde und derzeit in einer von der Firma Pall unterstützten Multicenterstudie getestet wird.

In der Allgemeinen Physiologie läuft gleichzeitig ein von der DFG gefördertes Projekt, in dem die erwähnten Faktoren im Liquor biochemisch und elektrophysiologisch charakterisiert wurden.

Nicht-dystrophische Myotonien und Periodische Paralysen

(Allgemeine und Angewandte Physiologie)

Diese Gruppe von Krankheiten wird seit langem von den beiden Physiologischen Abteilungen erforscht. Die Ergebnisse der letzten Jahre umfassten das Auffinden neuer Mutationen in den Genen, die für die muskulären Chlorid-, Natrium- und Calciumkanäle codieren, sowie die Untersuchung der Kanalmutanten in heterologen Expressionssystemen. Für den in seiner Struktur noch wenig erforschten muskulären Chloridkanal wurde mit Hilfe einer in Ulm entdeckten krankheitsverursachenden Mutation der Spannungssensor lokalisiert (unterstützt von der DFG).

Bei den „Natriumkanalmutanten" wurden neue Krankheitsbilder abgetrennt: Myotonia fluctuans und Myotonia permanens (unterstützt durch die DFG).

Aus den vielen neuen Forschungsergebnissen ragt als besondere Leistung die Aufklärung eines zweiten Gendefekts bei der Hypokaliämischen Periodischen Paralyse hervor. In der Abteilung für Angewandte Physiologie wurden verschiedene Mutationen im Natriumkanalgen lokalisiert. Patienten mit einer dieser Mutationen sind klinisch von solchen Patienten, die eine der drei schon länger bekannten Mutationen im Calciumkanalgen tragen, nicht zu unterscheiden. Elektrophysiologische Studien zur Aufklärung des Pathomechanismus sind im Gange (in Zusammenarbeit mit dem Physiologischen Institut der Universität Debrecen). Dieses Projekt wird gefördert durch die MDA und die DFG. Damit wurde auch die letzte Krankheit aus diesem Formenbereich als eine „Kanalkrankheit" identifiziert. Die in den letzten Jahren erarbeiteten Erkenntnisse führten zu einer neuen Klassifikation des Formenkreises. Mitglieder des Muskelzentrums waren aufgefordert, diese in einer Reihe von internationalen Kongressbeiträgen, Lehrbuchkapiteln und Übersichtsartikeln darzustellen.

Myotone Dystrophie (MyD) und Proximale Myopathie mit Myotonie (PROMM)

(Angewandte Physiologie)

Die Multisystemerkrankung PROMM wurde definiert, nachdem bei Patienten, denen zunächst klinisch die Diagnose MyD gestellt worden war, der für MyD verantwortliche Gendefekt ausgeschlossen worden war. Retrospektiv wurden dann klinische Unterschiede zur MyD gefunden.

Motorische Systemdegenerationen und Muskelerkrankungen

(Neurologie)

Neben der Erforschung der Pathogenese an In-vitro- (Zellkulturen, Slice-Präparate) und In-vivo-Modellen (transgene Tiere) steht die Evaluation von Therapiestrategien pharmakologischer und symptomatischer Natur im Vordergrund. Es laufen Studien zur Untersuchung der neuroprotektiven Wirkung von Vitamin E und AMPA-Antagonisten sowie eine systematische Evaluation symptomatischer Therapiestrategien (nicht-invasive Heimbeatmung, PEG-Anlage, neue Kommunikationsmöglichkeiten bei schwerstbehinderten ALS-Patienten, Einsatz von Botulinumtoxin bei Sialorrhö). Es bestehen Kooperationen im Rahmen eines Studienverbundes mit den Universitäten Homburg, Hannover und Halle sowie der medizinischen Psychologie der Universität Tübingen (Entwicklung neuer Kommunikationsmethoden). Ebenso wird eine Genotyp-Phänotyp-Korrelationsstudie zusammen mit den Universitäten Marburg (Humangenetik), München (Friedrich-Baur-Institut) und Dresden (Neurologie) durchgeführt.

Neuropathien

Im Rahmen einer Studie zu Genotyp-Phänotyp-Beziehungen bei hereditären Neuropathien existiert eine Zusammenarbeit mit dem Europäischen CMT-Konsortium. Darüber hinaus wird in Zusammenarbeit mit der Abteilung für molekulare Neurobiologie der Neurologischen Klinik der Universität Düsseldorf mit verschiedensten zellbiologischen Methoden die Pathogenese der häufigsten Form der CMT, der CMT1A untersucht. Hier existiert eine Zusammenarbeit mit dem Europäischen CMT-Konsortium. Darüber hinaus wird in Zusammenarbeit mit der Abteilung für molekulare Neurobiologie der Universität Düsseldorf mit

verschiedensten zellbiologischen Methoden die Pathogenese häufiger Formen dieser Erkrankung untersucht. Im Rahmen der genannten Studien bestehen des Weiteren Kooperationen mit den physiologischen Abteilungen der Universität Ulm und den Universitäten Marburg, Dresden und München.

Literatur

1. **Abicht A, Stucka R, Song I-H, Karcagi V, Kugler K, Baumgarten-Walczak A, Stier C, Pongratz D, Mortier W, Müller-Felber W, Rüdel R, Lochmüller H** (2000) Genetic analysis of the entire AChR ϵ-subunit gene in 52 congenital myasthenic families. Acta Myologica 9: 23-28

2. **Alekov AK, Rahman M, Mitrovic N, Lehmann-Horn F, Lerche H** (2000) A sodium channel mutation in human epilepsy. J Physiol (Lond) 529: 533-539

3. **Alekov AK, Rahmann MM, Mitrovic N, Lehmann-Horn F, Lerche H** (2000) A sodium channel mutation causing epilepsy in man exhibits subtle defects in fast inactivation and activation in vitro. J Physiol 529: 533-539

4. **Arbeitskreis Neurogenetik der Deutschen Gesellschaft für Neurologie (Gasser T, Dichgans M, Jurkat-Rott K, Klockgether T, Klopstock T, Kretschmar H, Lehmann-Horn F, Reichmann H, Rolfs A, Sander T, Stögbauer F)** (2000) Molekulare Diagnostik erblicher neurologischer Erkrankungen (Positionspapier). Nervenarzt 71: 774-796

5. **Aulkemeyer P, Hausner G, Brinkmeier H, Weber F, Würz A, Heidenreich F, Rüdel R** (2000) The small sodium channel blocking factor in the cerebrospinal fluid of multiple sclerosis patients is probably an oligopeptide. J Neurol Sci: 49-54

6. **Baur C, Bellon L, Felleiter P, Fricker R, Glahn K, Heffron JJA, Herrmann-Frank A, Jurkat-Rott K, Klingler W, Lehane M, Ording H, Tegazzin V, Wappler F, Georgieff M, Lehmann-Horn F** (2000) A multicenter study of chlorocresol for diagnosis of malignant hyperthermia susceptibility. Anesth Analg 90: 200-205

7. **Baur C, Klingler W, Jurkat-Rott K, Froeba G, Schoch E, Marx T, Georgieff M, Lehmann-Horn F** (2000) Xenon does not induce contracture in human malignant hyperthermia muscle. Br J Anaesth 85: 712-716

8. **Baur CP, Bellon L, Felleiter P, Fiege M, Fricker R, Glahn K, Heffron JJA, Herrmann-Frank A, Jurkat-Rott K, Klingler W, Lehane M, Ording H, Tegazzin V, Wappler F, Georgieff M, Lehmann-Horn F** (2000) A multicenter study of 4-chloro-mcresol for diagnosis of malignant hyperthermia susceptibility. Anesth Analg 90: 200-205

9. **Brinkmeier H, Aulkemeyer P, Wollinsky K-H, Rüdel R** (2000) An endogenous pentapeptide acting as a sodium channel blocker in inflammatory autoimmune disorders of the central nervous system. Nature Medicine 6: 808-811

10. **Brinkmeier H, Krämer J, Krämer R, Iaizzo PA, Baur C, Lehmann-Horn F, Rüdel R** (2000) The Gly2435Arg mutation of the ryanodine receptor facilitates ryanodine-induced calcium release in myotubes. Brit J Anaest 86: 855-861

11. **Busse K, Köhler J, Stegmann K, Pongratz D, Koch MC, Schreiber H** (2000) An inherited 4q35-EcoRI-DNA-fragment of 35 kb in a family with sporadic case of facioscapulohumeral muscular dystrophy (FSHD). Neuromusc Disord 10: 178-181

12. **Dietze B, Henke J, Eichinger HM, Lehmann-Horn F, Melzer W** (2000) Malignant hyperthermia-causing mutation Arg615Cys in the porcine ryanodine receptor alters voltage dependence of Ca^{2+} release. J Physiol (Lond) 526: 507-514

13. **Hanemann CO, Durso D, Gabreels-Festen AAWM, Müller HW** (2000) Mutation-dependent alteration in cellular distribution of peripheral myelin protein 22 in nerve biopsies from Charcot-Marie-Tooth type 1A. Brain 123: 1001-1006

14. **Jäger H, Adelman JP, Grissmer S** (2000) SK2 encodes the apamin-sensitive Ca^{2+}-activated K^+ channels in the human leukemic T cell line, Jurkat. FEBS Letters 469: 196-202

15. **Jurkat-Rott K, Hofmann AH, Lehmann-Horn F** (2000) Zentraler Schmerz – Systemische Lidocaingabe in einer doppelblinden, plazebokontrollierten Crossover-Studie. Schmerz 14: 264-265 (eingeladener Kommentar)

16. **Jurkat-Rott K, McCarthy T, Lehmann-Horn F** (2000) Genetics and pathogenesis of malignant hyperthermia. Muscle Nerve 23: 4-17

17. **Jurkat-Rott K, Mitrovic N, Hang C, Kouzmenkine A, Iaizzo P, Herzog J, Lerche H, Nicole S, Vale-Santos J, Chauveau D, Fontaine B, Lehmann-Horn F** (2000) Voltage sensor sodium channel mutations cause hypokalemic periodic paralysis type 2 by enhanced inactivation and reduced current. Proc Natl Acad Sci USA 97: 9549-9554

18. **Jurkat-Rott K, Mitrovic N, Hang C, Kouzmenkine A, Iaizzo P, Herzog J, Lerche H, Nicole N, Vale-Santos J, Chauveau D, Fontaine B, Lehmann-Horn F** (2000) Novel voltage sensor sodium channel mutations cause hypokalemic periodic paralysis type 2 by enhanced inactivation and reduced current: Proc Natl Acad Sci USA (PNAS) 97: 9549-9554

19. **Keller H, Schu B, Rüdel R, Brinkmeier H** (2000) Cellular uptake and efficacy of antisense oligonucleotides against RNAs of two Na^+ channel isoforms. J Pharmacol Exper Therap, 295: 367-372

20. **Klingler W, Baur C, Lehmann-Horn F** (2000) Deregulation of skeletal muscle Ca^+-homeostasis is facilitated by ecstasy. Eur J Physiol 439: R433

21. **Lerche H, Mitrovic N, Jurkat-Rott K, Lehmann-Horn F** (2000) Ionenkanalkrankheiten – allgemeine Charakteristika und Pathomechanismen. Dt Ärzteblatt 97(26): A-1826-1831

22. **Lerche H, Mitrovic N, Jurkat-Rott K, Lehmann-Horn F** (2000) Ionenkanalkrankheiten. Dt Ärzteblatt 97(27): A-1902-1907

23. **Mitrovic N, George AL Jr, Horn R** (2000) Role of domain 4 in sodium channel slow inactivation. J Gen Physiol 115: 707-718

24. **Münch C, Schwalenstöcker B, Hermann C, Cirovic S, Stamm S, Ludolph AC, Meyer T** (2000) Differential RNA cleavage and polyadenylation of glutamate transporter EAAT2 in the human brain. Mol Brain Res 80: 244-251

25. **Müntener M, Brinkmeier H, Berchtold M** (2000) Calcium ion in skeletal muscle: Its crucial role for muscle function, plasticity, and disease. Physiol Rev 80: 1215-1265

26. **Nicole S, Davoine CS, Topaloglu H, Cattolico L, Barral D, Beighton P, Hamida CB, Hammouda H, Cruaud C, White PS, Samson D, Urtizberea JA, Lehmann-Horn F, Weissenbach J, Hentati F, Fontaine B** (2000) Perlecan, the major proteoglycan of basement membranes, is altered in patients with Schwartz-Jampel syndrome (chondrodystrophic myotonia). Nat Genet 26: 480-483

27. **Rosenbaum C, Kamleiter M, Grafe P, Kluwe L, Mautner VF, Müller HW, Hanemann CO** (2000) Enhanced proliferation and potassium conductance of Schwann cells isolated from NF2 Schwannomas can be reduced by quinidine. Neurobiol Dis 7: 483-491

28. **Rosenbaum T, Rosenbaum C, Winner U, Müller HW, Lenard HG, Hanemann CO** (2000) Long-term culture and characterization of human neurofibroma-derived Schwann cells. J Neurosci Res 61: 524-532

29. **Schuhmeier RP, Tewes S, Szentesi P, Melzer W** (2000) Tools for flash-photolysis experiments on voltage-clamped muscle fibre segments. Pflügers Arch 439: 385-393

30. **Siemer C, Bushfield M, Newgreen D, Grissmer S** (2000) Effects of NS1608 on Maxi K^+ channels in smooth muscle cells from rat urinary bladder. J Membr Biol 173: 57-66

31. **Sipos I, Pika-Hartlaub U, Hofmann F, Flucher BE, Melzer W** (2000) Effects of the dihydropyridine receptor subunits gamma and alpha2delta on the kinetics of heterologously expressed L-type Ca^{2+} channels. Pflügers Arch 439: 691-699

32. The International Myotonic Dystrophy Consortium (Gonzalez I, Singer RH, Devillers M, Ashizawa T, Balasubramanyam A, Cooper TA, Khajavi M, Lia-Baldini AS, Miller G, Philips AV, Timchenko, Barbet P, Waring J, Yamagata H, Klesert T, Tapscott S, Roses AD, Wagner M, Baiget M, Martorell L, Butler-Browne G, Eymard B, Gourdon G, Junien C, Seznec H, Carey N, Gosling M, Maire P, Sato S, Ansved T, Kvist U, Eriksson M, Furling D, Chen EJ, Housman DE, Luciano B, Siciliano M, Spring N, Shimizu M, Eddy E, Morris GE, Krahe R, Furuya H, Adelman J, Pribnow D, Furutama D, Ohsawa N, Mathieu J, Hilton-Jones D, Kinoshita M, Abbruzzese C, Sinden RR, Wells RD, Pearson CE, Kobayashi T, Johansson A, Salvatori S, Genarelli M, Perryman B, Swanson MS, Gould FK, Harris SE, Johnson K, Mitchell AM, Monckton DG, Winchester CL, Antonini G, Day J, Liquori C, Ranum LPW, Westerlaken J, Wieringa B, Griffith JD, Michalowski S, Moore H, Hamshere M, Korade-Mirnics Z, Thornton CA, Jaeger H, Lehmann-Horn F, Moorman R, Mounsey JP, Mahadevan M) (2000) New nomenclature and DNA testing guidelines for myotonic dystrophy type 1 (DM1). Neurology 54: 1218-1221

33. Waschbecker K, Würz A, Mohammadi B, Mansuroglu T, George AL, Lerche H, Dengler R, Lehmann-Horn F, Mitrovic D (2000) Different effects of mexiletine on two mutant sodium channels causing paramyotonia congenita and hyperkalemic periodic paralysis. Neuromusc Disord 10: 31-39

34. Weber F, Rüdel R, Aulkemeyer P, Brinkmeier H (2000) Anti-GM1 antibodies can block neuronal voltage-gated sodium channels. Muscle Nerve 23: 1414-1420

35. Weckbecker K, Würz A, Mohammadi B, Mansuroglu T, George AL, Lerche H, Dengler R, Lehmann-Horn F, Mitrovic N (2000) Different effects of mexiletine on two sodium channel mutations causing paramyotonia congenita and hyperkalemic periodic paralysis. Neuromusc Disord 10: 31-39

36. Weskamp M, Seidl W, Grissmer S (in press) Activation of Ca^{2+}-activated K^+ channels during hypotonic shock in human osteoblasts. J Membr Biol

37. Winter SM, Claus A, Oberwittler C, Völkel H, Wenzler S, Ludolph AC (2000) Recessively inherited amyotrophic lateral sclerosis: a German family with the D90A CuZn-SOD mutation. J Neurol 247: 783-786

38. Wrisch A, Grissmer S (in press) Structural differences of bacterial and mammalian K^+ channels. J Biol Chem

39. Wulff H, Miller M, Hänsel W, Grissmer S, Cahalan MD, Chandy KG (2000) Design of a potent and selective inhibitor of the intermediate conductance Ca^{2+}-activated K^+ channel, IKCa1: a potential immunosuppressant. Proc Nat Acad Sci USA (PNAS) 97: 8151-8156

40. Wussling MH, Krannich K, Landgraf G, Herrmann-Frank A, Wiedenmann D, Gellerich FN, Podhaisky H (1999) Sarcoplasmic reticulum vesicles embedded in agarose gel exhibit propagating calcium waves. FEBS Lett 463: 103-109 (Dezemberheft, 1999 nicht berücksichtigt)

Adressen und Ansprechpartner

Neuromuskuläre Sprechstunde
Adresse: Universität Ulm, Neurologische Ambulanz, Steinhövelstr. 1, 89075 Ulm
Anmeldung: Tel.: 0731-5002-1430, -1431
PD Dr. O. Hanemann (0731-5002-1430)
PD Dr. H. Schreiber (0731-177-1206)
Dr. Sperfeld, Dr. Rosenbohm, Dr. Butz (über 0731-177-0)

ALS-Sprechstunde
Adresse: Universität Ulm, Neurologische Ambulanz, Steinhövelstr. 1, 89075 Ulm
Anmeldung: Tel.: 0731-5002-1430, -1431
Herr Dr. Karitzki, Frau Dr. M. Butz:
Tel.: 0731-177-0

Beatmungssprechstunde
Adresse: RKU Ulm, Abt. Anaesthesiologie und Intensivmedizin, Oberer Eselsberg 45, 89081 Ulm
Anmeldung: Tel.: 0731-177-0
OA Dr. K.H. Wollinsky: Tel.: 0731-177-1304;
Fax: 0731-177-1306

Muskelsprechstunde (Orthopädie)
Adresse: RKU Ulm, Orthopädische Ambulanz, Oberer Eselsberg 45, 89081 Ulm
Anmeldung, Tel.: 0731-177-0 (von dort Verbindung zur Ambulanz)
PD Dr. K.P. Günther, Tel.: 0731-177-1107

Genetische Beratungsstelle
Adresse: Universität Ulm, Abteilung Klinische Genetik, Frauenstr. 29, 89073 Ulm
Dr. M. Wolf, Tel.: 0731-50-25205

Testlabor für Maligne Hyperthermie
Adresse: Universität Ulm, Abt. für Angewandte Physiologie, 89069 Ulm
Anmeldung, Tel.: 0731-50-23251 (Sekretariat);
Fax: 0731-50-23260
Prof. Dr. F. Lehmann-Horn, Tel.: 0731-50-23250

Hotline für Maligne Hyperthermie
Ansprechpartner: Prof. Dr. F. Lehmann-Horn
Tel.: 0731-50-23250, Fax: 0731-50-23260
Dr. C. Baur, Tel.: 0731-50-23229, Fax: 0731-50-23260

Hotline für Myotonien und dyskaliämische periodische Paralysen
Ansprechpartner: Prof. Dr. F. Lehmann-Horn
Tel.: 0731-50-23250, Fax: 0731-50-23260

Neuromuskuläres Zentrum Würzburg

Jahresbericht 2000

In den jeweiligen Spezial-Sprechstunden und auf den Stationen der beteiligten Kliniken und Institute des Neuromuskulären Zentrums Würzburg (Mitglieder: Neurologische Klinik, Kinderklinik, Frühdiagnosezentrum, Orthopädische Klinik, Klinik für Anästhesiologie, Institut für Humangenetik) fanden die neuromuskulären Patienten des Einzugsgebietes auch im Jahr 2000 kompetente Ansprechpartner und Hilfe in medizinischen Fragen der Diagnostik und der Behandlung ihrer Erkrankungen. Ergänzt wurde dieses Angebot durch die gut etablierte psychosoziale Beratung für Betroffene und Angehörige mit Heranführung an die Ziele und Tätigkeiten der Deutschen Gesellschaft für Muskelkranke.

Die Forschungsaktivitäten des Zentrums sind gerichtet auf die Erlangung eines besseren Verständnisses der Ursachen, eine zielgerichtetere bzw. frühzeitigere Diagnostik und die Entwicklung neuer Behandlungsverfahren. Zur gegenseitigen Information innerhalb des Neuromuskulären Zentrums wurden im Anschluss an das wöchentliche Neuromuskuläre Seminar der Neurologischen Klinik drei Sitzungen der Mitglieder des Zentrums abgehalten, an denen auch der Vorsitzende des Landesverbandes Bayern e.V. der DGM, H. Paulus und der neue stellvertretende LV-Vorsitzende, Dr. R. Janiak, teilnahmen.

Die Stelle einer Krankengymnastin konnte trotz einer erneuten Ausschreibung noch nicht besetzt werden. Es erscheint deshalb weiterhin als sinnvoll, das Konzept einer Ganztags-Krankengymnastin zu überprüfen und alternativ zumindest halbtags eine Ergotherapeutin anzustellen, um die Möglichkeiten des Zentrums insbesondere für die Hilfsmittelberatung fachkundig zu ergänzen.

Sozialberatung für Patienten und Angehörige; Öffentlichkeitsarbeit

Die psychosoziale Beratung umfasste neben der Beratung und Begleitung von Menschen mit neuromuskulären Erkrankungen die Organisation und Durchführung von Informations- und Begegnungsveranstaltungen, die Unterstützung von Selbsthilfegruppen im Einzugsgebiet sowie die Kooperation mit Ehrenamtlichen, vor allem im Bereich der Öffentlichkeitsarbeit und Spendenwerbung. Analog zum Vorjahr standen im Jahr 2000 ca. 150 Einzelpersonen/Familien mit der Psychosozialen Beratung in Verbindung. Ca. 57 % dieser Personen wandten sich in diesem Zeitraum erstmals an die Beratungsstelle, bei ca. 43 % der Ratsuchenden bestanden die Kontakte schon in den Jahren zuvor. Die Gruppe der ALS-Kranken und ihrer Angehörigen war mit ca. 47 % aufgrund des örtlichen Arbeitsschwerpunktes weiterhin am stärksten vertreten. Eine Zunahme verzeichnete der Anteil der Familien mit muskelkranken Kindern (18,3 %, im Vorjahr 10 % der Ratsuchenden). Die übrigen 35 % entfielen auf Erwachsene, vor allem mit primären Muskelerkrankungen.

Zu den Kontaktgruppen für Muskelkranke in Würzburg, Schweinfurt, Aschaffenburg und Bayreuth bestanden regelmäßige Kontakte. Das Angebot der Psychosozialen Beratung reichte von der Vorbereitung und Durchführung themenorientierter Gruppentreffen über die Planung von öffentlichkeitswirksamen Aktivitäten bis hin zu individuellen Beratungsgesprächen im Rahmen von Gruppentreffen. Zur regionalen Selbsthilfegruppe für Fibromyalgie-Betroffene in Bad Kissingen wurde in diesem Jahr ein erster Kontakt hergestellt. An die Stelle von regelmäßigen Gruppentreffen im Raum Coburg, die leider von Betroffenen nicht mehr angenommen wurden, trat eine Informations- und Begegnungsveranstaltung im Klinikum Bad Rodach, welches im Rehabilitationsbereich unter der Leitung von Chefarzt Dr. Hendrich eng mit dem Zentrum zusammenarbeitet. Die Vorträge über Sporttherapie bei neuromuskulären Erkrankungen, über Stress- und Krankheitsbewältigung sowie eine Führung durch die Therapieabteilungen des Klinikums stießen auf gute Resonanz.

Wie im Vorjahr wurden zwei ALS-Gesprächskreise (Themen: Leistungen der Pflegekasse, Pflege und Hilfe im häuslichen Bereich, Rollstuhlversorgung bei ALS, aktuelle Theorien über die Entste-

hung von Motoneuronerkrankungen – Ansätze für ihre Behandlung) und eine Veranstaltung für Eltern von muskelkranken Kindern angeboten (Thema: „Unser Kind geht seinen Weg...").

Die Zusammenarbeit mit Kolleginnen des Bundes- und Landesverbandes der DGM wurde intensiviert und fand ihren Niederschlag in der gemeinsamen Erarbeitung/Überarbeitung von Konzeptionen (z. B. zur psychosozialen Beratung, zur ehrenamtlichen Arbeit in der DGM) sowie in der gemeinsamen Planung und Durchführung großer Veranstaltungen für die Mitglieder (z. B. das Symposium für Familien von Jungen mit Duchenne-/Becker-Muskeldystrophie). Hier wurden in Zusammenarbeit mit der Sozialpädagogin des Frühdiagnosezentrums, Frau Oßwald, über zwei Tage ein Vortrags- und Workshop-Programm für ca. 100 Erwachsene angeboten und parallel dazu mehr als 60 gesunde und behinderte Kinder und Jugendliche betreut.

Für die Anleitung und Begleitung von Ehrenamtlichen der DGM im Landesverband Bayern wurden in diesem Jahr die Weichen neu gestellt. Die schon bisher erfolgreichen Treffen des „AK Öffentlichkeitsarbeit" wurden für einen noch größeren Teilnehmerkreis geöffnet und unter dem Titel „Erfahrungsaustausch und Fortbildung für Ehrenamtliche" von A. Eiler (hauptamtliche Sozialberatung des Neuromuskulären Zentrums Würzburg) und S. Werkmeister (Sozialberatung Erlangen) fortgeführt mit dem Ziel, die Öffentlichkeitsarbeit im Landesverband wirksamer zu koordinieren.

Wissenschaftliche Aktivitäten

Arbeitsgruppe Motoneuron-Erkrankungen (Prof. Sendtner, Prof. Reiners, PD Dr. Naumann, Prof. Toyka, Dr. Beck, Dr. Gieß, Dr. Magnus, Dr. Puls) an der Neurologischen Klinik
Die wichtigste organisatorische Änderung ist die Ausgliederung der experimentellen Forschungsaktivitäten in das neu gegründete Institut für Klinische Neurobiologie zum 1.10.2000, welches wie die frühere Forschergruppe Neuroregeneration unter der Leitung von Prof. Sendtner steht und in enger Verzahnung mit der Neurologischen Klinik Grundlagenforschung u. a. im Bereich der Motoneuron-Erkrankungen durchführt.
Die Motoneuronambulanz betreut gegenwärtig etwa 100 Patienten. 30 ALS-Patienten werden derzeit in den folgenden drei Behandlungs- und Verträglichkeitsstudien betreut:

1. Sicherheits- und Verträglichkeitsstudie von rekombinantem „Brain Derived Neurotrophic Factor" (rhBDNF) bei ALS. Die Studie untersucht die Langzeitverträglichkeit von intrathekal verabreichtem BDNF, eines menschlichen synthetisch hergestellten neurotrophen Faktors. Nach Ende der randomisierten, doppelblinden, plazebokontrollierten Pilotstudie in Würzburg und Chicago mit ursprünglich 25 Patienten werden in einer offenen unverblindeten Studie die verbleibenden Patienten weiterbetreut.

2. Effektivitätsprüfung von rekombinantem „Brain Derived Neurotrophic Factor" (rhBDNF) bei ALS. Im Rahmen dieser Studie wird untersucht, ob eine intrathekale Gabe von rhBDNF den Krankheitsverlauf der ALS günstig beeinflussen kann. Es handelt sich um eine multicentrische plazebokontrollierte doppelblinde Phase-III-Studie an weltweit 15 Studienzentren mit insgesamt 270 Patienten. In Würzburg werden 14 Patienten seit Anfang 1999 betreut. Nach 18 Monaten können die Patienten in einer offenen Therapiestudie mit BDNF intrathekal teilnehmen.

3. Studie zur Langzeitverträglichkeit von SR 57746A (Xaliproden) bei Patienten mit ALS, die zusätzlich eine Standardtherapie mit Riluzol erhalten. In einer weltweit durchgeführten multicentrischen Phase III-Studie wurde die Wirksamkeit des peroralen Neurotrophin-Analogons Xaliproden in der Therapie der ALS untersucht. Die Studiendaten wurden im September diesen Jahres veröffentlicht. Das Studienziel einer Überlebensverlängerung konnte nach den vorliegenden Daten nicht erreicht werden. Bis zur vollständigen Auswertung der Studienergebnisse werden die verbliebenen Patienten im Rahmen einer offenen Therapiestudie weiterbehandelt.

In weiteren, aus eigenen Forschungsmitteln finanzierten klinischen Studien werden autonome Funktionen wie Sudomotorik, Herzfrequenzvarianz und Speicheldrüsenfunktion bei der ALS untersucht. Vergleichsuntersuchungen zur quantitativen Muskelkraftmessung sollen einen genaueren Einblick in die Abschätzung der Krankheitsprogression ermöglichen. Ein therapeutischer Ansatz zur Behandlung der oftmals krankheitsbegleitenden Sialorrhoe bei ALS mit intraglandulär injiziertem Botulinum-Toxin konnte im Rahmen einer Pilotstudie dargestellt werden.

Arbeitsgruppe Experimentelle Neurophysiologie (Dr. Buchwald, Prof. Toyka)

Der Schwerpunkt der Untersuchungen gilt der funktionellen Bedeutung humoraler Faktoren bei Immunneuropathien. Als zentrale Messmethode wird die von Prof. Dudel 1989 entwickelte durchströmte Makro-Patch-Clamp-Elektrode verwendet. Damit konnte gezeigt werden, dass die Seren von Patienten mit Guillain-Barré-Syndrom und Miller-Fisher-Syndrom Antikörper enthalten, welche die neuromuskuläre Übertragung prä- und postsynaptisch blockieren. Ferner konnte die Antikörperbindung an der neuromuskulären Endplatte mit immunhistochemischen Methoden (Dr. Wessig, Prof. Martini, Arbeitsgruppe Experimentelle Entwicklungsneurobiologie) licht- und elektronenmikroskopisch nachgewiesen werden. Derzeit werden Seren von Patienten mit Untergruppen des Guillain-Barré-Syndroms auf ihre blockierenden Eigenschaften hin untersucht. Des Weiteren sollen gegen definierte Ganglioside gerichtete Antikörper sowohl funktionell als auch immunhistochemisch analysiert werden.

Arbeitsgruppe Muskelerkrankungen (PD Dr. Gold, Dr. Schneider, Dr. Weilbach, Dr. Chan, Prof. em. Ricker, Prof. Reiners, Prof. Toyka)

Zusammen mit Dr. Matsumoto, Tokyo, wurde die Wirkung hoch dosierter Steroidgaben auf die Elimination von entzündlicher T-Zellinfiltration im Muskel sowie auf die Beeinflussung der T-Zellapoptose in intramuskulären Infiltraten am Modell der Experimentell Allergischen Myositis (EAM) der Ratte untersucht. Im Spontanverlauf der EAM tritt wie bei der menschlichen Erkrankung keine T-Zellapoptose auf. Der Anteil apoptotischer T-Zellen im Muskel war bei den Tieren, die hoch dosiert mit Glukokortikosteroiden behandelt wurden, signifikant höher als bei den Kontrolltieren. Diese Ergebnisse lassen darauf schließen, dass auch bei humanen Myositiden unter hoch dosierter Glukokortikosteroid-Therapie vermehrt entzündliche T-Zellen durch Apoptose eliminiert werden.

Im Rahmen eines Projektes, das in Kooperation mit Dr. Kieseier und Prof. Hartung (Universität Graz) durchgeführt wurde, wurde die Rolle von Matrixmetalloproteasen (MMPs) bei entzündlichen Myopathien untersucht. Die quantitative Untersuchung der Expression von MMPs mittels PCR bei entzündlichen und degenerativen Myopathien ergab im Vergleich zu degenerativen Myopathien eine signifikant erhöhte RNA-Expression von MMP-1 und

MMP-9 bei der Poly- und bei der Dermatomyositis, deutlich geringer bei der Einschlusskörperchen-Myositis. Diese Untersuchungen wurden durch Immunhistochemie, Zymographien und Serumanalysen von MMP ergänzt. Die Expression gewebespezifischer Inhibitoren (TIMP) konnte im entzündeten Muskel nicht nachgewiesen werden.

In Zusammenarbeit mit dem Institut für Humangenetik der Universität Würzburg wurde die Untersuchung der Antizipation bei der proximalen myotonen Myopathie (PROMM) auf 10 Familien mit Linkage zu Chromosom 3q ausgedehnt, wobei sich in diesen Familien ein durchschnittlicher Antizipationsgrad von ca. zwei Dekaden und eine etwas ausgeprägtere Antizipation bei Vater-Kind-Paaren im Vergleich zu Mutter-Kind-Paaren ergaben. Darüber hinaus wurden weitere Familien rekrutiert und es wurden neue extramuskuläre Manifestationen der Erkrankung beschrieben.

In Kooperation mit der Orthopädischen Universitätsklinik Würzburg und dem Institut für Pathologie werden Untersuchungen zur Genese der Muskelatrophie bei chronischen Schultergelenksprozessen durchgeführt.

Im Rahmen einer Längsschnittuntersuchung bei Patienten mit CIDP konnte eine signifikante Korrelation des klinischen Schweregrades mit den Amplituden der Summenaktionspotentiale des N. tibialis und des N. medianus und der Amplitude des Suralis-SAPs bewiesen werden, wohingegen die distalen motorischen Latenzen und die sensiblen und motorischen Nervenleitgeschwindigkeiten nicht mit dem Krankheitsverlauf korrelierten.

Für die Cochrane-Library wurden in Zusammenarbeit mit Prof. Hohlfeld (LMU München) Protokolle über die Behandlung der Myasthenia gravis mit Glukokortikosteroiden und mit immunsuppressiven Substanzen erstellt.

Die **Arbeitsgruppe Experimentelle Entwicklungsneurobiologie** (Leiter: Prof. Dr. rer. nat. Martini) beschäftigt sich mit der Erforschung der Pathomechanismen bei erblichen peripheren Neuropathien unter Zuhilfenahme natürlicher und künstlicher Mausmutanten. Besonderer Schwerpunkt liegt auf modulierenden Mechanismen, wie die Beteiligung des Immunsystems und auf der Entwicklung von Behandlungsstrategien im Mausmodell. Ergänzend werden Untersuchungen zur Schwannzell-Biologie und Studien zur Myelinbildung und -erhaltung in vivo und in vitro durchgeführt. Ferner werden morphologische und immun-elektronenmikroskopische Studien zur Rolle von autoreaktiven Antikörpern gegen Komponenten der motorischen Endplatte durchgeführt.

Es konnte gezeigt werden, dass in den degenerierenden Nerven von Tiermodellen für erbliche Neuropathien CD4- und CD8-positive T-Lymphozyten zu finden sind, deren pathogene Bedeutung sowohl bei den humanen Erkrankungen wie auch bei den vorliegenden Tiermodellen bislang völlig unbekannt war. Durch Verkreuzung mit immundefizienten Mutanten wurde belegt, dass diese T-Lymphozyten die primär genetisch-bedingte Neuropathologie der Modellmäuse erheblich steigern. Analoge Experimente wurden mit Doppelmutanten mit eingeschränkter Makrophagen-Aktivität durchgeführt. Hier konnte gezeigt werden, dass die Makrophagen sehr potente Mediatoren für die Myelindegeneration sind und dass bei der entsprechenden Makrophagenaktivierung der „Makrophage-colony-stimulating factor" eine bedeutende Rolle spielt. In Zusammenarbeit mit der Klinischen Forschungsgruppe Neuroimmunologie und Multiple Sklerose wird versucht, die Mechanismen der Lymphozyten- und Makrophagenaktivierung genauer zu erforschen.

Die Beobachtung, dass das Immunsystem bei primär genetisch-bedingten Neuropathien eine erhebliche Rolle bei der Pathogenese spielt, könnte erhebliche Bedeutung für Behandlungsstrategien dieser bislang unbehandelbaren Erkrankungen haben. Entsprechende Experimente sollen zeigen, ob die pathologischen Veränderungen in den Myelinmutanten durch Immunmodulatoren abgemildert werden können.

Weiterhin beschäftigt sich die Arbeitsgruppe mit dem durch Demyelinisierung vermittelten axonalen Verlust bei schweren erblichen Neuropathien. Durch den Vektor-vermittelten Transfer von Genen trophischer Faktoren sollen die Axone am Leben erhalten werden und somit der neurogenen Muskelatrophie entgegengewirkt werden.

In der **Arbeitsgruppe Neuropathischer Schmerz** (Leitung: PD Dr. Sommer) wird das Zytokinexpressionsmuster in Suralisbiopsien bei Polyneuropathien unterschiedlicher Ätiologie und Symptomatik analysiert. In einer prospektiven Untersuchung wird die Expression pro- und anti-inflammatorischer Zytokine mit der Akuität der Erkrankung, dem Ausmaß entzündlicher Infiltrate sowie die sensiblen Funktionsstörungen inklusive Schmerzhaftigkeit korreliert. Ein Ziel ist, Aktivitätsmarker zu finden, die eine prognostische Aussage für das Ansprechen auf gezielte Therapien erlauben. Experimentell wurden verschiedene Methoden der Zytokinhemmung erfolgreich an Schmerzmodellen eingesetzt. In einem weiteren Projekt wird die Funktion der epidermalen Nervenfasern untersucht. Hier werden sensible und autonome Störungen bei Patienten mit Polyneuropathien durch standardisierte quantitative Testung und Schmerzdokumentation erfasst und mit den Daten der Quantifizierung von Faserpopulationen aus Nerv-Haut-Biopsien verglichen.

Humangenetik

Ein Schwerpunkt des Instituts für Humangenetik ist die Erforschung molekulargenetischer Grundlagen (Arbeitsgruppe Molekulare Humangenetik, Leiter: Prof. Dr. C. R. Müller-Reible) und populationsgenetischer Aspekte neuromuskulärer Erkrankungen (Abt. für Medizinische Genetik, Leiter: Prof. Dr. T. Grimm). Im vergangenen Jahr wurde eine Reihe von Patienten mit einer autosomal dominanten Form des Emery-Dreifuss-Syndroms mit einem Lamindefekt molekular diagnostiziert und von der X-chromosomalen Form abgegrenzt.

Das klinische Spektrum ist wesentlich breiter geworden. Zellbiologische Studien zur Klärung der Bedeutung und Funktion von Emerin und Lamin und deren Wechselwirkung im Muskelzellkern werden durchgeführt. Die Klonierung des Gens für Myotone Dystrophie Typ II (PROMM) auf Chromosom 3q in Zusammenarbeit mit einer amerikanischen Arbeitsgruppe steht kurz vor dem Abschluss. Weitere Familien mit dem PROMM-Phänotyp, die nicht zu Chromosom 3 koppeln, wurden für eine anstehende Kopplungsanalyse gesammelt. Die molekulare Diagnostik der schwer verlaufenden X-chromosomalen myotubulären Myopathie führen wir als einzige Arbeitsgruppe in Deutschland durch. Das Genprodukt Myotubularin ist eine im Zytoplasma lokalisierte Phosphatase, die wir in vitro exprimieren und deren Mutanten wir funktionell untersuchen.

Im Rahmen der Patientenversorgung werden genetische Beratung und molekulargenetische Diagnostik angeboten. Im Jahr 2000 wurden unter anderem Mutationsanalysen/Heterozygotendiagnostik bei 602 Patienten/Familien mit neuromuskulären Erkrankungen durchgeführt: DMD/BMD/LGMD = 202; SMA = 73; FSHD = 111; XSBMA = 34; EMD = 14; MTM1 = 7; OPMD = 39; DM/PROMM = 122.

Universitäts-Kinderklinik/Frühdiagnosezentrum und Orthopädische Klinik

In der Arbeitsgruppe der Kinderklinik (Direktor Prof. Speer) werden unter Leitung von Professor Straßburg Kinder und Jugendliche mit Muskeldystrophien, Muskelatrophien, Neuropathien, Arthrogryposis, Guillain-Barré-Syndrom und anderen neuromuskulären Problemen klinisch betreut. Neben regelmäßigen Beiträgen zum Neuromuskulären Seminar fanden gemeinsame Sprechstunden mit Oberarzt Dr. Raab (Orthopädische Universitätsklinik, Direktor Prof. Eulert) und Dr. Kreß (Humangenetisches Institut) im Frühdiagnosezentrum statt. Außerdem werden in Zusammenarbeit mit PD Dr. Naumann (Neurologische Klinik) und Oberarzt Dr. Raab regelmäßig Kinder mit Botulinum-Toxin-Injektionen versorgt. Untersuchungen zur Ergometrie und Muskelsonographie bei Kindern mit angeborener Hüftgelenksdysplasie wurden fortgesetzt. Themen nicht publizierter Vorträge waren u. a. die Indikation zur Physiotherapie, die Differentialdiagnose bei Arthrogryposis im Kindesalter, das Guillain-Barré-Syndrom, Möglichkeiten und Grenzen der Manualtherapie bei Bewegungsstörungen im Kindesalter sowie ethische Aspekte bei schwerkranken Kindern.

An der Orthopädischen Klinik König-Ludwig-Haus in Würzburg werden über die o. a. Spezialsprechstunden hinaus solche für Patienten mit Wirbelsäulendeformitäten sowie speziellen Fragestellungen aus dem Bereich der Kinder-

orthopädie, insbesondere auch mit Fußdeformitäten bei neuromuskulären
Grunderkrankungen angeboten.

Anästhesiologie

Die Arbeitsgruppe „Maligne Hyperthermie" der Klinik für Anästhesiologie
wird nach dem Weggang des bisherigen
Leiters PD Dr. Hartung von OA Dr.
Anetseder geführt. Es werden insgesamt
mehr als 600 Patienten mit Verdacht auf
Disposition zur Malignen Hyperthermie
betreut. Neben dem diagnostischen
Standardverfahren der Muskelbiopsie
und des In-vitro-Kontrakturtests mit
Halothan und Koffein wird für Familien
mit gesicherter MH-assoziierter Mutation eine genetische Diagnostik in Zusammenarbeit mit dem Institut für Humangenetik der Universität Würzburg
angeboten. Die Arbeitsgruppe steht in
engem Kontakt mit der Universitäts-
Kinderklinik und der Neurologischen
Universitätsklinik. Patienten mit Verdacht auf Myopathie und/oder MH-Disposition werden von diesen Kliniken in
Abhängigkeit von der Symptomatik gemeinsam betreut.

Die wissenschaftlichen Aktivitäten fo-
kussieren sich zum einen auf die Qualitätssicherung und Weiterentwicklung
des Kontrakturtests, zum anderen auf
die Entwicklung eines nicht-invasiven
bzw. minimal-invasiven Verfahrens zur
Diagnose einer MH-Veranlagung. Biochemische und elektrophysiologische
Untersuchungsverfahren nach lokaler,
intramuskulärer Applikation eines MH-
Triggers führten in Versuchen an MH-
empfindlichen Schweinen sowie in ersten Probanden-Untersuchungen zu einer
guten bis ausgezeichneten Diskriminie-
rung zwischen MH-empfindlichen und
normalen Individuen und könnten damit
einen nicht-invasiven diagnostischen
Test zur MH-Disposition ermöglichen.
In einem modifizierten Kontrakturtest
in vitro sollte die Gruppe der nicht eindeutig MH-empfindlich getesteten Patienten durch die Hemmung der SR-Ca-
ATPase eine eindeutigere Zuordnung ermöglichen.

Publikationen und Buchbeiträge beschäftigten sich mit der Gefährlichkeit
des Konservierungsstoffes Chlorokre-
sol in Medikamenten für MH-Patienten,
mit dem In-vitro-Kontrakturtest sowie
kardiovaskulärer Veränderungen bei
MH. Themen einer Reihe von Kongressbeiträgen waren der intra- und postope-
rative Verlauf nach Muskelbiopsie aus
Sicht des Patienten, die minimal-invasi-
ve MH-Diagnostik nach lokaler, intramuskulärer Triggerapplikation im Tierversuch und bei Probanden sowie die
Evaluierung eines neuen mikrodialyti-
schen Messverfahrens im isoliert per-
fundierten Rattenmuskel.

Literatur

Neurologische Klinik

1. **Carenini S, Martini R** (2000) Myelin-defiziente Mutanten des peripheren Nervensystems: Chancen für Behandlungsstrategien erblicher Neuropathien? Neuroforum VI/3: 216-228
2. **Giess R, Naumann M, Werner E, Riemann R, Beck M, Puls I, Reiners C, Toyka KV** (2000) Injections of botulinum toxin A into the salivary glands improves sialorrhea in amyotrophic lateral sclerosis. J Neurol Neurosurg Psychiatry 69: 121-123
3. **Giess R, Beck M, Götz R, Nitsch RM, Toyka KV, Sendtner M** (2000) Potential role of LIF as a modifier gene in the pathogenesis of amyotrophic lateral sclerosis. Neurology 54: 1003-1005
4. **George A, Marziniak M, Schafers M, Toyka KV, Sommer C** (2000) Thalidomide treatment in chronic constrictive neuropathy decreases endoneurial tumor necrosis factor-alpha, increases interleukin-10 and has long-term effects on spinal cord dorsal horn met-enkephalin. Pain 88: 267-275
5. **Lindenlaub T, Teuteberg P, Hartung T, Sommer C** (2000) Effects of neutralizing antibodies to TNF-alpha on pain-related behavior and nerve regeneration in mice with chronic constriction injury. Brain Res 866: 15-22
6. **Lindenlaub T, Sommer C** (2000) Partial sciatic nerve transection as a model of neuropathic pain: a qualitative and quantitative neuropathological study. Pain 89: 97-106
7. **Martini R** (2000) Animal models for inherited peripheral neuropathies: chances to find treatment strategies? J Neurosci Res 61: 244-250
8. **Martini R, Berciano J, Van Broeckhoven C** (2000) 5th Workshop of the European CMT consortium, 69th ENMC International Workshop: „Therapeutic approaches in CMT neuropathies and related disorders", 23-25th April 1999, Soestduinen, The Netherlands. Neuromuscul Disord 10: 69-74
9. **Schmid CD, Stienekemeier M, Oehen S, Bootz F, Zielasek J, Gold R, Toyka KV, Schachner M, Martini R** (2000) Immune deficiency in mouse models for inherited peripheral neuropathies leads to improved myelin maintenance. J Neurosci 20: 729-735
10. **Schneider C, Grimm T, Kress W, Sommer C, Sommer C, Müller CR** (2000) Hyperparathyroidism in a patient with proximal myotonic myopathy (PROMM). Neuromuscul Disord 10: 481-483
11. **Schneider C, Matsomoto Y, Kohyama K, Toyka KV, Hartung HP, Gold R** (2000) Experimental autoimmune myositis in the Lewis rat: Lack of spontaneous T-cell apoptosis and therapeutic response to glucocorticosteroid application. J Neuroimmunol 107: 83-87
12. **Schneider C, Ziegler A, Ricker K, Grimm T, Kress W, Reimers CD, Meinck HM, Reiners K, Toyka KV** (2000) Proximal myotonic myopathy: Evidence for anticipation in families with linkage to chromosome 3q. Neurology 55: 383-388
13. **Vogel C, Lindenlaub T, Tiegs G, Toyka KV, Sommer C** (2000) Pain related behavior in TNF-receptor deficient mice. In: Devor M, Rowbotham MC, Wiesenfeld-Hallin Z, eds. Proceedings of the 9th World Congress on Pain, Progress in Pain Research and Management. Seattle: IASP Press: 249-257
14. **Wrabetz L, Feltri ML, Quattrini A, Imperiale D, Previtali S, D'Antonio M, Martini R, Yin X, Trapp BD, Xhou L, Chiu SY, Messing A** (2000) P_0 overexpression causes congenital hypomyelination of peripheral nerves. J Cell Biol 148: 1021-1033
15. **Zielasek J, Martini R, Suter U, Toyka KV** (2000) Neuromyotonia in mice with hereditary myelinopathies. Muscle Nerve 23: 696-701

Anästhesiologie

1. **Anetseder M, Ritter L, Horbaschek H, Hartung E, Roewer N** (2000) The impact of 4-chloro-m-cresol in heparin formulas on malignant hyperthermia: in vitro and in vivo. Acta Anaesthesiol Scand 44: 338-42

Neuromuskuläre Sprechstunde Stuttgart

Pädiatrisches Zentrum Olgahospital Stuttgart

Am Pädiatrischen Zentrum besteht seit 25 Jahren eine neuropädiatrische Sprechstunde (Leiter: Ärztl. Direktor Dr. Burkhard Köhler). Im Rahmen dieser Sprechstunde werden Kinder und Jugendliche mit neuromuskulären Erkrankungen vorgestellt und untersucht. Die stationäre Behandlung erfolgt auf der kinderneurologischen Station (23 Betten) mit Mutter-Kind-Einheit. An der Kinderklinik des Olgahospitals stehen alle notwendigen Untersuchungstechniken zur Verfügung (Myographie, Neurographie, Sonographie, Kernspintomographie). Invasive Diagnostik (Muskel-, Nervenbiopsie) kann je nach Fragestellung offen oder mittels Nadelbiopsie erfolgen.

Für die Langzeitbetreuung von Patienten mit neuromuskulären Erkrankungen stehen Krankengymnastik und Ergotherapie zur Verfügung. Die orthopädische Mitbetreuung der Patienten ist durch unsere Orthopädische Klinik (Leiter: Prof. Dr. K. D. Parsch) gewährleistet. Außerdem besteht eine Zusammenarbeit mit Priv. Doz. Dr. Naumann, Hessing-Klinik in Augsburg.

Eine genetische Beratung kann in der zum Olgahospital gehörenden Humangenetik an der Städtischen Frauenklinik (Leiter: Dr. Heilbronner) erfolgen.

Pädiatrisches Zentrum Olgahospital
Kinderklinik Pädiatrie I
Neuropädiatrie
Ärztlicher Direktor: Dr. B. Köhler
Oberarzt: Dr. R. Keimer
Bismarckstraße 8
70176 Stuttgart
Tel.: 0711-9920, 992-2412
Fax: 0711-992-2799
Sprechstundenanmeldung: 0711-992-3540, -41

Pädiatrische Neuromuskuläre Sprechstunde Tübingen

Muskelsprechstunde Tübingen für Kinder und Jugendliche an der Kinderklinik, Abteilung III (Neuropädiatrie, Entwicklungsneurologie, Sozialpädiatrisches Zentrum)

In der Muskelsprechstunde wird bei Kindern und Jugendlichen das gesamte Spektrum der neuromuskulären Erkrankungen umfassenden Muskelkrankheiten interdisziplinär diagnostiziert und betreut, auch unter Berücksichtigung der Gesamtentwicklung. Die Koordination der einzelnen Fachdisziplinen erfolgt durch den behandelnden Arzt/Ärztin der Muskelsprechstunde. In der Betreuung einschließlich Hilfsmittelberatung, arbeiten Arzt/Ärztin und Krankengymnastin eng zusammen (eine unserer Krankengymnastinnen, Frau Roland, ist aktive Mitarbeiterin im AK Krankengymnastik der DGM). Daneben besteht die Möglichkeit der Beratung und Betreuung durch das psychosoziale Team (Psychologin, Sozialarbeiter) des Sozialpädiatrischen Zentrums. Es besteht eine gute Zusammenarbeit mit den Lehrern der Klinikschule, die im Allgemeinen auch einen Kontakt zu den Lehrern vor Ort aufnehmen.

Die Diagnostik eines (schlafbezogenen) Unterbeatmungssyndroms und Einleitung/Überprüfung einer häuslichen nicht-invasiven Maskenbeatmung, Anleitung von Eltern und betroffenen Kindern/Jugendlichen ist inzwischen auf unserer neuropädiatrischen Station gut etabliert in Zusammenarbeit mit Pulmologen und dem Oberarzt der Intensivstation der Kinderklinik. Eine Aufnahme auf der Intensivstation ist daher auf Notfallsituationen beschränkt. Falls erforderlich oder zur Entlastung gewünscht, wird eine häusliche Mitbetreuung durch einen ambulanten Kinderintensivkrankenpflegedienst eingeleitet.

Die Verlaufskontrollen bei Jungen mit Duchennscher Muskeldystrophie werden weiter entsprechend dem Protokoll der abgeschlossenen multicentrischen Therapiestudie durchgeführt und die Daten der mit Cortison Behandelten an den Leiter der Studie, Prof. Dr. Reitter, Mainz, weitergegeben.

In Zusammenarbeit mit der endokrinologischen Abteilung wird systematisch die Knochendichte bei Kindern/Jugendlichen mit den verschiedensten neuromuskulären Erkrankungen in Abhängigkeit von ihren motorischen Fähigkeiten (mobility status) untersucht, daneben im Vergleich bei Jungen mit DMD mit und ohne Cortisontherapie.

Eine enge Zusammenarbeit findet u.a. vor allem auch mit dem Institut für Hirnforschung statt, was sich z. B. auch in einem auf dem Gebiet der Muskelkrankheiten gemeinsamen Seminar für Studenten zeigt.

Universitätsklinikum Tübingen
Kinderklinik
Abteilung III
Neuropädiatrie, Entwicklungsneurologie
Sozialpädiatrisches Zentrum
Ärztliche Direktorin
Prof. Dr. med. Ingeborg Krägeloh-Mann
Frau Dr. M. Stötter und Kollegen/innen
72070 Tübingen, Frondsbergstraße 23
Tel.: 07071-2984734, Fax: 07071-440359

Weitere Ansprechpartner
Psychosoziales Team
Frau Bayha, Diplompsychologin, Herr Hassel,
Sozialarbeiter
72070 Tübingen, Frondsbergstraße 23
Tel.: 07071-2984734, Fax: 07071-440359

Maskenbeatmung
Station C4Ost

72076 Tübingen, Hoppe-Seylerstraße 3
Tel.: 07071-2984728, Fax: 07071-295468

Kinderkardiologie
Univ. Kinderklinik, Abteilung II
72076 Tübingen, Hoppe-Seylerstraße 3
Tel.: 07071-2984712, Fax: 07071-295127
Ansprechpartner: Oberarzt Dr. E. Steil

Genetische Beratung
Abteilung Klinische Genetik
72076 Tübingen, Wilhelmstraße 27
Tel.: 07071-2976408, Fax: 07071-295228

Auswertung von Muskel-/Nervbiopsien
Histologie mit Elektronenmikroskopie, Enzym-
histochemie, Immunzytochemie
Institut für Hirnforschung
72076 Tübingen, Calwerstraße 3
Tel.: 07071-2982283, Fax: 07071-294846
Ansprechpartner: Frau PD Dr. A. Bornemann

Übersichtsarbeiten

Die multifokale motorische Neuropathie

Mathias Tröger, Fedor Heidenreich, Reinhard Dengler

Neurologische Klinik mit Klinischer Neurophysiologie, Medizinische Hochschule, 30623 Hannover

Die multifokale motorische Neuropathie (MMN) mit persistierenden Leitungsblöcken ist ein autoimmun vermitteltes Syndrom, das im Vergleich zu anderen peripheren Neuropathien eher selten ist. Verlässliche Angaben zur Häufigkeit liegen allerdings nicht vor. Die besondere Bedeutung ergibt sich aus der klinischen Ähnlichkeit zur Amyotrophen Lateralsklerose. Im Gegensatz zu dieser bestehen jedoch bei der MMN relativ gute Therapiemöglichkeiten.

Die ersten Beschreibungen typischer Fälle einer MMN stammen von Parry und Clarke[1] sowie Pestronk und Mitarbeitern[2]. Kurz zuvor beschrieben Lewis und Mitarbeiter eine klinisch ähnliche, immunologisch vermittelte Neuropathie mit gleichzeitig vorhandenen sensiblen Ausfällen und Hirnnervenbeteiligung[3]. Männer sind ca. dreimal häufiger betroffen als Frauen. Die ersten Symptome treten meist in der fünften Lebensdekade auf.

Pathogenese

Bei der MMN handelt es sich um eine immunologisch vermittelte Störung der Myelinscheiden. In vielen Arbeiten wurde eine enge Verwandtschaft zur chronisch inflammatorischen demyelinisierenden Polyneuropathie (CIDP) herausgestellt. Allerdings weisen die Patienten eine Reihe von Unterschieden in Bezug auf Histopathologie, Laborbefunde und Ansprechen auf immunmodulatorische Therapien auf, die eine Abgrenzung als eigene Entität rechtfertigen.

Die stärksten Argumente für eine Immunogenese der Erkrankung stellen neben einem einzigen nervenbioptischen Ergebnis aus dem Bereich eines Leitungsblockes[4] das therapeutische Ansprechen auf immunmodulatorische Therapien dar. Die überwiegende Schädigung motorischer Fasern legt eine Immunantwort gegen für diese Faserpopulation spezifische Antigene nahe. Die pathogenetische Rolle der häufig erhöhten Anti-Gangliosid-Antikörper ist dagegen bisher unklar. In einigen Berichten konnte die klinische Verbesserung unter Therapie mit sinkenden Antikörpertitern korreliert werden. Diese Befunde waren allerdings nicht in allen Studien zweifelsfrei reproduziert worden. Zudem konnten in Transferexperimenten durch Gangliosid-Antikörper nicht in allen Untersuchungen Leitungsblöcke generiert werden[5].

Symptome (siehe auch Tabelle 1)
Bereits die ersten Beschreibungen stellen die oft frappierenden Ähnlichkeiten in der Symptomatik einer MMN und einer ALS heraus. Oft gehen unspezifische Beschwerden wie Muskelkrämpfe oder diffuse Muskelschmerzen, aber auch Faszikulationen der Paresent-

Typische Befunde	Paresen meist armbetont und asymmetrisch
	Atrophien oft weniger ausgeprägt als Paresen
	Faszikulationen
	Reflexe erhalten, auch in paretischen Muskelgruppen
	Keine relevanten sensiblen Störungen
Mögliche Befunde	Milde sensible Reizerscheinungen
Untypische Befunde	Zeichen einer Pyramidenbahnschädigung
	Sensible Ausfälle
	Hirnnervenausfälle

Tabelle 1: Klinische Symptomatik der multifokalen motorischen Neuropathie.
Hierbei stützen typische Befunde die Diagnose. Mögliche Befunde sprechen nicht gegen die Diagnose. Untypische Befunde sind zunächst nicht mit einer MMN vereinbar.

wicklung um einige Monate voraus. Typischerweise schildern die Patienten den Beginn der Schwäche in einer Hand mit einer langsamen Ausbreitung der Symptomatik auf weitere Muskelgruppen und Befall weiterer Extremitäten. Ein Beginn im Bereich der unteren Extremitäten ist ebenfalls möglich. In Einzelfällen wurde auch über eine primäre Manifestation im Bereich der respiratorischen Muskulatur berichtet[6,7].

In der klinischen Untersuchung finden sich asymmetrische Paresen mit meist distaler Betonung. Die weitaus meisten Patienten zeigen eine primäre Beteiligung der oberen Extremitäten. Daneben sind oft lokale und zum Teil auch generalisierte Faszikulationen zu beobachten. Insbesondere zu Beginn der Erkrankung ist unter Umständen eine erhebliche Diskrepanz zwischen den oft beträchtlichen Paresen und nur mäßigen oder leichten Atrophien zu beobachten, die bereits einen ersten klinischen Hinweis auf das Vorliegen einer Myelinscheidenstörung darstellt. Im weiteren Verlauf treten aber durchaus deutliche Atrophien auf, die entweder Folge der muskulären Inaktivität distal des Leitungsblockes sind oder eine sekundäre axonale Schädigung anzeigen. Anders als bei verwandten entzündlichen Neuropathien wie der CIDP sind die Muskeleigenreflexe häufig auch in paretischen oder atrophischen Muskelgruppen erhalten. Eindeutige klinische Zeichen einer kortikospinalen Schädigung sind jedoch nicht nachweisbar.

Nicht selten geben die Patienten milde sensible Störungen oder Reizerscheinungen an. Ausgeprägte Sensibilitätsstörungen sollten jedoch an der Diagnose zweifeln lassen. Unter Umständen muss hier die Diagnose einer Variante der MMN mit sensibler Beteiligung diskutiert werden[8,9]. Störungen motorischer Hirnnerven oder gar eine im Vordergrund stehende bulbäre Symptomatik sprechen in der Regel gegen die Diagnose einer MMN. Allerdings sind auch Hirnnervenausfälle als Erstmanifestation der MMN beschrieben worden.

Diagnostik

Allgemein anerkannte diagnostische Kriterien der MMN liegen bislang nicht vor. In einer neueren Arbeit werden Kriterien vorgeschlagen, die auch eine Abschätzung des therapeutischen Ansprechens erlauben[10]. Hierbei werden klinische, neurophysiologische und Laborparameter kombiniert. Eine Evaluation dieser Parameter durch andere Arbeitsgruppen steht jedoch noch aus. Die entscheidende Rolle in der Diagnosestellung der MMN kommt der elektroneurographischen Untersuchung zu. Diese Befunde werden daher in einem gesonderten Abschnitt besprochen (s.u.). Andere Untersuchungsmethoden dienen in erster Linie der Abgrenzung ähnlicher Krankheitsbilder.

Bildgebende Verfahren zeigen in der Regel Normalbefunde. In Einzelfällen konnten aber im Bereich von Leitungsblöcken entzündliche Auftreibungen der entsprechenden Nervenstrukturen auch in der Kernspintomographie nachgewiesen werden. Diese Befunde decken sich auch mit dem einzigen bisher vorliegenden Bericht über eine operative Exploration im Bereich eines Leitungsblockes (unter der Verdachtsdiagnose einer tumorösen Veränderung des Nervs). Auch

hier konnte eine entzündlich wirkende Verdickung der Nerven beobachtet werden[4]. Insgesamt sind diese Berichte sicher hilfreich, falls ähnliche Befunde in der Evaluation von Patienten erhoben werden. Ein Einsatz in der Routineabklärung von Patienten mit der Verdachtsdiagnose MMN kann aber sicher noch nicht empfohlen werden.

Im Gegensatz zur pathophysiologisch eng verwandten CIDP ist das **Liquorprotein** in der Regel normal. Eine erhöhte Zellzahl im Liquor spricht gegen eine MMN. Es findet sich gelegentlich eine mäßige CK-Erhöhung. Auch allgemeine Blutuntersuchungen ergeben keine spezifischen Befunde.

Gm_1-Antikörperbestimmung

Frühe Berichte zur MMN stellten die Assoziation mit dem Auftreten von Anti-Gm_1-IgM heraus, denen eine hohe pathogenetische und diagnostische Bedeutung zugeschrieben wurde. Die Debatte über die Bedeutung dieser Antikörper ist bislang nicht endgültig entschieden. Deutlich erhöhte Titer insbesondere von Anti-Gm_1-IgM (seltener Anti-asialo-Gm_1 oder Anti-Gm_2) können als diagnostischer Hinweis verwertet werden und erhöhen die Diagnosesicherheit[10]. Allerdings weist die Untersuchung nur eine geringe Sensitivität auf, d. h. auch negative Ergebnisse in der Antikörperdiagnostik sind gut mit der Diagnose einer MMN vereinbar. Leicht bis mäßig erhöhte Titer können bei einer Vielzahl entzündlicher und anderer Neuropathien und auch Motoneuronerkrankungen auftreten.

Nervenbiopsie

Eine Nervenbiopsie ist nur bei Patienten indiziert, bei denen die elektrophysiologischen Befunde keine eindeutige Diagnose erlauben und eine Abgrenzung z. B. zu einer Vaskulitis erforderlich wird. Hierbei ist auch zu bedenken, dass mit der Biopsie des rein sensiblen N. suralis ein klinisch nicht betroffener Nerv untersucht wird. Bei einer MMN zeigen die histologischen Befunde aus Suralis-Biopsien meist nur unspezifische Veränderungen. Neben normalen Befunden wurden ein leicht ausgeprägter Verlust myelinisierter Fasern sowie De- und Remyelinisierung beschrieben[11].

Elektrophysiologie

Diagnostisch entscheidend ist die neurographische Untersuchung. Hierbei ist es wichtig, eine ausreichende Anzahl verschiedener Nerven zu untersuchen und besonders auch die proximalen Nervensegmente mit in die Untersuchung einzubeziehen, da hier die Ausbeute der diagnostisch wegweisenden fokalen Leitungsstörungen am höchsten ist.

Der typische neurographische Befund ist der partielle motorische Leitungsblock. Hierbei handelt es sich um eine auf einem kurzen Nervensegment auftretende Reduktion der motorischen Reizantwortamplitude ohne ausgeprägte Verlängerung der Reizantwort. Die Leitgeschwindigkeit ist in diesem Segment meist herabgesetzt, kann aber auch normal sein. Es sollte sich um eine kurzstreckige Veränderung handeln, die mit der sog. Inching-Technik auf wenige Zentimeter eingegrenzt werden kann.

Die sensible Neurographie des betroffenen Nervs ist in der Regel auch über diesen Abschnitt normal. Für eine diagnostische Verwertung ist zu fordern, dass dieser Befund außerhalb physiologischer Engstellen, wie z. B. dem Sulcus ulnaris auftritt.

Die exakte technische Durchführung der Neurographie ist dabei entscheidend. Bei allen Auffälligkeiten ist nach unserer Erfahrung die technische Durchführung und Reproduzierbarkeit der Neurographie kritisch zu prüfen. Dies gilt insbesondere, wenn nur einzelne Auffälligkeiten nachweisbar sind oder bei schwierigen technischen Bedingungen, wie der Ableitung von deutlich atrophierten Muskelgruppen. Wir streben daher an, die Auffälligkeiten in einer zweiten Untersuchung zu bestätigen.

Bisher konnte kein allgemeiner Konsens gefunden werden, welche genauen Kriterien der Diagnose eines Leitungsblockes zugrunde gelegt werden sollen[10,12], d. h. welches Ausmaß an Amplitudenreduktion zu fordern ist. Verständlicherweise nimmt mit strengeren Kriterien die Sensitivität ab, während die Spezifität steigt. Die in der eigenen Abteilung angewandten abgestuften Kriterien finden sich in Tabelle 2.

Neben dem klassischen Leitungsblock können aber auch andere lokalisierte neurographische Auffälligkeiten wie fokale Verzögerungen der Leitgeschwindigkeit oder Potenzialdeformierungen und F-Wellen-Verzögerungen auf eine MMN hinweisen[13]. Entscheidend ist das fokale Verteilungsmuster und die Aussparung sensibler Fasern.

Sicherer Leitungsblock	Amplitudenreduktion > 50 % Potenzialdauer $\Uparrow$ < 30 %
Möglicher Leitungsblock/ verdächtiger Befund	Amplitudenreduktion > 30 % Potenzialdauer $\Uparrow$ < 50 %

Tabelle 2: Diagnostische Kriterien eines partiellen motorische Leitungsblockes.
Die Potenzialdauer bezieht sich auf die negative Komponente der Reizantwort.

Differentialdiagnose

Zur Differentialdiagnose der MMN gehören sämtliche Neuropathien, die das Verteilungsmuster einer Mononeuritis multiplex aufweisen können[14]. Hierzu zählen insbesondere die diabetische Mononeuritis multiplex, vaskulitische Polyneuropathien, einige erregerbedingte Erkrankungen (z.B. Borreliose) u.a.

Die wichtigste Differentialdiagnose ist jedoch die Amyotrophe Lateralsklerose[15], die bei der Mehrzahl der Patienten initial vermutet wird. Insbesondere bei frühen Formen der ALS mit noch wenig ausgeprägten Zeichen einer kortikospinalen Beteiligung kann die rein klinische Abgrenzung schwierig oder auch unmöglich sein. Einen ersten klinischen Hinweis auf das Vorliegen einer MMN kann die Verteilung der Paresen entsprechend dem Versorgungsgebiet einzelner peripherer Nerven liefern. Auch eine Diskrepanz zwischen deutlichen Paresen und nur wenig ausgeprägten Atrophien kann als Hinweis auf einen Leitungsblock als zugrunde liegender Störung gewertet werden. Entscheidend aber bleibt die sorgfältige neurophysiologische Diagnostik, die bei jedem Pati-

enten mit der Verdachtsdiagnose einer Motoneuronerkrankung die neurographische Untersuchung von mindestens je zwei Nerven der oberen und unteren Extremitäten unter Einschluss proximaler Abschnitte umfassen sollte[16]. Die Abgrenzung von einer CIDP kann in manchen Fällen schwierig sein. Wegweisend sind hier das mehr distale Verteilungsmuster der neurophysiologischen Veränderungen und die Liquorbefunde.

Therapie

Im Gegensatz zu anderen entzündlichen Neuropathien spricht die MMN nicht auf Kortikosteroide oder Plasmapherese an. In einem Einzelfall wurde sogar über eine deutliche Verschlechterung nach Plasmapherese berichtet[17]. Eine Therapie mit intravenösen Immunglobulinen (IVIG) hat sich dagegen als wirksam erwiesen und kann bei manchen Patienten zu dramatischen Verbesserungen führen. Eine Reihe verschiedener Wirkprinzipien, neben der Modulation der B-Zell-Antwort möglicherweise auch eine Verbesserung der Remyelinisierung, trägt vermutlich zu diesem Effekt bei[18]. Diese positiven Effekte konnten in einer Reihe kleinerer Untersuchungen belegt werden und wurden kürzlich in einer methodisch einwandfreien Doppelblindstudie an 16 Patienten bestätigt[19]. Kontrollierte Langzeitstudien, aus denen gesicherte Therapieempfehlungen abzuleiten sind, liegen allerdings bisher nicht vor. Die Therapie wird in unserer Klinik mit 0,4 g/kg Körpergewicht über fünf Tage begonnen und dann in monatlichen Abständen wiederholt. Bei gutem Ansprechen sollte eine Reduktion der Dosen und Verlängerung der Intervalle angestrebt werden. Die Behandlung mit Cyclophosphamid ist ebenfalls wirksam[20], hat sich jedoch wegen der toxischen Effekte bei längerer Behandlung bisher nicht allgemein durchgesetzt. Insgesamt ist ein möglichst früher Therapiebeginn anzustreben, da bereits manifeste Atrophien in der Regel nur partiell reversibel sind.

Eine sorgfältige Verlaufsdokumentation einschließlich regelmäßiger neurographischer Evaluation sollte diese aufwendige Therapie begleiten. Die motorischen Leitungsblöcke sind trotz Behandlung meist über Monate und Jahre unverändert nachweisbar, wenngleich auch Rückbildungen beschrieben wurden.

Bisher kann keine verlässliche Empfehlung zur Frage der notwendigen Therapiedauer gegeben werden[21]. Initial ist bei den meisten Patienten eine Verbesserung der Paresen zu verzeichnen. Im weiteren Verlauf ist dann trotz kontinuierlicher Weiterbehandlung eine Verlangsamung der Besserung zu beobachten, die schließlich in ein Plateau mit unterschiedlich stark ausgeprägten Residuen übergeht. Möglicherweise stellen diese Residuen das klinische Korrelat einer axonalen Mitbeteiligung dar. Ist ein stabiler Zustand des Patienten erreicht, kann versucht werden, die Infusionsintervalle zu strecken, die Dosis zu reduzieren und eventuell auch die Therapie zu beenden. Dies gelingt jedoch nicht immer und es bleiben wiederholte IVIG-Gaben erforderlich.

Literatur

1. **Parry GJ, Clarke S** (1988) Multifocal acquired demyelinating neuropathy masquerading as motor neuron disease. Muscle Nerve 11: 103-107
2. **Pestronk A, Cornblath DR, Ilyas AA, Baba H, Quarles RH, Griffin JW et al.** (1988) A treatable multifocal motor neuropathy with antibodies to GM_1 ganglioside. Ann Neurol 24: 73-78
3. **Lewis RA, Sumner AJ, Brown MJ, Asbury AK** (1982) Multifocal demyelinating neuropathy with persistent conduction block. Neurology 32: 958-964
4. **Kaji R, Oka N, Tsuji T, Mezaki T, Nishio T, Akiguchi I et al.** (1993) Pathological findings at the site of conduction block in multifocal motor neuropathy. Ann Neurol 33:152-158
5. **Harvey GK, Toyka KV, Zielasek J, Kiefer R, Simonis C, Hartung HP** (1995) Failure of anti-GM1 IgG or IgM to induce conduction block following intraneural transfer. Muscle Nerve 18:388-394
6. **Boonyapisit K, Katirji B** (2000) Multifocal motor neuropathy presenting with respiratory failure. Muscle Nerve 23: 1887-1890
7. **Beydoun SR, Copeland D** (2000) Bilateral phrenic neuropathy as a presenting feature of multifocal motor neuropathy with conduction block. Muscle Nerve 23: 556-559
8. **Saperstein DS, Amato AA, Wolfe GI, Katz JS, Nations SP, Jackson CE et al.** (1999) Multifocal acquired demyelinating sensory and motor neuropathy: the Lewis-Sumner syndrome. Muscle Nerve 22: 560-566
9. **Berg-Vos RM, van den Berg LH, Franssen H, Vermeulen M, Witkamp TD, Jansen GH et al.** (2000) Multifocal inflammatory demyelinating neuropathy: a distinct clinical entity? Neurology 54: 26-32
10. **Berg-Vos RM, Franssen H, Wokke JH, Van Es HW, van den Berg LH** (2000) Multifocal motor neuropathy: diagnostic criteria that predict the response to immunoglobulin treatment. Ann Neurol 48: 919-926
11. **Corse AM, Chaudhry V, Crawford TO, Cornblath DR, Kuncl RW, Griffin JW** (1996) Sensory nerve pathology in multifocal motor neuropathy. Ann Neurol 39: 319-325
12. **Pfeiffer G, Wicklein EM, Wittig K** (2000) Sensitivity and specificity of different conduction block criteria. Clin Neurophysiol 111: 1388-1394
13. **Pakiam AS, Parry GJ** (1998) Multifocal motor neuropathy without overt conduction block. Muscle Nerve 21: 243-245
14. **Dengler R, Heidenreich F** (1999) Polyneuropathien. Kohlhammer, Stuttgart
15. **Dengler R, Ludolph AC, Zierz S** (2000) Amyotrophe Lateralsklerose. Thieme, Stuttgart
16. **Tröger M, Dengler R** (1999) Neurophysiologische Diagnostik bei Amyotropher Lateralsklerose. Klin Neurophysiol 30: 1-9
17. **Claus D, Specht S, Zieschang M** (2000) Plasmapheresis in multifocal motor neuropathy: a case report [letter]. J Neurol Neurosurg Psychiatry 68: 533-535
18. **Stangel M, Toyka KV, Gold R** (1999) Mechanisms of high-dose intravenous immunoglobulins in demyelinating diseases. Arch Neurol 56: 661-663
19. **Federico P, Zochodne DW, Hahn AF, Brown WF, Feasby TE** (2000) Multifocal motor neuropathy improved by IVIg: randomized, double-blind, placebo-controlled study. Neurology 55: 1256-1262
20. **Biessels GJ, Franssen H, van den Berg LH, Gibson A, Kappelle LJ, Venables GS et al.** (1997) Multifocal motor neuropathy. J Neurol 244: 143-152
21. **van Doorn PA, van der Meche FG** (2000) IVIg treatment improves multifocal motor neuropathy: easy to start but difficult to stop. Neurology 55: 1246-1247

Fibromyalgie
Eine Standortbestimmung*

Dieter Pongratz und Michael Späth

Die Fibromyalgie (Synonyma: generalisierte Tendomyopathie, generalisierte Tendomyalgie, polytope Insertionstendopathie, obsolet: Fibrositis) ist ein klinischer Symptomenkomplex, bestehend aus

a) chronischen polytopen Schmerzen im Bewegungsapparat, vorzugsweise im Bereich der Muskulatur und der Muskel-Sehnen-Ansätze,
b) multiplen autonomen Funktionsstörungen sowie
c) psychischen Auffälligkeiten.

Ätiologie und Pathogenese sind bisher nur lückenhaft bekannt.

Klinisches Bild, Klassifikations- und Diagnosekriterien

Das Vollbild des klinischen Symptomenkomplexes ist an sich sehr typisch, auch wenn jedes einzelne Symptom unspezifisch ist. Die Voraussetzung für die Erfassung eines für wissenschaftliche Studien vergleichbaren Patientenkollektivs stellen ohne Zweifel die vom American College of Rheumatology 1990 formulierten Klassifikationskriterien (Tab. 1) dar, in deren Mittelpunkt 18 definierte Tender Points stehen, von welchen mindestens 11 bei der Palpation druckschmerzhaft sein müssen (1).

Dabei hat die Zahl von 18 Tender Points eine gewisse Willkür in sich, gibt es doch im Einzelfall sehr viel mehr Tender Points. Sie berücksichtigt jedoch die Forderung, dass generalisierte, weitgehend symmetrische Muskelschmerzen vorliegen müssen und ist die Voraussetzung für eine den Patienten nicht allzu sehr belastende, in kurzer Zeit durchführbare und reproduzierbare Befunderhebung.

Die meisten Tender Points sind in der Gegend des Muskel-Sehnen-Ansatzes lokalisiert. An dieser Stelle muss darauf aufmerksam gemacht werden, dass die klinisch diagnostische Säule der Fibromyalgie die Tender Points sind, welche an definierter Stelle ohne pathologischen Tastbefund nachweisbar sind. Das viel häufigere myofasziale Schmerzsyndrom ist dagegen charakterisiert durch Trigger Points mit

- taut band,
- referred pain,
- twitch response und
- jump sign.

Hierfür kennt man gleichfalls häufige, aber individuell immer wieder variierende Vorzugs-Lokalisationen (2).

141

Anamnese generalisierter Schmerzen

Definition: Schmerzen mit der Lokalisation in der linken und rechten Körperhälfte, im Ober- und Unterkörper und im Bereich des Achsenskelettes (Halswirbelsäule, Brustwirbelsäule oder tiefsitzender Kreuzschmerz) werden als generalisiert bezeichnet. Bei dieser Definition wird der Schulter- und Beckengürtelschmerz als Schmerz der jeweiligen Körperhälfte betrachtet.

Schmerzen an 11 von 18 definierten „Tender Points" auf Fingerdruck

Definition: Bei digitaler Palpation muss Schmerz in mindestens 11 von 18 der folgenden Tender Points (9 auf jeder Körperhälfte) als solcher palpierbar sein:

1. Ansätze der subokzipitalen Muskeln
2. Querfortsätze der Halswirbelsäule C5 bis C7
3. M. trapezius (Mittelpunkt der oberen Begrenzung)
4. M. supraspinatus
5. Knochen-Knorpel-Grenze der 2. Rippe
6. Epicondylus radialis (2 cm distal)
7. Regio glutaea lateralis (oberer äußerer Quadrant)
8. Trochanter major
9. Fettpolster des Kniegelenks medial, proximal der Gelenklinie

Bewertung: Für die Klassifikation einer Fibromyalgie müssen beide Kriterien erfüllt sein. Die generalisierten Schmerzen müssen für die Dauer von mindestens 3 Monaten bestanden haben. Der Nachweis einer weiteren klinischen Erkrankung darf die Diagnose einer Fibromyalgie nicht ausschließen.

Tabelle 1: Klassifikationskriterien der Fibromyalgie des American College of Rheumatology.

Die Untersuchung der Tender Points ist einfach, die der Trigger Points erfordert inbesondere in tiefen Muskeln viel Erfahrung! Während man beim regionalen myofaszialen Schmerzsyndrom niemals positive Tender Points findet, sind zusätzliche Trigger Points bei der Fibromyalgie außerordentlich häufig, bei guter Untersuchungstechnik möglicherweise sogar obligat zusätzlich vorhanden.

Schwieriger als die Klassifikationskriterien für die Fibromyalgie sind diagnostische Kriterien, wobei in Deutschland vor allem diejenigen von Müller und Lautenschläger (Tab. 2) Verwendung finden (3). Sie berücksichtigen im klinischen Bild neben den Tender Points zusätzlich die begleitenden autonomen Funktionsstörungen sowie die psychischen Auffälligkeiten.

- Spontane Schmerzen in der Muskulatur, im Verlauf von Sehnen und Sehnenansätzen mit typischer stammnaher Lokalisation, die über mindestens 3 Monate in 3 verschiedenen Regionen vorhanden sind,
- Druckschmerzhaftigkeit an mindestens der Hälfte der typischen Schmerzpunkte (Druckdolometrie oder digitale Palpation mit ca. 4 kp/cm^2, sichtbare Schmerzreaktion),
- begleitende vegetative und funktionelle Symptome inkl. Schlafstörungen,
- psychopathologische Befunde (seelische und Verhaltensauffälligkeiten),
- normale Befunde der gängigen Laboruntersuchungen.

Bewertung: Für die Diagnose der FMS sollen mindestens je 3 der folgenden vegetativen Symptome und funktionellen Störungen nachweisbar sein.

Vegetative Symptome:

- kalte Akren (Hände),
- trockener Mund,
- Hyperhidrosis (Hände),
- Dermographismus,
- orthostatische Beschwerden (lage- und lagewechselabhängiger Schwindel),
- respiratorische Arrhythmie,
- Tremor (Hände).

Funktionelle Störungen:

- Schlafstörungen,
- gastrointestinale Beschwerden (Obstipation, Diarrhoe),
- Globusgefühl,
- funktionelle Atembeschwerden,
- Par(Dys-)ästhesien,
- funktionelle kardiale Beschwerden,
- Dysurie und/oder Dysmenorrhoe.

Tabelle 2: Diagnostische Kriterien der Fibromyalgie nach Müller und Lautenschläger.

Anamnestisch hat der Mindestzeitverlauf von 3 Monaten eine gewisse Willkürlichkeit. In Anlehnung an andere chronische Schmerzsyndrome wäre wohl 1/2 Jahr sinnvoller. Von großer Bedeutung erscheint uns in den Kriterien von Müller und Lautenschläger eine ergänzende Quantifizierung der Druckschmerzhaftigkeit mit Hilfe der Druckdolometrie sowie die Forderung, dass Kontrollpunkte ohne vergleichbare Schmerzreaktion sein sollen.

Die Einführung der Forderung, dass bei der Diagnose der Fibromyalgie gängige Laboruntersuchungen normale Befunde aufweisen sollen, könnte eines Tages zu Diagnosekriterien der Fibromyalgie führen, wobei festzuschreiben ist, dass eine ganze Reihe technischer Untersuchungen in der Differentialdiagnose zu sog. sekundären Formen normal ausfallen müssen (vgl. Abschnitt Differentialdiagnose).

Derzeitiger Wissensstand zur Ätiologie und Pathogenese der Fibromyalgie

Die Ätiologie der Fibromyalgie ist noch weitgehend offen. Ausgehend von der klinischen Beobachtung einer gewissen familiären Häufung (4) weisen erste molekularbiologische Befunde auf genetische Besonderheiten bestimmter Allele von Serotoninpräkursorgenen hin (5). Weitere einschlägige Untersuchungen sind in ihrer Aussagekraft noch nicht abschließend zu beurteilen.

Was die Pathogenese anbelangt, sind sowohl Veränderungen im peripheren neuromuskulären und nozizeptiven System als auch in der Schmerzleitung und -verarbeitung auf spinaler und supraspinaler Ebene zu beachten (6, 7). Auch wenn kein Tiermodell der Fibromyalgie existiert, so sind doch tierexperimentelle Daten zur Chronifizierung muskuloskeletaler Schmerzen von entscheidender Bedeutung. In Untersuchungen von Zieglgänsberger und seiner Arbeitsgruppe zeigten sich aktivitätsabhängige Veränderungen der Schmerzmatrix (8, 9). So führt die repetitive synaptische Erregung oder die Applikation von Glutamat in die Gegend des Hinterhorns des Rückenmarks dazu, dass die Neurone spontan aktiv werden. In der Folge lässt sich eine Expansion der rezeptiven Felder im Cortex cerebri beobachten (10). Zusätzlich wird durch die Zunahme der Erregbarkeit dieser Neurone auch das periphere rezeptive Feld vergrößert.

Die neuronale Übererregbarkeit wird dabei vermittelt durch die Co-Aktivierung von Glutamatrezeptoren und Rezeptoren für Substanz P. Es kommt zu einer aktivitätsabhängigen Genexpression (11). Die genannten Daten korrelieren auch mit ersten klinischen Untersuchungen bei der Fibromyalgie, welche hier vergrößerte Areale mit referred pain im Vergleich zu Kontrollen nachweisen konnten (12).

Eine wichtige Rolle spielen zusätzlich nach tierexperimentellen Untersuchungen von Mense deszendierende schmerzmodulierende Systeme im Rückenmark, wobei sowohl eine reduzierte Aktivität des schmerzhemmenden antinozizeptiven Systems als auch eine gesteigerte Aktivität des schmerzfazilitierenden pronozizeptiven Systems vorliegen kann. Jedenfalls kommt es im Tierversuch nach Unterbrechung des dorsalen deszendierenden Systems zu einer Hyperaktivität der spinalen nozizeptiven Neurone (13, 14).

Myopathologisch ist die häufigste, allerdings sehr unspezifische Veränderung eine Typ II-Faser-Atrophie, wie man sie bei allen Formen von Inaktivitätsatrophie findet und wie sie bei der Fibromyalgie nach schon längerer Vorgeschichte praktisch nie vermisst wird. Häufig findet man auch relativ frühzeitig eine anderweitig nicht zu erklärende Mikroangiopathie sowie eine leichte Lipid- und Mitochondrienakkumulation im Fasertyp I, Befunde, welche auf eine Störung in der Mikroperfusion und im Intermediärstoffwechsel der oxydativ arbeitenden Typ I-Fasern hinweisen können (15-17).

Nur in einem kleineren Teil der Fälle treten meist nach längeren Verläufen in einem geringen Prozentsatz sog. Ragged Red Fibers auf (18), welche mit Einzelfaserdefekten der Cytochrom-c-Oxidase, elektronenmikroskopisch nachweisbaren abnormen Mitochondrien mit parakristallinen Einschlüssen (Ausfällungen von Kreatinkinase) sowie teilweise Deletionen im mitochondrialen Genom korrelieren (19, 20). Die Genese ist unklar. Da es sich dabei um ein im höheren Lebensalter nicht pathologisch wertbares Phänomen handelt, darf ihr Auftauchen im früheren Lebensalter nicht überinterpretiert werden. Eine Störung des Energiestoffwechsels ist allerdings nicht von der Hand zu weisen.

Nur in einem kleinen Prozentsatz findet man eine etwas deutlichere diffuse Lipidvermehrung, welcher biochemisch immer wieder ein Carnitinmangel zugeordnet werden kann (21).

Überdurchschnittlich häufig ist die Syntropie einer Fibromyalgie mit einem homozygoten Myoadenylat-Desaminase-Mangel (22).

Erste Untersuchungen in unserem eigenen Biopsiegut deuten eine vermehrte Produktion von Substanz P im Muskel an (23), welche immunhistologisch zunächst in kleinen Muskelgefäßen sichtbar wird und von dort durch endomysiale Mesenchymspalten wohl zu den nozizeptiven freien Nervenendigungen gelangt.

Was die Bedeutung dieser myopathologischen Befunde für die Pathogenese der Fibromyalgie anlangt, so muss wohl zwischen frühen, möglicherweise an der Entstehung beteiligten Mechanismen wie der Erhöhung von Substanz P, späteren Epiphänomenen (z. B. Ragged Red Fibers) und begleitenden Faktoren (z. B. Myoadenylat-Desaminase-Mangel) unterschieden werden.

Unbestritten ist heute die in weiteren Beiträgen noch näher zu beschreibende, zum Teil beträchtliche Erhöhung von

Substanz P im Liquor cerebrospinalis sowie die Erniedrigung von Serotonin und Tryptophan in Serum und Liquor (24-26).

Zusätzlich ist aus neuroendokrinologischen Untersuchungen bekannt (27), dass im Rahmen der chronischen Stressreaktion bei Fibromyalgie hypothalamische CRH-produzierende Neurone aktiviert werden. CRH ist nicht nur für die Ausschüttung einer ganzen Reihe von Zytokinen wie Interleukin I, Interleukin VI und Tumornekrosefaktor verantwortlich, seine Aktivitätssteigerung führt auch zu Ängstlichkeit und Depression (28, 29), was im Falle der Fibromyalgie die begleitenden psychischen Auffälligkeiten möglicherweise erklären könnte.

Die gegenwärtig attraktivste Interpretation all dieser Einzelbefunde besteht darin, dass aus chronischen, häufig lokalisierten Muskelschmerzen über spinale und supraspinale Mechanismen ein generalisiertes Muskelschmerzsyndrom entsteht und sich verselbstständigt.

Erste Daten mit funktioneller Kernspintomographie sowie Magnetresonanztomographie zeigen jedenfalls beim Phantomschmerz und beim chronischen unspezifischen Rückenschmerz, dass es in vivo bei chronischen, aus der Peripherie kommenden Schmerzen durch „Reorganisation" zu einer Vergrößerung kortikaler schmerzrepräsentierender Rindenareale kommt (30, 31). Für die Fibromyalgie muss dies in der Zukunft noch bewiesen werden.

Differentialdiagnose

Die Differentialdiagnose des Symptomenkomplexes Fibromyalgie muss sowohl aus organischer als auch aus psychiatrischer Sicht mit großer Sorgfalt erfolgen, geht es doch darum, dass bis auf die im Abschnitt zur Pathogenese erwähnten, derzeit noch weitgehend der Forschung und nicht der Routinediagnostik zuzuordnenden Befunde, die gängigen technischen Untersuchungsverfahren regelrecht ausfallen.

Hier knüpft die organische Differentialdiagnose an. Jedes bei der subtilen internistischen und neurologischen Untersuchung auffallende abnorme Symptom muss die Frage nach einer sog. sekundären Fibromyalgie aufwerfen und entsprechende technische Untersuchungen als indiziert erscheinen lassen.

Die wichtigsten Differentialdiagnosen aus internistischer Sicht sind in Tabelle 3 zusammengefasst.

Aus neurologisch-myologischer Sicht sind permanente Paresen, eine stärkere Muskelermüdbarkeit sowie deutlichere, vor allem lokalisierte Atrophien der Muskulatur stets verdächtig auf eine zugrunde liegende andere neuromuskuläre Erkrankung und bedürfen folgender ergänzender Diagnostik:
a) Bestimmung der Kreatinkinase (CK im Serum),
b) EMG-Untersuchung sowie
c) ggf. Muskelbiopsie.

Nur so kann im Einzelfall eine entzündliche oder metabolische Muskelkrankheit sicher nachgewiesen oder ausgeschlossen werden.

- Entzündlich-rheumatische Systemerkrankungen.
- Andere entzündliche Erkrankungen (z. B. Colitis ulcerosa).
- Infektionskrankheiten.
- Endokrine Störungen (insbesondere Hypothyreose, Hypo- und Hyperparathyreodismus).
- Maligne Tumoren.
- Arzneimittelreaktion.

Tabelle 3: Sekundäre Fibromyalgie.

Schwierig gestaltet sich zumindest in einem Teil der Fälle die psychiatrische Differentialdiagnose. Unter den somatoformen Störungen wird im ICD 10 unter F45.4 die anhaltende somatoforme Schmerzstörung beschrieben, wobei bei Schmerzen aufgrund bekannter medizinischer Krankheitsfaktoren oder auch nur aufgrund der anatomischen Lokalisation, selbst wenn der zugrunde liegende medizinische Krankheitsfaktor noch nicht klar angegeben werden kann, eine Zusatzkodierung durchgeführt werden soll. Damit ist das derzeitig noch bestehende Dilemma in der nosologischen Bewertung der Fibromyalgie deutlich, wobei nach Ansicht der Autoren die klare Akzentuierung des Muskelschmerzes in bestimmten anatomischen Strukturen (Tender Points!) eher für einen medizinischen Krankheitsfaktor, eine generalisierte Schmerzhaftigkeit im Bewegungsapparat (positive Kontrollpunkte!) eher für eine primär somatoforme Störung sprechen.

Die meist deutliche Erhöhung von Substanz P im Liquor (höher als bei anderen chronischen Schmerzerkrankungen) lässt in jedem Fall die Fibromyalgie auch im Formenkreis psychiatrischer Krankheitsbilder eine Sonderstellung einnehmen, welche sie biochemisch von anderen chronischen Schmerzkrankheiten und auch von der Depression abgrenzt.

Literatur

1. **Wolfe F, Smythe HA, Yunus MB, Bennett RM, Bombardier C, Goldenberg DL, et al.** (1990) The American College of Rheumatology: Criteria for the Classification of Fibromyalgia. Report of the Multicenter Criteria Committee. Arthritis Rheum 33: 160-72
2. **Simons DG** (1996) Clinical and etiological update of myofascial pain from trigger points. Journal of Musculoskeletal Pain 4: 93-121
3. **Müller W, Lautenschläger J** (1990) Die generalisierte Tendomyopathie (GTM) - Teil 1: Klinik, Verlauf und Differentialdiagnose. Z Rheumatol 49: 11-21
4. **Yunus MB, Khan MA, Rawlings KK, Green JR, Olson JM, Shah S** (1999) Genetic linkage analysis of multicase families with fibromyalgia syndrome. J Rheumatol 26: 408-12
5. **Bondy B, Spaeth M, Offenbaecher M, Glatzeder K, Stratz T, Schwarz M, et al.** (1999) The T102C polymorphism of the 5-HT2A-receptor gene in fibromyalgia. Neurobiol Dis 6: 433-9
6. **Henriksson KG, Mense S** (1994) Pain and nociception in fibromyalgia: clinical and neurobiological considerations on aetiology and pathogenesis. Pain Rev 1: 245-60
7. **Russell IJ** (1998) Advances in fibromyalgia: possible role for central neurochemicals. Am J Med Sci 315: 377-84
8. **Neto FL, Schadrack J, Ableitner A, Castro-Lopes JM, Bartenstein P, Zieglgänsberger W, et al.** (1999) Supraspinal metabolic activity changes in the rat during adjuvant monoarthritis. Neuroscience 94: 607-21
9. **Schadrack J, Neto FL, Ableitner A, Castro-Lopes JM, Willoch F, Bartenstein P, et al.** (1999) Metabolic activity changes in the rat spinal cord during adjuvant monoarthritis. Neuroscience 94: 595-605
10. **Zieglgänsberger W, Herz A** (1971) Changes of cutaneous receptive fields of spinocervical-tract neurones and other dorsal horn neurones by microelectrophoretically administered amino acids. Exp Brain Res 13: 111-26
11. **Castro-Lopes JM, Tolle TR, Pan B, Zieglgänsberger W** (1994) Expression of GAD mRNA in spinal cord neurons of normal and monoarthritic rats. Molecular Brain Research 26: 169-76
12. **Sorensen J, Graven-Nielsen T, Henriksson KG, Bengtsson M, Arendt-Nielsen L** (1998) Hyperexcitability in fibromyalgia. J Rheumatol 25: 152-5
13. **Hoheisel U, Koch K, Mense S** (1994) Functional reorganization in the rat dorsal horn during an experimental myositis. Pain 59: 111-8
14. **Mense S** (2000) Neurobiological concepts of fibromyalgia - the possible role of descending spinal tracts. Scand J Rheumatol 29 (Suppl 113) 24-29
15. **Bengtsson A, Henriksson KG, Larsson J** (1986) Muscle biopsy in primary fibromyalgia. Light-microscopical and histochemical findings. Scand J Rheumatol 15: 1-6
16. **Drewes AM, Andreasen A, Schroder HD, Hogsaa B, Jennum P** (1993) Pathology of skeletal muscle in fibromyalgia: a histo-immuno-chemical and ultrastructural study. Br J Rheumatol 32: 479-83
17. **Yunus MB, Kalyan Raman UP, Masi AT, Aldag JC** (1989) Electron microscopic studies of muscle biopsy in primary fibromyalgia syndrome: a controlled and blinded study. J Rheumatol 16: 97-101
18. **Kalyan Raman UP, Kalyan Raman K, Yunus MB, Masi AT** (1984) Muscle pathology in primary fibromyalgia syndrome: a light microscopic, histochemical and ultrastructural study. J Rheumatol 11: 808-13
19. **Pongratz D, Späth M** (1997) Morphologic aspects of muscle pain syndromes - a critical review. Phys Med Rehabil Clin of North America 8: 55-68
20. **Pongratz D, Späth M** (1998) Morphologic aspects of fibromyalgia. Z Rheumatol 57, Suppl 2: 47-51
21. **Späth M, Stratz T, Schmalisch P, Mueller W, Pongratz D** (1999) Carnitine deficiency and fibromyalgia. Arthritis Rheum 42: 150
22. **Späth M, Stratz T, Schmalisch P, Müller W, Pongratz D** (1998) Myoadenylate deaminase deficiency and fibromyalgia. Arthritis Rheum 41: 256
23. **Späth M, Stratz T, Schmalisch P, Fischer P, Haslinger A, Schwarz M, et al.** (1998) Substance P in skeletal muscle of patients with fibromyalgia syndrome. J Muskuloske Pain 6, Suppl 2: 78

24. **Bradley LA, Alberts KR, Alarcon GS** (1996) Abnormal brain regional cerebral blood flow (rCBF) and cerebrospinal fluid (CSF) levels of substance P (SP) in patients and non-patients with fibromyalgia (FM) [abstract] Arthritis Rheum 39 (suppl): 212

25. **Russell IJ, Orr MD, Littman B, Vipraio GA, Alboukrek D, Michalek JE, et al.** (1994) Elevated cerebrospinal fluid levels of substance P in patients with the fibromyalgia syndrome. Arthritis Rheum 37: 1593-601

26. **Vaeroy H, Helle R, Forre O, Kass E, Terenius L** (1988) Elevated CSF levels of substance P and high incidence of Raynaud phenomenon in patients with fibromyalgia: new features for diagnosis. Pain 32: 21-6

27. **Neeck G, Riedel W** (1994) Neuromediator and hormonal perturbations in fibromyalgia syndrome: results of chronic stress? Baillieres Clin Rheumatol 8: 763-75

28. **Stenzel-Poore MP, Heinrichs SC, Rivest S, Koob GF, Vale WW** (1994) Overproduction of corticotropin-releasing factor in transgenic mice: a genetic model of anxiogenic behavior. J Neurosci 14: 2579-84

29. **Timpl P, Spanagel R, Sillaber I, Kresse A, Reul JM, Stalla GK, et al.** (1998) Impaired stress response and reduced anxiety in mice lacking a functional corticotropin-releasing hormone receptor. Nat Genet 19: 162-6

30. **Birbaumer N, Lutzenberger W, Montoya P, Larbig W, Unertl K, Topfner S, et al.** (1997) Effects of regional anesthesia on phantom limb pain are mirrored in changes in cortical reorganization. J Neurosci 17: 5503-8

31. **Flor H, Braun C, Elbert T, Birbaumer N** (1997) Extensive reorganization of primary somatosensory cortex in chronic back pain patients. Neurosci Lett 224: 5-8

Anschrift der Verfasser

Prof. Dr. med. D. Pongratz
Dr. med. Michael Späth
Friedrich-Baur-Institut
bei der Medizinischen und der Neurologischen
Klinik, Klinikum der Universität, Innenstadt
Ziemssenstraße 1
80336 München

*) In: Fortschr. Neurol. Psychiatr. 2001 (im Druck)

Preisverleihung der Deutschen Gesellschaft für Muskelkranke e.V. (DGM) im Jahr 2000

Preisverleihung der Deutschen Gesellschaft für Muskelkranke e.V. (DGM) im Jahr 2000

Im Jahr 2000 konnte die Deutsche Gesellschaft für Muskelkranke e.V. mit freundlicher Unterstützung der Firmen Aventis Pharma Deutschland GmbH sowie Sanofi-Synthelabo GmbH im Rahmen der Fortbildungsveranstaltung der Bayerischen Neuromuskulären Zentren in München am 6.5.2000 folgende Forschungspreise verleihen:

Forschungspreis 2000 für neuromuskuläre Erkrankungen der Deutschen Gesellschaft für Muskelkranke e.V., gesponsert von der Firma Aventis Pharma Deutschland GmbH

Der 1. Preis in Höhe von DM 25.000 ging an Professor Dr. Niels Birbaumer, Institut für Medizinische Psychologie und Verhaltensneurobiologie der Eberhard-Karls-Universität Tübingen zusammen mit seinen Projektmitarbeitern Dr. Andrea Kübler und Dr. Thilo Hinterberger. Die preisgekrönten Arbeiten betreffen ein psychophysiologisches System sowie seine Anwendung bei Patienten mit fortgeschrittener amyotropher Lateralklerose (ALS).

Der 2. Preis in Höhe von DM 15.000 ging an Dr. med. Johannes Prudlo, Neurologische Universitätsklinik, Universitätskliniken des Saarlandes, sowie PD Dr. rer. nat. Klaus Römer, Abteilung Virologie der Universitätskliniken des Saarlandes für ihre vorgelegte Arbeit „Moto-

neuron cell death in a mouse model of FALS is not mediated by the p53 tumor suppressor".

Den 3. Preis in Höhe von DM 10.000 erhielt Dr. med. Maggie Walter, Friedrich-Baur-Institut, Ludwig-Maximilians-Universität München für klinische Therapiestudien bei progressiven Muskeldystrophien und entzündlichen Muskelerkrankungen.

Sanofi-Synthelabo-Myopathiepreis 2000 der Deutschen Gesellschaft für Muskelkranke e.V.

Der zum 11. Mal von Sanofi-Synthelabo gestiftete Myopathiepreis der Deutschen Gesellschaft für Muskelkranke e.V. ging zu gleichen Teilen an Dr. Matthias F. Bauer, Institut für Klinische Chemie, molekulare Diagnostik und mitochondriale Genetik am Akademischen Lehrkrankenhaus Schwabing der Ludwig-Maximilians-Universität München sowie Dr. Volker Straub, Klinik und Poliklinik für Kinder- und Jugendmedizin des Universitätsklinikums Essen.

Dr. Matthias F. Bauer hat eine Reihe wichtiger Originalarbeiten zum Thema „Defekt des mitochondrialen Proteinimports – ein neuer Pathomechanismus neurodegenerativer mitochondrialer Erkrankungen" eingereicht.

153

Dr. Volker Straub hat wichtige Originalpublikationen auf dem Gebiet der Grundlagenforschung bei progressiven Muskeldystrophien vorgelegt. Seine Arbeiten verbinden Fragestellungen, Prinzipien und Methoden der Forschung mit der für Patienten so wichtigen klinischen Dimension, insbesondere den Formenkreis der sog. Gliedergürteldystrophien.

Die Deutsche Gesellschaft für Muskelkranke e.V. dankt den Repräsentanten der Firmen Aventis Pharma Deutschland GmbH sowie Sanofi-Synthelabo GmbH für die Stiftung dieser Preise auf das Herzlichste und leitet die Hoffnung ab, dass sie einen weiteren wichtigen Anreiz für die in den letzten Jahren so erfreulich belebte Forschung auf dem Gebiet der neuromuskulären Erkrankungen im deutschsprachigen Raum darstellen.

Nachfolgend finden Sie Kurzdarstellungen der Preisträger des Forschungspreises 2000 für Neuromuskuläre Erkrankungen der Deutschen Gesellschaft für Muskelkranke e.V., gesponsert von der Firma Aventis Pharma Deutschland GmbH.

D. Pongratz

Das „Thought Translation Device": Kommunikation mit Hilfe der Selbstkontrolle langsamer Hirnpotenziale

Nicola Neumann[1], Andrea Kübler[1], Thilo Hinterberger[1], Niels Birbaumer[1,2]

[1]Institut für Medizinische Psychologie und Verhaltensneurobiologie, Eberhard-Karls-Universität Tübingen, Gartenstr. 29, 72074 Tübingen
[2]Universitá degli Studi, Padua, Italien

Vor wenigen Jahren beschrieb der französische Journalist Jean-Dominique Bauby seinen Locked-in-Zustand nach einem Hirnstamminfarkt: Eingesperrt in seinen eigenen Körper zu sein, während Geist und Wahrnehmung unbeeinträchtigt sind. Bauby konnte sich durch das Blinzeln mit einem Auge verständlich machen. Dadurch war es ihm möglich, ein außergewöhnliches Buch zu diktieren, in dem seine Erfahrungen und Gedanken beschrieben sind (2). Anderen Locked-in-Patienten verbleibt hingegen keine einzige Muskelbewegung zur Kommunikation; sie sind vollständig eingeschlossen in ihrem Körper (8).

Das Locked-in-Syndrom hat unterschiedliche Ursachen. Es wird vor allem bei Läsionen der Pons beobachtet, aber auch bei Läsionen in anderen Hirngebieten, wie nach bilateralem Infarkt der Capsula interna (7). Infarkte, Tumore, toxisch verursachte und traumatische Hirnschädigungen können zum Locked-in-Syndrom führen, ebenso wie neurodegenerative Erkrankungen, z. B. die Amyotrophe Lateralsklerose (ALS).

ALS ist mit einer Prävalenz von 6-8/ 100.000 die häufigste degenerative Motoneuronerkrankung des Erwachsenenalters (6). Es kommt dabei zum progredienten Untergang aller motorischen Neurone des Nervensystems, was zur fortschreitenden Lähmung der gesamten willkürlichen Muskulatur führt. Die unwillkürlichen Muskeln (Herz, Magen-Darm-Trakt), Blasen- und Darmmuskeln sowie häufig die Augenmuskulatur bleiben unbeeinträchtigt (6). Neuropsychologische Defizite sind bei der Mehrzahl der ALS-Patienten nicht festzustellen (14).

Momentan gibt es keine wirkungsvolle Therapie zur Behandlung von ALS. Die palliative Therapie ist darauf ausgerichtet, die Lebensqualität der Patienten auf möglichst hohem Niveau zu erhalten. Zusammen mit dem Krankheitsstadium stellt eine hohe subjektive Lebensqualität den besten Prädiktor für die Überlebensdauer von ALS-Patienten dar (13). Eine wesentliche Bedingung für hohe Lebensqualität ist der Erhalt der Kommunikationsfähigkeit (1). Während sich ALS-Patienten über einen langen Zeitraum mit der Hilfe einer Buchstaben-tafel oder einem muskelgesteuerten Kommunikationssystem verständigen können, kann im Endstadium der Krankheit jegliche willkürliche Muskelaktivität und damit auch die Möglichkeit der Kommunikation zum Erliegen kommen. Der Patient gerät in den Locked-in-Zustand.

Hier setzt eine neuere Forschungsrichtung an, welche die direkte Verbindung zwischen Gehirn und Computer untersucht. Weltweit gibt es etwa 20 Forschergruppen, die Gehirn-Computer-Schnittstellen entwickeln (für einen Überblick siehe 11); nur wenige gewinnen ihre Erkenntnisse in Zusammenarbeit mit schwerstgelähmten Patienten (5, 9, 16, 18). Die Tübinger Arbeitsgruppe hat ein System (Thought Translation Device, TTD) entwickelt, das es schwerstgelähmten ALS-Patienten im Jahre 1998 weltweit erstmalig ermöglichte, durch die Selbststeuerung ihrer Hirnströme ganze Texte zu verfassen (5, 10). Dafür lernten sie in einem Training, ihre langsamen kortikalen Hirnpotenziale (LP) so zu kontrollieren, dass sie mit einem Cursor Buchstaben oder Wörter auf einem Computerbildschirm auswählen und schreiben konnten. Voraussetzung für die Entwicklung des TTDs waren physiologische und psychophysiologische Untersuchungen an Gesunden und neurologisch erkrankten Patienten über die neurophysiologischen Grundlagen und die Selbstkontrolle langsamer Hirnpotenziale (5, 4). Langsame kortikale Hirnpotenziale (<1 Hz) sind Ausdruck von anhaltenden Verschiebungen des Depolarisations-niveaus der obersten dendritischen Schichten der Großhirnrinde. Sie regeln die Erregbarkeitsschwellen ausgedehnter kortikaler Zellensembles. Negative Potenzialverschiebungen gehen mit der Mobilisierung von Verhaltensweisen und kognitiven Leistungen einher. Positive Potenzialverschiebungen erhöhen hingegen die Erregungsschwellen (17). Die Amplitude der eigenen LP willentlich zu verändern kann in einem mehrwöchigen Training mit dem TTD erlernt werden. Wesentlich für das Erlernen sind die sofortige visuelle, akustische oder taktile Rückmeldung der LP und ein individueller Trainingsplan, in dem die Schwierigkeit des Trainings langsam gesteigert wird („Shaping"). Im TTD werden die LP eines Patienten am Scheitel (Vertex) abgeleitet und ihm/ihr als Cursorbewegung auf einem Bildschirm zurückgemeldet (siehe Abbildung 1). In Abhängigkeit vom aktuellen Verlauf der LP bewegt sich der Cursor nach oben (beim Erzeugen einer Potenzialverschiebung in elektrisch negative Richtung) oder nach unten (beim Erzeugen einer Potenzialverschiebung in elektrisch positive Richtung). Die Aufgabe des Patienten lautet, auf ein Signal hin willentlich eine negative oder positive Potenzialverschiebung zu erzeugen. Dafür leuchtet eines der beiden Kästchen am oberen oder unteren Bildschirmrand auf und zeigt so an, in welche Richtung der Cursor bewegt werden soll. Gelingt es dem Patienten, den Cursor durch das Verschieben seiner LP in das richtige Kästchen zu bewegen, wird der Erfolg durch ein lachendes Gesicht am Ende des Durchgangs belohnt. Der Aufbau

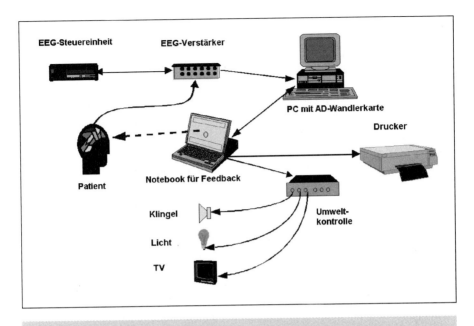

Abbildung 1: Aufbau des Thought Translation Devices (TTD). Langsame Hirnpotenziale werden von der Kopfoberfläche des Patienten abgeleitet. Das Signal wird gefiltert und verstärkt und einem PC mit AD-Wandlerkarte übermittelt, der dem Trainer gleichzeitig als Kontrollrechner dient. Artefakte und Augenbewegungen werden korrigiert, und das Signal wird dem Patienten über einen Laptop zurückgemeldet.

entspricht dem lernpsychologischen Prinzip des operanten Lernens.

Beherrscht ein Patient beide Cursorbewegungsrichtungen mit über 70%iger Genauigkeit, kann zum Training mit Buchstaben übergegangen werden. Der Patient wird mit einem Sprach-Unterstützungs-Programm konfrontiert, das nach mathematisch-linguistischen Regeln entwickelt wurde (15). Dafür werden auf dem Bildschirm im unteren Kästchen Buchstaben präsentiert, die nach der Auswahl im oberen Kästchen erscheinen (siehe Abbildung 2). Das

Programm ist dichotom aufgebaut: Das deutsche Alphabet (32 Zeichen, inklusive Umlaute, Bindestrich, Punkt und Komma) wird in zwei Blöcke aufgeteilt. Die Blöcke werden in aufeinanderfolgenden Durchgängen im unteren Kästchen präsentiert. Möchte der Patient einen Buchstaben aus einem der Buchstabenblöcke auswählen, muss er dafür eine Cursorbewegung nach unten durchführen und eine positive Potenzialverschiebung erzeugen. Produziert er hingegen eine negative Potenzialverschiebung und bewegt den Cursor nach oben, wird

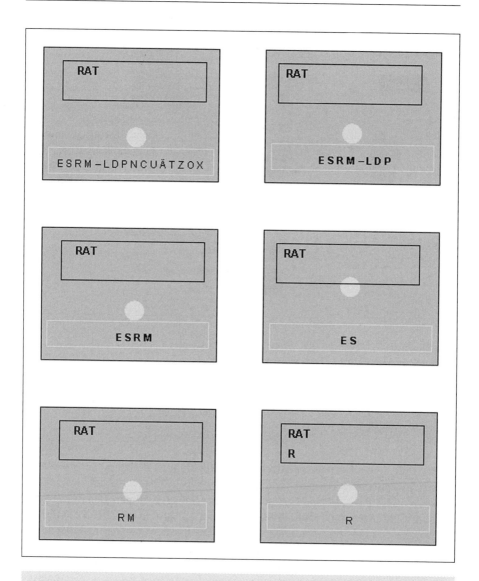

Abbildung 2: Auswahl des Buchstabens R beim Abschreiben des Wortes „RAT". Durch Cursorbewegungen nach unten werden nacheinander die Blöcke ausgewählt, die das R enthalten. Im vierten Bild muss eine Cursorbewegung nach oben erfolgen, um die vorgeschlagenen Buchstaben nicht auszuwählen. Anfangs werden nur kurze Wörter präsentiert, die abgeschrieben werden sollen. Später kann der Patient ganze Sätze und Texte selbstständig verfassen.

der andere Buchstabenblock präsentiert. Hat der Patient einen der Blöcke ausgewählt, teilt sich dieser in zwei Unterblöcke, von denen der Patient mit einer Cursorbewegung nach unten jenen auswählen kann, der den gewünschten Buchstaben enthält. Bei 32 Zeichen müssen insgesamt 5 Ebenen ($2^5 = 32$) durchlaufen werden, bevor es auf der fünften Ebene zur Auswahl eines Buchstabens kommt. Der ausgewählte Buchstabe erscheint im oberen Kästchen. War die Auswahl falsch, kann der Buchstabe gelöscht werden, indem auf der ersten Ebene die Löschoption ausgewählt wird. Des Weiteren gibt es die Möglichkeit, eine Wortergänzung mit passendem Wörterbuch hinzuzuziehen. Dabei werden Wortvorschläge gemacht, die der Patient durch Auswahl und einmalige oder mehrmalige Bestätigung übernehmen bzw. ablehnen kann.

Das Training sieht vor, die Patienten erst kurze, später längere Wörter oder Sätze abschreiben zu lassen, bis sie die Art der Buchstabenpräsentation automatisiert haben (12). Erst dann wird zum letzten Schritt und Ziel des Kommunikationstrainings übergegangen: dem freien Verfassen von Texten und Briefen. Mittlerweile wurden 12 Patienten mit dem TTD trainiert; ein mit dem TTD verfasster Text findet sich in Abbildung 3.

SEHR-GEEHRTE-FRAU-LAHRTZ—

WENN-ICH-DIE-ODER-DEN-RICHTIGEN-BUCHSTABEN-TREFFEN-
WILL,MUSS-ICH-DEN-CURSOR-NACH-UNTEN-BEWEGEN,UND-DAS-
VERSUCHE-ICH-DURCH-ENTSPANNEN-UND-ANSCHLIESSENDEM-
ANSPANNEN-DES-GEHIRNS-INNERHALB-EINER-VORGEGEBENEN-
ZEITSPANNE-VON-VIER-EINHALB-SEKUNDEN-ZU-ERREICHEN.--DAS-
SCHREIBEN-IST-NICHT-SEHR-ANSTRENGEND,ABER-ES-FÄLLT-MIR-
MANCHMAL-SCHWER-,MICH-LÄNGER-ZU-KONZENTRIEREN.--DAS-
WICHTIGSTE-AN-DIESER-NEUEN-MÖGLICHKEIT-IST-FÜR-MICH-MIT-EINEM-
STÜCK-WIEDERGEWONNENER-SELBSTÄNDIGKEIT-VERBUNDEN.-ICH-
KANN-WIEDER-ALLEINE-BRIEFE-SCHREIBEN-.-WAS-DIE-ZEIT-FÜR-DIE-
BEANTWORTUNG-DER-FRAGEN-BETRIFFT,SO-HABE-ICH-WIE-AUCH-
SONST-DIE-ENTDECKUNG-DER-LANGSAMKEIT-GEMACHT-.ES-IST-
VIELLEICHT-VERGLEICHBAR-MIT-EINEM-ERSTKLÄSSLER,DER-GERADE-
DAS-SCHREIBEN-LERNT.-DAMIT-MÖCHTE-ICH-ZUM-SCHLUSS-KOMMEN-
UND-SIE-NOCH-DARAUF-HINWEISEN,DASS-DIESER-TEXT-NUR-FÜR-IHREN-
ARTIKEL-IN-DER-NZZ-GESCHRIEBEN-WURDE-UND-JEDE-WEITERE-
VERWERTUNG-DURCH-SIE--ODER-DRITTE--MEINER-VORHERGEHENDEN-
EINWILLIGUNG-BEDARF.---
MIT-FREUNDLICHEN-GRÜSSEN—
(Name des Patienten)

Abbildung 3: Beispiel für einen mit dem TTD verfassten Text (Autor: Patient HPS, mit freundlicher Genehmigung).

In Zukunft soll das TTD kleiner und benutzerfreundlicher werden. Ein Internetprogramm, das an das TTD angeschlossen ist, wurde bereits entwickelt. Es ist außerdem möglich, mit dem TTD Schalter zu bedienen, um z. B. Licht und Fernseher an- und auszuschalten oder eine Klingel zu aktivieren. Derzeit wird in internationaler Kooperation ein System entwickelt, das die Kombination mehrerer EEG-Komponenten ermöglichen soll. So können fortan auch spektrale Parameter des EEGs miteinander kombiniert und zurückgemeldet werden, um das Signal auszuwählen, das sich individuell von einem Patienten am besten kontrollieren lässt.

Mit Unterstützung der Deutschen Forschungsgemeinschaft (DFG) und des Instituts für Grenzgebiete der Psychologie und Psychohygiene, Freiburg.

Literatur

1. **Bach J R** (1993) Amyotrophic lateral sclerosis - communication status and survival with ventilatory support. American Journal of Physical Medicine & Rehabilitation 72(6): 343-349

2. **Bauby J-D** (1997) Schmetterling und Taucherglocke. Wien: Paul Zsolnay Verlag

3. **Birbaumer N** (1999) Slow cortical potentials: Plasticity, operant control, and behavioral effects. The Neuroscientist 5(2): 74-78

4. **Birbaumer N, Elbert T, Canavan AGM, Rockstroh B** (1990) Slow potentials of the cerebral cortex and behaviour. Physiological Reviews 70(1): 1-41

5. **Birbaumer N, Ghanayim N, Hinterberger T, Iversen I, Kotchoubey B, Kübler A, Perelmouter J, Taub E, Flor H** (1999) A spelling device for the paralysed. Nature 398: 297-298

6. **Borasio GD** (1996) Amyotrophe Lateralsklerose (ALS): molekulare Pathogenese und experimentelle Therapie. Neuroforum 4: 5-13

7. **Chia LG** (1984) Locked-in state with bilateral internal capsule infarcts. Neurology 34: 1365-1367

8. **Harvey DG, Torack RM, Rosenbaum HE** (1979) Amyotrophic lateral sclerosis with ophthalmoplegia: A clinicopathologic study. Archives of Neurology 36: 615-617

9. **Kennedy PR, Bakay RAE** (1998) Restoration of neural output from a paralyzed patient by a direct brain. NeuroReport 9: 1707-1711

10. **Kübler A, Kotchoubey B, Hinterberger T, Ghanayim N, Perelmouter J, Schauer M, Fritsch C, Taub E, Birbaumer N** (1999) The thought translation device: a neurophysiological approach to communication in total motor paralysis. Experimental Brain Research 124: 223-232

11. **Kübler A, Kotchoubey B, Kaiser J, Wolpaw J, Birbaumer N**. Brain-computer communication: Unlock the locked-in. Psychological Bulletin (in press)

12. **Kübler A, Neumann N, Kaiser J, Kotchoubey B, Hinterberger T, Birbaumer N**. Self-regulation of slow cortical potentials for verbal communication. (submitted)

13. **McDonald ER, Wiedenfeld S, Hillel A, Carpenter CL, Walter RA** (1994) Survival in amyotrophic lateral sclerosis. The role of psychological factors. Archives of Neurology 51: 17-23

14. **Massman PJ, Sims J, Cooke N, Haverkamp LJ, Appel V, Appel SH** (1996) Prevalence and correlates of neuropsychological deficits in amyotrophic lateral sclerosis. Journal of Neurology, Neurosurgery, and Psychiatry 61: 450-455

15. **Perelmouter J, Kotchoubey B, Kübler A, Taub E, Birbaumer N** (1999) Language support program for Thought-Translation-Devices. Automedica 18: 67-84

16. **Pfurtscheller G, Flotzinger D, Pregenzer M, Wolpaw JR, McFarland D** (1996) EEG-based brain computer interface. Medical Progress through Technology 21: 11-121

17. **Rockstroh B, Elbert T, Canavan A, Lutzenberger W, Birbaumer N** (1989) Slow cortical potentials and behavior (2nd ed.). Baltimore: Urban & Schwarzenberg

18. **Wolpaw JR, McFarland DJ** (1995) Development of an EEG-based brain-computer interface (BCI). Rehabilitation Engineering Society North America 15: 645-649

Der neuronale Zelltod im Mausmodell der familiären ALS ist kein p53-vermittelter Prozess

Johannes Prudlo[1] und Klaus Römer[2]

[1] Neurologische Universitätsklinik des Saarlandes, 66421 Homburg/Saar
[2] Abteilung Virologie, Universitätskliniken des Saarlandes, 66421 Homburg/Saar

Ein Meilenstein der ALS-Forschung war 1993 die Entdeckung, dass eine Punktmutation im Gen der zytosolischen CuZn-Superoxiddismutase (SOD-1) die Erkrankung verursachen kann (19). Dies ist bei ca. 20 % der Patienten mit einer familiären Form der ALS (FALS) der Fall.

Familiär gehäuft tritt die ALS in 5 - 10 % der Fälle auf, so dass Mutationen im Gen der CuZn-Superoxiddismutase nur bei 1 - 2 % aller ALS-Patienten, unter Einschluss der sporadischen Form, gefunden werden. Nur diese kleine Gruppe im Gesamtkollektiv der ALS-Patienten repräsentiert das Mausmodell der FALS und ist dennoch der derzeit innovativste Gegenstand der ALS-Forschung. Es handelt sich um eine transgene Maus, die eine unter den 92 mittlerweile bekannten menschlichen Mutationen des SOD-1 Gens überexprimiert und an einer Motoneuronerkrankung verstirbt. In der folgenden Untersuchung kam die G93A-Mutante (Alanin statt Glyzin in Position 93) zur Anwendung, die erstmals 1994 beschrieben wurde (9).

Die SOD-1 ist ein ubiquitäres, zytosolisch lokalisiertes, antioxidativ wirkendes Enzym. Ihre Mutationen gehen nicht mit einer verminderten Aktivität des Enzyms einher (loss of function), sondern verleihen ihm eine neue, toxische Funktion (gain of function), die auf bislang unbekannte Weise zum selektiven motoneuronalen Zelltod führt.

Es mehren sich Hinweise darauf, dass der Zelltod in dem FALS-Mausmodell durch Apoptose zustande kommt (16, 7, 11). Apoptose oder programmierter Zelltod ist das „Abfallen" einer Zelle aus dem Gewebsverband als Folge eines genetisch kontrollierten Selbstmordprogramms. Apoptose geschieht physiologisch zur Aufrechterhaltung der Gewebshomöostase oder zellschädigungsbedingt durch autoimmune, virale, neoplastische, physikalische oder anderweitig schädigende Einflüsse. Die zellschädigungsbedingte Apoptose ist nahezu immer p53-vermittelt (14, 6, 15, 3). p53 ist ein Zellregulatorgen, das für ein Protein kodiert, das im Zellkern als Transkriptionsfaktor Zielgene auf der RNA-Ebene reguliert. Durch Induktion von Apoptose verhindert p53 u.a. Tumorwachstum und wird daher auch verkürzend als Tumorsuppressorgen bezeichnet. Seit 1992 gibt es ein p53 Knockout-Mausmodell (5). Aufgrund des völligen Fehlens des p53-Gens entwickeln die Tiere im Alter von sechs Monaten die verschiedensten Arten von Tumoren (2).

Beispiele für die apoptoseinduzierende Wirkung von p53 bei Zellschädigung liegen aus der Literatur vor:

So geht die Akkumulation des β-Amyloidproteins in einem transgenen Mausmodell der vererbten Form der Alzheimer-Krankheit mit erhöhten p53-Konzentrationen einher und mit einer für die Apoptose charakteristischen DNA-Fragmentierung, so dass der Zelltod hier mutmaßlich p53-vermittelt ist (13). In einem Zellkulturmodell mit Pyramidenzellen aus dem Hippocampus der Ratte konnte nachgewiesen werden, dass eine induzierte Überexpression von p53 zu Apoptose führt (10). Körnerzellen des Kleinhirns neugeborener Mäuse sind in Zellkultur dann vor γ-Strahlen-induzierter Apoptose geschützt, wenn ihnen p53 fehlt (21). Die Neurotoxizität von Cytosinarabinosid (Ara-C) auf sympathische Neurone der Ratte (1) bzw. von MPTP auf dopaminerge Neurone der Maus (20) beruht zumindest zu Teilen auf einer p53-abhängigen Apoptose. p53 schützt in vitro hippocampale Neurone der Maus vor glutamaterger Exzitotoxizität (22). p53 ist in der Lage, die Presenilin-1-Expression zu inhibieren und darüber apoptoseinduzierend zu wirken (18). In Autopsien von ALS-Patienten konnte im motorischen Kortex und in der Vorderhornregion eine erhöhte p53-Immunoreaktivität nachgewiesen werden (4). Und schließlich wurde bei der G86R-Maus, einer weiteren SOD-Mutante, eine Aktivierung des p53-Signalweges nachgewiesen (8).

Sofern der Zelltod bei der ALS apoptotisch ist, lag es also nahe, nach dem Einfluss des p53-Tumorsuppressors auf den neuronalen Zelltod zu fragen. Ein Fehlen des apoptoseinduzierenden p53-Gens könnte, so die Hypothese, der Apoptose entgegenwirken. Zur Klärung der Frage, ob der neuronale Zelltod bei der FALS ein p53-vermittelter Prozess ist, kreuzten wir oben erwähnte G93A-Maus mit einer p53 Knockout-Mauslinie, um anhand von Überlebenszeitkurven und anhand neuropathologischer Veränderungen des lumbalen Rückenmarks den Krankheitsverlauf vor einem p53-negativen Hintergrund zu untersuchen.

Die G93A-Mäuse des Stammes #2300 wurden von The Jackson Laboratory, Maine (USA) bezogen. Sie verstarben nach 6 - 8 Monaten an einer Motoneuronerkrankung. Abhängig von der Gendosis wird die Lebensdauer dieses Stammes in der Literatur mit 4 - 5 Monaten angegeben (9). Die p53 Knockout-Mäuse kauften wir vom Bomholtgard Breeding and Research Center, Ry (Dänemark). Die mit PCR durchgeführten Genotypisierungen erfolgten aus DNA-Extrakt der Zehen.

Die Motoneuronerkrankung progredierte im G93A-Mausmodell innerhalb von 20 Tagen, beginnend mit Lähmungen der Hinterbeine, gefolgt von Lähmungen der Vorderbeine bis hin zur generalisierten Paralyse. Der Zeitpunkt, zu dem die Tiere nicht mehr in der Lage waren, sich selbstständig mit Flüssigkeit und Nahrung zu versorgen, wurde als Todeszeitpunkt festgelegt. Drei Gruppen mit den Genotypen: G93A (n = 7), p53-/- (n = 11) und G93A/p53-/- (n = 22) wurden im Rahmen einer Competing-risk-Analyse

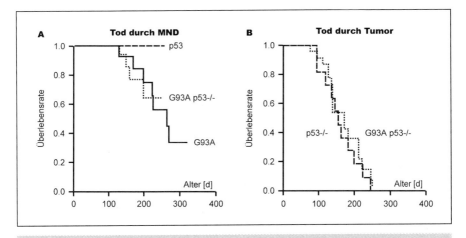

Abb. 1: Kaplan-Meier Überlebenskurven der G93A- (n = 7) und G93A/p53-/-Mäuse (n = 4) für das Ereignis: „Tod durch MND" (p53 = Wildtyp als Kontrolle) [A] sowie der p53-/- (n = 11; gestrichelte Linie) und G93A/p53-/- Mäuse (n = 18; punktierte Linie) für das Ereignis: „Tod durch Tumor" [B]. Der prozentuale Anteil überlebender Tiere ist als eine Funktion des Alters in Tagen dargestellt. Das jeweils konkurrierende Risiko, Tod durch MND bzw. Tod durch Tumor, wurde als Zensierungsereignis/Beobachtungsabbruch gewertet.

auf folgende konkurrierende Endpunkte hin untersucht: Tod durch Motoneuronerkrankung, verursacht durch den G93A-Genotyp versus Tod durch Tumorerkrankung, verursacht durch den p53-/- Genotyp.

Die reinen G93A-Mäuse (n = 7) starben nach durchschnittlich 212 ± 50 Tagen (Mittelwert ± Standardabweichung) an den Folgen der Motoneuronerkrankung. Die Erkrankungsdauer lag durchschnittlich bei 20 Tagen. Die p53 Knockout-Mäuse (n = 11) starben nach durchschnittlich 160 ± 49 Tagen an Tumoren. Für die von uns neu entwickelte doppelt-transgene Mauslinie (n = 22) ergaben sich somit konkurrierende Todesursachen und es war absehbar, dass ein Teil

der Tiere vor der Manifestierung der Motoneuronerkrankung an Tumoren sterben würde. Tatsächlich erlebten nur vier der 22 doppelt-transgenen Tiere die Motoneuronerkrankung und verstarben daran nach durchschnittlich 160 ± 28 Tagen (Abb. 1).

Die Dauer der Motoneuronerkrankung unterschied sich dabei nicht signifikant von derjenigen der reinen G93A-Population. Die meisten doppelt-transgenen Tiere (n = 18) verstarben nach durchschnittlich 162 Tagen an Tumoren.

Hinsichtlich des Einflusses der p53-Null-Situation auf Beginn und Verlauf der Motoneuronerkrankung ergab die Competing-risk-Analyse, dass Überlebenszeit und Anzahl der doppelt-trans-

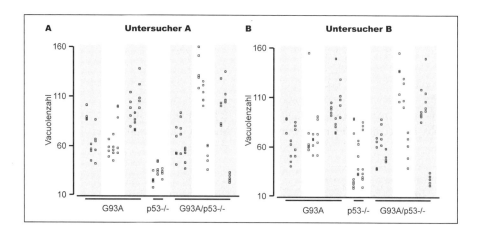

Abb. 2: Vakuolenzahlen des lumbalen Rückenmarks. Dargestellt sind die Ergebnisse einer verblindeten Zählung durch zwei unabhängige Untersucher (A,B) an sieben 140 Tage alten Mäusen eines Wurfs, zusammengesetzt aus drei Genotypen: G93A (n = 3), p53-/- als Kontrolle (n = 1) und G93A/p53-/- (n = 3). Jeder Punkt steht für die Gesamtzahl der Vakuolen aus acht Gesichtsfeldern beider Vorderhörner eines Semidünnschnitts, ausgezählt bei 2000facher Vergrößerung. Innerhalb einer 3er-Kolumne repräsentiert die linke Punktsäule die Vakuolenzahl des oberen, die mittlere Punktsäule des mittleren und die rechte Punktsäule des unteren Bereichs des lumbalen Rückenmarks.

Abb. 3: Semi- und Ultradünnschnitte des lumbalen Rückenmarks von sieben 140 Tage alten, präklinischen Tieren eines Wurfes, zusammengesetzt aus den drei Genotypen: G93A (A-D), G93A/p53-/- (E,F) und p53-/-. (A) Übersicht des Rückenmarkquerschnitts mit beiden Vorderhörnern (Balken = 100 µm). Eingerahmt ist der Ausschnitt, der vergrößert in (B) gezeigt ist. Die Verteilung der Vakuolen innerhalb des Vorderhorns zeigt eine ventrale Konzentration (offener Pfeil; Balken = 100 µm). (C) Vorderhorn mit normalen Motoneuronen und im Neuropil lokalisierten Vakuolen (Balken = 10 µm). (D) Ausschnitt aus dem Vorderhorn nahe der Grenze zur weißen Substanz mit vier Motoneuronen, zwei davon mit Zeichen der Degeneration i.S. von „dark cells" (Pfeile; Balken = 2,5 µm). (E) In einem Dendrit lokalisierte Vakuole führt zu dessen Aufweitung. Außerhalb (Pfeilkopf) und innerhalb (Pfeil) der Vakuole befinden sich Mitochondrien (Ultradünnschnitt, Balken = 2,5 µm). (F) Längsschnitt eines Dendriten, der ebenfalls eine Vakuole enthält (Ultradünnschnitt, Balken = 2,5 µm).

genen Tiere einer statistischen Konstellation entsprachen, wie sie errechnet
werden konnte, wenn unter der Bedingung konkurrierender Todesursachen
von einem fehlenden neuroprotektiven
Effekt ausgegangen wurde (G93A/
p53-/- vs. G93A: p = 0,84, log rank test).
Daraus folgte, dass der motoneuronale

Zelltod der G93A-Mutante kein p53-ab-
hängiger Prozess sein konnte.
Diese Beobachtung konnte durch die Ergebnisse der morphologischen Untersuchungen am Rückenmark der Tiere bestätigt werden. Hier erwies sich bei 140
Tage alten präsymptomatischen G93A-
Mäusen das Ausmaß der Vakuolisie-

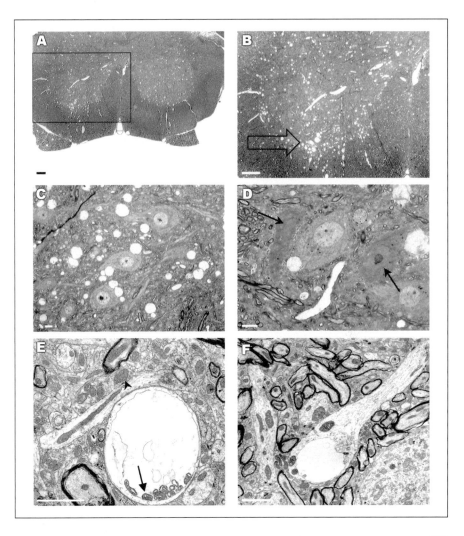

rung, dem kennzeichnenden neuropathologischen Merkmal der G93A-Mutante (Abb. 3), als unabhängig vom p53-Status. Wie aus Abbildung 2 hervorgeht, zeigten doppelt transgene Tiere (G93A/p53-/-) und einfach transgene Tiere (G93A) hinsichtlich der Zahl ihrer Vakuolen im lumbalen Rückenmark keinen signifikanten Unterschied.

Zusammenfassend sprechen unsere Ergebnisse gegen einen Einfluss des Tumorsuppressors p53 auf den motoneuronalen Zelltod im G93A-Mausmodell der FALS (17). Zur gleichen Schlussfolgerung gelangt eine Arbeitsgruppe aus Seattle mit nahezu identischen Kreuzungsexperimenten, allerdings unter Verwendung der „schnellen Variante" der G93A-Maus mit einer durchschnittlichen Lebensdauer von nur 128 Tagen (12).

Literatur

1. **Anderson CNG, Tolkovsky AM** (1999) A role for MAPK/ERK in sympathetic neuron survival: Protection against a p53-dependent, JNK-independent induction of apoptosis by cytosine arabinoside. J Neurosci 19: 664-673

2. **Attardi LD, Jacks T** (1999) The role of p53 in tumor suppression: lessons from mouse models, Cell Mol Life Sci 55: 48-63

3. **Bates S, Vousden KH** (1999) Mechanisms of p53-mediated apoptosis. Cell Mol Life Sci 55: 28-37

4. **De la Monte SM, Sohn YK, Ganju N, Wands JR** (1998) p53- and CD95-associated apoptosis in neurodegenerative diseases. Lab Invest 78: 401-411

5. **Donehower LA, Harvey M, Slagle BL, McArthur MJ, Montgomery CA, Butel JS, Bradley A** (1992) Mice deficient for p53 are developmentally normal but susceptible to spontaneous tumors. Nature 356: 215-221

6. **Enokido Y, Araki T, Aizawa S, Hatanaka H** (1996) p53 involves cytosine arabinoside-induced apoptosis in cultured cerebellar granule neurons. Neurosci Lett 203: 1-4

7. **Friedlander RM, Brown RH, Gagliardini V, Wang J, Yuan J** (1997) Inhibition of ICE slows ALS in mice. Nature 388: 31

8. **Gonzalez de Aguilar JL, Gordon JW, Rene F, de Tapia M, Lutz-Bucher B, Gaiddon C, Loeffler JP** (2000) Alteration of Bcl-x/Bax ratio in a transgenic mouse model of amyotrophic lateral sclerosis: evidence for the implication of the p53 signaling pathway. Neurobiol Dis 7: 406-415

9. **Gurney ME, Pu H, Chiu AY, Dal Canto MC, Polchow CY, Alexander DD, Caliendo J, Hentati A, Kwon YW, Deng HX, Chen W, Zhai P, Sufit RL, Siddique T** (1994) Motor neuron degeneration in mice that express a human Cu,Zn superoxide dismutase mutation. Science 264: 1772-1775

10. **Jordan J, Galindo MF, Prehn JHM, Weichselbaum RR, Beckett M, Ghadge GD, Roos RP, Leiden JM, Miller RJ** (1997) p53 expression induces apoptosis in hippocampal pyramidal neuron cultures. J Neurosci 17: 1397-1405

11. **Kostic V, Jackson-Lewis V, de Bilbao F, Dubois-Dauphin M, Przedborski S** (1997) Bcl-2: Prolonging life in a transgenic mouse model of familial amyotrophic lateral sclerosis. Science 277: 559-562

12. **Kuntz C IV, Kinoshita Y, Beal MF, Donehower LA, Morrison RS** (2000) Absence of p53: No effect in a transgenic mouse model of familial amyotrophic lateral sclerosis. Exp Neurol 165: 184-190

13. **La Ferla FM, Hall CK, Ngo L, Jay G** (1996) Extracellular deposition of β-amyloid upon p53-dependent neuronal cell death in transgenic mice. J Clin Invest 98: 1626-1632

14. **Lowe SW, Schmitt EM, Smith SW, Osborne BA, Jacks T** (1993) p53 is required for radiation-induced apoptosis in mouse thymocytes. Nature 362: 847-849

15. **Morrison RS, Wenzel HJ, Kinoshita Y, Robbins CA, Donehower LA, Schwartzkroin PA** (1996) Loss of the p53 tumor suppressor gene protects neurons from kainate-induced cell death. J Neurosci 16: 1337-1345

16. **Mu X, He J, Anderson DW, Trojanowski JQ, Springer JE** (1996) Altered expression of bcl-2 and bax mRNA in amyotrophic lateral sclerosis spinal cord motor neurons. Ann Neurol 40: 379-386

17. **Prudlo J, Koenig J, Gräser J, Burckhardt, Mestres P, Menger M, Roemer K** (2000) Motor neuron cell death in a mouse model of FALS is not mediated by the p53 cell survival regulator. Brain Res 879: 183-187

18. **Roperch JP, Alvaro V, Prieur S, Tuynder M, Nemani M, Lethrosne F, Piouffre L, Gendron MC, Israeli D, Dausset J, Oren M, Amson R, Telerman A** (1998) Inhibition of presenilin 1 expression is promoted by p53 and p21WAF-1 and results in apoptosis and tumor suppression. Nat Med 4: 835-838

19. **Rosen DR, Siddique T et al.** (1993) Mutations in Cu/Zn superoxide dismutase gene are associated with familial amyotrophic lateral sclerosis. Nature 362: 59-62

20. **Trimmer PA, Smith TS, Jung AB, Bennett Jr JP** (1996) Dopamine neurons from transgenic mice with a knockout of the p53 gene resist MPTP neurotoxicity. Neurodegeneration 5: 233-239

21. **Wood KA and Youle RJ** (1995) The role of free radicals and p53 in neuron apoptosis in vitro. J Neurosci 15: 5851-5857

22. **Xiang H, Hochman DW, Saya H, Fujiwara T, Schwartzkroin PA, Morrison RS** (1996) Evidence for p53-mediated modulation of neuronal viability. J Neurosci 16: 6753-6765

Therapiestudien bei neuromuskulären Erkrankungen
Maggie C. Walter

Friedrich-Baur-Institut
Medizinische Klinik und Neurologische Klinik der Ludwig-Maximilians-Universität München
Ziemssenstr. 1, 80336 München

1. Hoch dosierte Immunglobulintherapie (IVIG) bei sporadischer Einschlusskörpermyositis (s-IBM)

Die sporadische Einschlusskörpermyositis (s-IBM) ist eine erworbene entzündliche Muskelerkrankung bislang unklarer Ätiologie, deren Häufigkeit bislang unterschätzt wurde. Männer sind dreimal häufiger betroffen als Frauen, die Erkrankung tritt im Wesentlichen jenseits des 50. Lebensjahres auf. Klinisch charakteristisch ist die schon initiale Beteiligung distaler Muskelgruppen, im Wesentlichen der Fingerbeuger- und der Fußhebermuskulatur, sowie asymmetrisch angeordnete Muskelatrophien mit Betonung der Quadrizepsgruppe und der Armflexoren. Häufig besteht begleitend eine milde Beteiligung der Schluckmuskulatur. Elektrophysiologisch zeigt sich ein charakteristisches myopathisch-neurogenes Mischmuster. Typische histologische Befunde sind sog. „rimmed vacuoles" mit eosinophilen zytoplasmatischen Einschlüssen. Immunhistochemisch lassen sich bei s-IBM verschiedene Proteine in diesen Einschlüssen nachweisen, die auch bei neurodegenerativen Erkrankungen auftreten. Histologisch zeigt sich eine peri- und endomysiale Entzündungsreaktion.

Die Diagnose wird elektronenmikroskopisch anhand von typischen filamentären Einschlüssen mit einem Durchmesser von 15-18 nm in Kern und Zytoplasma gesichert.

Bislang hat sich die s-IBM im Hinblick auf immunsuppressive Maßnahmen als weitgehend therapierefraktär gezeigt, Kortikosteroide und Immunsuppressiva haben sich bis auf wenige Ausnahmen als unwirksam erwiesen. Eine kontrollierte Studie zeigte eine diskrete Besserung bei 6 von 19 s-IBM Patienten unter dreimonatiger Therapie mit hoch dosierten Immunglobulinen (IVIG). In unsere Studie wurden 22 Patienten zwischen 32 und 75 Jahren eingeschlossen, die mittlere Erkrankungsdauer betrug 5,2 ± 3,6 Jahre. Das Studiendesign war doppelblind und plazebokontrolliert, die Patienten wurden zu monatlichen Infusionen mit IVIG oder Plazebo (2 g/kg KG) randomisiert, nach sechs Monaten folgte Cross-Over zur jeweils anderen Therapie. Nach sechs und nach zwölf Monaten wurde das Ansprechen auf die Therapie mittels MRC-Skala (Medical Research Council), Neuromuscular Symptom Score (NSS), Patientenselbsteinschätzung, Armvorhalteversuch und Elektromyographie (EMG) evaluiert,

Hauptparameter waren dabei die Muskelkraft (MRC) sowie der Grad der Behinderung bei Alltagsaktivitäten (NSS). Dieser Score wurde gewählt, um komplexere Aktivitäten als die bloße Muskelkraft zu erfassen. Im Studienverlauf traten keine schweren Nebenwirkungen auf, insbesondere keine viralen Infektionen, keine wesentlichen kardialen oder neurologischen Komplikationen. Bei 90 % der Patienten zeigte sich keine weitere Progression der Erkrankung, die man bei unbehandelten Patienten im Verlauf eines Jahres erwarten würde. Insgesamt fand sich eine milde, aber signifikante Besserung von 11 % in den Alltagsaktivitäten, allerdings keine signifikante Besserung der Muskelkraft. Hinsichtlich der übrigen Tests zeigte sich ein Trend zur Besserung. Das individuelle Ansprechen auf die Therapie war unterschiedlich von Patient zu Patient. Der weitere Verlauf der Erkrankung wurde in einer Follow-up Studie über 58 Monate beschrieben; dabei wurde eine Verschlechterung der Muskelkraft nach MRC-Graden von 14 % pro Erkrankungsjahr festgestellt. Vor diesem Hintergrund kann auch ein Verlangsamen der Progression als Therapieerfolg gewertet werden.

Zusammenfassend wurde eine den Krankheitsverlauf stabilisierende Wirkung bislang nur unter IVIG gezeigt, so dass abhängig vom individuellen Krankheitsverlauf ein Therapieversuch über sechs Monate sinnvoll erscheint. Nach sechs Monaten sollte der Therapieerfolg klinisch (Besserung, Stabilisierung oder weitere Progression) und elektrophysiologisch (Rückgang der pathologischen Spontanaktivität) beurteilt werden, um eine Entscheidung über eine Weiterführung der Therapie treffen zu können.

Literatur

1. **Lindberg C, Persson LI, Björkander J, Olfors A** (1994) Inclusion body myositis: clinical, morphological, physiological and laboratory findings in 18 cases. Acta Neurol Scand 89: 123-131
2. **Dalakas MC, Sonies B, Dambrosia J, Sekul E, Cupler E, Sivakumar K** (1997) Treatment of inclusion body myositis with IVIg: a double-blind, placebo-controlled study. Neurology 48: 712-716
3. **Walter MC, Lochmüller H, Toepfer M, Schlotter B, Reilich P, Schröder M, Müller-Felber W, Pongratz D** (2000) High-dose immunoglobulin therapy (IVIG) in inclusion body myositis (IBM): A double-blind, placebo-controlled study. J Neurol 247: 22-28

2. Kreatin Monohydrat bei Muskeldystrophien

Muskeldystrophien (MD) stellen eine klinisch und genetisch heterogene Gruppe von Muskelerkrankungen dar. Gemeinsame Symptome bei MD sind fortschreitende Muskelschwäche und -atrophie, die in Muster und Schweregrad innerhalb der Krankheitsentitäten stark differieren. Der Verlauf der Erkrankungen ist progressiv und mündet in mildem bis komplettem Verlust der Muskelfunktion. Bislang sind keine kurativen Therapien verfügbar. Lediglich für Steroide, die allerdings auch mit erheblichen Nebenwirkungen verbunden sein können, wurde ein positiver Therapieerfolg bei der MD Duchenne in kontrollierten Studien nachgewiesen. Kreatinmonohydrat (Cr) spielt eine Schlüsselrolle im Energiestoffwechsel des Skelettmuskels und wird seit den 70er Jahren von Athleten als Nahrungsergänzung eingenommen. Die Einnahme von Cr füllt die im Skelettmuskel vorhandenen Phosphokreatin- und Kreatinspeicher auf; dies führt zu gesteigerter ATP-Resynthese und damit zur verbesserten Muskelleistung. Unter Kreatinsupplementation ist eine Verlängerung des maximalen muskulären Leistungshochs sowie eine Verkürzung der Muskelerholungsphase nicht nur bei Athleten, sondern auch bei untrainierten Normalpersonen beschrieben. Auch bei Patienten mit unterschiedlichen neuromuskulären Erkrankungen wurde eine Besserung der Muskelkraft unter Kreatineinnahme beschrieben.

In unser Studie wurden Wirkung auf Muskelkraft und Alltagsaktivitäten und Nebenwirkungen von Cr bei Patienten mit verschiedenen MD untersucht. 36 Patienten mit klinisch, histologisch und genetisch gesicherter MD wurden in die Studie eingeschlossen, 12 Patienten mit fazioskapulo-humeraler Muskeldystrophie (FSHMD), 10 Patienten mit Muskeldystrophie Becker-Kiener (BMD), 8 Patienten mit Muskeldystrophie Duchenne (DMD) und 6 Patienten mit Sarkoglykan-negativer Gliedergürteldystrophie (LGMD). 32 Patienten (21 Erwachsene, 11 Kinder) wurden über den kompletten Studienzeitraum behandelt. Die Patienten wurden im doppelblinden, plazebokontrollierten Cross-Over-Design für jeweils acht Wochen zu Cr (CREAPURE) oder Plazebo randomisiert. Erwachsene erhielten 10 g, Kinder 5 g Cr täglich. Zwischen den Therapiephasen erfolgte eine 3-wöchige Auswaschphase. Vor und nach den beiden Therapiephasen wurde das Therapieansprechen mittels MRC-Skala (Medical Research Council), Neuromuscular Symptom Score (NSS), Patientenselbsteinschätzung und Lungenfunktionsprüfung (Vitalkapazität, VC) evaluiert, Hauptparameter waren dabei die Muskelkraft (MRC) sowie Grad der Behinderung bei Alltagsaktivitäten (NSS). Im Studienverlauf wurden keine wesentlichen Nebenwirkungen beobachtet, insbesondere keine Anzeichen für Muskelschädigung wie Erhöhung der Serumkreatinkinase (CK) oder Kristallurie. Insgesamt zeigte sich eine milde, aber signifikante Besserung von Muskelkraft und Alltagsaktivitäten, die durch eine signifikante Übereinstimmung mit der Patientenselbsteinschätzung zusätzlich bestätigt wurde. Ein Einfluss auf die Vitalkapazität war nicht nachweisbar. Zusammenfassend erscheint die symptomatische Therapie mit Cr bei MD wirksam zu sein. Kurzzeitsupplementation mit Cr ist sicher und verursacht keine Muskelschäden. Langzeitstudien sind zur Beurteilung des langfristigen Therapienutzens für die einzelnen MD Untergruppen erforderlich. Außerdem sollte untersucht werden, ob die Kombination von Cr mit Steroiden additive Therapieeffekte bewirkt.

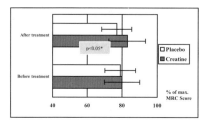

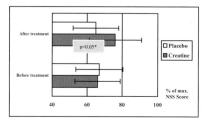

Literatur

1. **Kissel JT, Mendell JR** (1999) Muscular dystrophy: historical overview and classification in the Genetic Era. Sem Neurol 15: 5-7
2. **Bosco C, Tihanyi J, Pucspk J et al.** (1997) Effect of oral creatine supplementation on jumping and running performance. Int J Sports Med 18: 369-72
3. **Tarnopolsky MA, Roy BD, MacDonald JR** (1997) A randomized, controlled trial of creatine monohydrate in patients with mitochondrial cytopathies. Muscle Nerve 20: 1502-1509
4. **Tarnopolsky MA, Martin J** (1999) Creatine monohydrate increases strength in patients with neuromuscular disease. Neurology 52: 854-857
5. **Walter MC, Lochmüller H, Reilich P, Klopstock Th, Huber R, Hartard M, Hennig M, Pongratz D, Müller-Felber W** (2000) Creatine Monohydrate in Muscular Dystrophies: A Double-Blind, Placebo-Controlled Clinical Study. Neurology 54: 1ff

Anhang

Neuromuskuläre Zentren
in der Bundesrepublik Deutschland
im Auftrag der Deutschen Gesellschaft
für Muskelkranke e.V. (DGM)

Adressenliste der Bundesgeschäftsstelle, Freiburg
Stand: 12.01.2001

Muskelsprechstunden werden in folgenden Städten angeboten (siehe unter Neuromuskuläres Zentrum):

Aachen	Nordrhein	Kassel	Marburg/Gießen
Augsburg	München	Kiel	Schleswig-Holstein
Bad Nauheim	Marburg/Gießen	Köln	Nordrhein
Berlin	Berlin	Leipzig	Leipzig
Bochum	Ruhrgebiet	Lemgo	Hannover
Bonn	Nordrhein	Lübeck	Schleswig-Holstein
Brandenburg	Brandenburg	Magdeburg	Magdeburg
Bremen	Nordwest	Mainz	Mainz
Cottbus	Brandenburg	Marburg	Marburg/Gießen
Darmstadt	Rhein-Main	München	München
Datteln	Ruhrgebiet	Münster	Münster/Westfalen
Dresden	Dresden	Norderstedt	Hamburg
Düsseldorf	Nordrhein	Nürnberg	Erlangen – Nürnberg –
Duisburg	Nordrhein		Rummelsberg
Eisenberg	Thüringen	Oberhausen	Nordrhein
Erlangen	Erlangen – Nürnberg –	Oldenburg	Nordwest
	Rummelsberg	Potsdam	Brandenburg
Erfurt	Thüringen	Regensburg	München
Essen	Nordrhein	Rostock	Mecklenburg-
Frankfurt	Rhein-Main		Vorpommern
Frankfurt/Oder	Brandenburg	Rummelsberg	Erlangen – Nürnberg –
Freiburg	Freiburg		Rummelsberg
Gießen	Marburg/Gießen	Sande	Nordwest
Göttingen	Göttingen	Schwarzenbruck	Erlangen – Nürnberg –
Greifswald	Mecklenburg-		Rummelsberg
	Vorpommern	Schwedt	Brandenburg
Großhansdorf	Hamburg	Seesen	Göttingen
Halle	Halle	Stuttgart	siehe „Zusätzliche
Hamburg	Hamburg		Muskelsprechstunden"
Hannover	Hannover	Tübingen	siehe „Zusätzliche
Heidelberg	Heidelberg-Mannheim		Muskelsprechstunden"
Herzogenaurach	Erlangen – Nürnberg –	Ulm	Ulm
	Rummelsberg	Westerstede	Nordwest
Höxter	Münster/Westfalen	Wiesbaden	Rhein-Main
Homburg/Saar	Homburg/Saar	Würzburg	Würzburg
Jena	Thüringen	Wuppertal	Nordrhein

Berlin

Leiter/Sprecher: Dr. A. von Moers, Charité, Virchow-Klinikum, Med. Fakultät der Humboldt-Univ. zu Berlin, Pädiatrie mit Schwerpunkt Neurologie, Augustenburger Platz 1, 13353 Berlin
Tel.: 030-450-66623, Fax: 030-450-66920
E-Mail: arpad.von_moers@charite.de

Muskelsprechstunden:
Charité-Virchow Klinikum, Medizin. Fakultät der Humboldt-Universität zu Berlin, Standort Mitte, Schumannstr. 20/21, 10117 Berlin
– Neurolog. Klinik u. Poliklinik: Dr. Zschenderlein, Fr. Dr. Neubert, Mittwoch, Schwerpunkt ALS, SMA, Tel.: 030-2802-3280; Fax: 2802-8810
– Humangenetik: Frau Dr. Tinschert, Tel.: 030-2802-2083
– Orthopädie: Dr. Thomas, Tel.: 030-2802-4561

Schloßpark-Klinik, Neurologische Abteilung, Heubnerweg 2, 14059 Berlin: Prof. Dr. Holdorff, Dr. Tesch, Tel.: 030-3264-152; Fax: 030-3264-1150 (Frau Dr. Alten für Fibromyalgie)

Krankenhaus Spandau, Neurologische Abteilung, Lynarstr. 12, 13578 Berlin: Prof. Dr. Altenkirch, Dr. Brockmeier, Mittwoch-Freitag 10-14 Uhr, Tel.: 030-3387-1501

Krankenhaus Moabit, Neurolog. Abteilung (Schwerpunkt Myasthenia gravis), Turmstr. 21, 10559 Berlin: Prof. Dr. Hertel, Tel.: 030-3976-3450; Fax: 030-3035-4375

Klinikum Buch, Neurologische Abteilung, Zepernicker Str. 1, 13125 Berlin-Buch
– Neurolog. Abteilung: Prof. Dr. Vogel, Tel.: 030-9401-2675; Fax: 9401-4710
– Neuro-Orthopädie, Dr. Pietsch, Zepernicker Str. 6, 13125 Berlin-Buch, Tel.: 030-93101-2758

Oskar-Helene-Heim, Orthopädische Klinik der Freien Universität Berlin, Clayallee 229, 14195 Berlin, Dr. Doll, Tel.: 030-81004-212

Charité-Virchow Klinikum, Medizin. Fakultät der Humboldt-Universität zu Berlin, Pädiatrie mit Schwerpunkt Neurologie, Poliklinik, Augustenburger Platz 1, 13353 Berlin
– Abt. Pädiatrie mit Schwerpunkt Neurologie, Poliklinik: Dr. von Moers, Prof. Dr. Hübner, Tel.: 030-450-66625; Fax: 030-450-66920
– Sozialpädiatrisches Zentrum: Frau Dr. Grieben, Dr. Seidel, Fr. Dr. Schottmann; Tel.: 030-450-66188/66409

– Kardiologie: Prof. Dr. Bein, Dr. Boeckel, Tel.: 030-450-66402
– Pneumologie u. Immunologie: PD Dr. Niggemann, Tel.: 030-450-66182
– Neurophysiologie: PD Dr. Behse, Tel.: 030/450-60578
– Klinische Genetik, Humangenetisches Institut: Prof. Dr. Kunze, Frau Dr. Neumann, Frau Dr. Horn, Frau PD Dr. Neitzel, Tel.: 030-450-66052/66061

Kooperationspartner: Humangenetik Max-Delbrück-Zentrum für Molekulare Medizin, Mikrosatellitenzentrum, Robert-Rössle-Str. 10, 13122 Berlin: Dr. Nürnberg, Tel.: 030-94063510

Krankenhaus Zehlendorf, Bereich Heckeshorn, Pulmologische Abteilung, Zum Heckeshorn 33, 14109 Berlin: Frau Dr. Heenges, Tel.: 030-8002-2345-2231

Charité, Virchow-Klinikum, Medizinische Fakultät der HU zu Berlin, Institut für Neuropathologie, Augustenburger Platz 1, 13353 Berlin: Prof. Dr. Brück, Dr. F. v. Landeghem

Klinikum Benjamin Franklin der Freien Universität Berlin, Institut für Neuropathologie, Hindenburgdamm 30, 12200 Berlin: Frau Prof. Dr. Stoltenburg, Tel.: 030-98-2339, Fax: 030-798-4141

Brandenburg
(Brandenburg in Brandenburg, Cottbus, Schwedt, Frankfurt/Oder, Potsdam)

Leiter/Sprecher: Dr. med. Marg, Chefarzt der Neurolog. Klinik an der Landesklinik, Anton-Saefkow-Allee 2, 14772 Brandenburg, Tel.: 03381-78-2300

Stellv. Sprecherin: Frau Dr. Herpolsheimer, Sozialpädiatrisches Zentrum (SPZ) am Carl-Thiem-Klinikum, Thiemstr. 111, 03048 Cottbus, Tel.: 0355-462445

Stadt Brandenburg
Regelsprechstunde für Erwachsene und Kinder im Rahmen der Klinikambulanz an der Landesklinik in Brandenburg a. d. H., Anton-Saefkow-Allee 2, 14772 Brandenburg a. d. H.; Montag, Mittwoch, Freitag 7-16 Uhr; Dienstag, Donnerstag 7-18 Uhr; zusätzliche Sprechzeiten nach tel. Vereinbarung

Orthopädische Versorgung: Chefarzt Dr. Ender, Frau Dr. Leuschner, Orthopäd. Klinik, Städtisches Klinikum Brandenburg, Am Seegarten,

14774 Brandenburg-Kirchmöser, Regelsprechstunde Montag bis Freitag 7.30-16 Uhr, Tel.: 03381-800266

Sprechstunde für muskelkranke Säuglinge, Kleinkinder u. Jugendliche: Chefarzt Dr. Krüger, Klinik für Kinder- und Jugendmedizin am Städtischen Klinikum, Hochstr. 29, 14770 Brandenburg a.d.H.; nach Vereinbarung, Tel.: 03381-361361

Sprechstunde für genetische und Familienberatung: Dr. med. habil. M. Grieger, Praxis für Humangenetik, Goethestr. 13, 14542 Elisabethhöhe, Tel.: 03327-40779

Abt. Neuropathologie/Muskellabor: PD Dr. Kolles, Dr. V. Herrmann, Landesklinik Brandenburg, Anton-Saefkow-Allee 2, 14772 Brandenburg a.d.H.; Tel.: 03381-782286

Einweisungen und Überweisung zur Durchführung von Muskel-, Nerven-, Haut- und Konjunktivalbiopsien über die Klinik für Neurologie (Chefarzt Dr. E. Marg) oder über PD Dr. Kolles (Leiter der Abt. Neuropathologie)

Cottbus

Sprechstunden für Kinder und Jugendliche: Carl-Thiem-Klinikum Cottbus, Sozialpädiatrisches Zentrum, Thiemstr. 111, 03048 Cottbus: Frau Dr. Herpolsheimer; nach Vereinbarung, Tel.: 0355-462445

Sozialberatung, orthopädische und humangenetische Facharztbehandlungen werden im Rahmen der Sprechstunde vermittelt.

Prof. Dr. Oppermann, Chefarzt der Klinik für Kinder- und Jugendmedizin, Carl-Thiem-Klinikum Cottbus, Thiemstr. 111, 03048 Cottbus; nach Vereinbarung, Tel.: 0355-462336; Spezialbereich rheumatologische Erkrankungen im Kindes- und Jugendalter

Schwedt a.d. Oder

Sprechstunde für Kinder und Jugendliche: Chefärztin Dr. Turgot, Frau Dr. M. Zeckei, Klinikum Uckermark, Kinderabteilung, Auguststr. 23, 13030 Schwedt; nach Vereinbarung, Tel.: 03332-530

Orthopädische und humangenetische Facharztbehandlung wird im Rahmen der Sprechstunde vermittelt.

Frankfurt/Oder

Sprechstunde für Kinder und Jugendliche: OA Dr. Bernt, Leiter des Sozialpädiatrischen Zentrums an der Klinik für Erkrankungen des Kindes- und Jugendalters, Seelower Kehre 2-3, 15234 Frankfurt/Oder; nach Vereinbarung, Tel.: 0335-548-4916

Potsdam

Sprechstunden für Kinder und Jugendliche: Dr. Herrmann, Leiter des Sozialpädiatrischen Zentrums an der Kinderklinik, Klinikum Ernst-von-Bergmann, In der Aue 59-61, 14409 Potsdam; nach Vereinbarung, Tel.: 0331-2892200

Orthopädische Behandlung wird im Rahmen der Sprechstunde vermittelt.

Frau Dr. K. Klünder, Abt. Humangenetik an der Kinderklinik, Klinikum Ernst-von-Bergmann, In der Aue 59-61, 14409 Potsdam; nach Vereinbarung, Tel.: 0331-2892200

Dresden

Leiter/Sprecher: Prof. Dr. med. Bernhard Kunath, Universitätsklinikum „Carl Gustav Carus" der TU Dresden, Klinik und Poliklinik für Neurologie, Fetscherstraße 74, 01307 Dresden, Tel.: 0351-458-2532

Neurologische Muskelsprechstunde: Frau OÄ Dr. U. Reuner, Montag: 8.30-12 und 14-18 Uhr; Dienstag, Mittwoch, Donnerstag: 8.30-12 Uhr; Voranmeldung, Tel.: 0351-458-3132

Pädiatrische Muskelsprechstunde: Klinik u. Poliklinik für Kinderheilkunde, Schwerpunkt Neuropädiatrie, Leiter: Prof. Dr. H. Todt, Fetscherstr. 74, Haus 21, 01307 Dresden, Frau Dr. M. Poppe, Dr. Ulf Hustedt, Montag 13-18 Uhr, ansonsten nach Vereinbarung, Tel.: 0351-4582083 oder -2243

Pulmologische-kardiologische Beratung/Schlaflabor: Klinik u. Poliklinik für Kinderheilkunde, PD Dr. E. Paditz, nach tel. Vereinbarung, Tel.: 0351-458-3160 oder -2345

Pulmologische Beratung: II. Medizinische Klinik, Dr. C. S. Schiemanck, nach tel. Vereinbarung, Tel.: 0351-458-4161

Kardiologische Beratung: Medizinische Klinik und Poliklinik III, OA Dr. Th. Fritz, nach vorheriger Anmeldung, Tel.: 0351-458-4472

Post-Polio-Spezialambulanz: Dr. F. Steinfeld, Klinik u. Poliklinik für Orthopädie, Donnerstag 13-18 Uhr, Voranmeldung Tel.: 0351-458-2467

Skoliosen-Spezialambulanz: OA Dr. J. Seifert, Klinik und Poliklinik für Orthopädie, Dienstag: 9-14 Uhr nach Voranmeldung, Tel.: 0351-458-3840

Sozialarbeiterin: Frau R. Henschel, Klinik u. Poliklinik für Neurologie, nach tel. Vereinbarung, Tel.: 0351-458-3704

Sozialarbeiterin: Frau B. Kimmel, Klinik u. Poliklinik für Kinderheilkunde, nach tel. Vereinarung, Tel.: 0351-458-3487 oder -2267

Humangenetische Beratung: Institut für Klinische Genetik, Leiter: Prof. Dr. G.-K. Hinkel, Dr. F. Kreuz, nach Vereinbarung, Tel.: 0351-4583445

Histologische, histochemische und immunhistologische Diagnostik, Western-Blot-Technik, Dr. H.-J. Gartner; Materialzusendungen und Untersuchungen nach vorherigen Absprachen, Tel.: 0351-458-5282

Forschungslabor Klinik für Neurologie, Leiter: Prof. Dr. H. Reichmann, Tel.: 0351-458-3565 Biochemische Analysen der Enzyme der Glykolyse, der beta-Oxidation der Fettsäuren und der Atmungskette; molekularbiologische Analysen der mitochondrialen DNA (Deletionen, MELAS, MERRF; LHON, NARP), Ansprechpartner: Dr. P. Seibel, Tel.: 0351-458-3179 oder -2498; Dr. J. Schäfer, Tel.: 0351-458-3106 oder -2795

Erlangen-Nürnberg-Rummelsberg

Leiter: Prof. Dr. B. Neundörfer, Neuromuskuläres Zentrum der Neurologischen Universitätsklinik der Friedrich-Alexander-Universität Erlangen-Nürnberg, Schwabachanlage 6, 91054 Erlangen

Sprecher: OA Priv. Doz. Dr. D. Heuß, Neurologische Klinik der Universität Erlangen-Nürnberg, Schwabachanlage 6, 91054 Erlangen

Sekretariat: Frau Frenzel, Tel.: 09131-8536939, täglich von 8.30-12.30 Uhr

Sozialberatung: Frau Werkmeister, Tel.: 09131-8534512, Montag und Mittwoch: 9-12 Uhr

Neuromuskuläre Sprechstunde (Leiter: Priv. Doz. Dr. D. Heuß), Dr. C. Kayser, Dr. S. Probst-Cousin, Dienstag und Donnerstag nach tel. Voranmeldung, Tel.: 09131-8536939, Fibromyalgie: in Zusammenarbeit PD Dr. Heuß mit der Klinik für Rheumatologie und Immunologie (Prof. Kalden)

ALS-Sprechstunde: Dr. M. Hecht, Mittwoch nach Vereinbarung, Tel.: 09131-8536939

Heimbeatmungsambulanz: Dr. Winterholler, nach Vereinbarung, Tel.: 09131-8536939

Neurohistologisches Labor: Fr. Dr. Kayser, Dr. Probst-Cousin, Fr. Ganzmann, Fr. Schellmann, Terminvereinbarung für die Einsendung von Nerven-, Muskelbiopsien und Serum (Anti-GM1-Antikörper), Tel.: 09131-8534514 (-33001), Fax: 09131-8534844

Klinik mit Poliklinik für Kinder und Jugendliche der Universität Erlangen-Nürnberg Neuromuskuläre Sprechstunde: nach tel. Vereinbarung jeweils Montag-Freitag 8.30-11.30 Uhr: Prof. Dr. D. Wenzel, Frau Fleischmann, Tel.: 09131-8533753, PD Dr. Überall, Tel.: 09131-8533136, Dr. Trollmann, Tel.: 09131-8536874

Entwicklungsneurologische Sprechstunde: Prof. Dr. D. Wenzel, Montag-Freitag von 8.30-11.30 Uhr nach tel. Vereinbarung, Tel.: 09131-8533136

Genetische Beratung: Prof. Dr. med. H. Rott, PD Dr. rer. nat. B. Rautenstrauß, Institut für Humangenetik der Universität Erlangen-Nürnberg, nach tel. Voranmeldung (Fr. Fischer), Tel.: 09131-852-2319

Orthopädische Muskelsprechstunden: Prof. Dr. R. Forst, PD Dr. J. Forst, Frau Dr. A. Ingenhorst, Orthop. Univ.-Klinik, Waldkrankenhaus, Rathsberger Str. 57, 91054 Erlangen, Montag und Freitag nach Vereinbarung (Frau Jallad), Tel.: 09131-822-303

Neurologische Muskelsprechstunde: Frau OÄ Dr. B. Borcherding, Klinik Nürnberg-Süd, Neurologische Klinik, Breslauer Str. 201, 90340 Nürnberg, tel. Anmeldung, Tel.: 0911-3982495

Neuromuskuläre Sprechstunde: Prof. Dr. F. L. Glötzner, Dr. med. Disold, Neurolog. Abt., Krankenhaus Rummelsberg, Postfach 60, 90592 Schwarzenbruck, Mittwoch und Freitag nach tel. Vereinbarung (Fr. Gottschalk, Fr. Koestler), Tel.: 09128-503500

Orthopädische Muskelsprechstunde: Chefarzt Dr. Manolikakis, Krankenhaus Rummelsberg, Orthopädische Klinik, Postfach 60, 90592 Schwarzenbruck, Mittwoch nach tel. Vereinbarung (Fr. Horn), Tel.: 09128-503552 oder ambulante Terminvergabe, Tel.: 09128-503344

Sprechstunden: Prof. Dr. Schupp, CA der Abteilung Neurologie u. Psychiatrie, Reha-Klinik Herzogenaurach
– Fragen der Rehabilitation bei neuromuskulären Erkrankungen (nur Privat)

– ambulante Physiotherapie (auf Rezept)
– ambulante/teilstationäre Rehabilitation (gesetzl. Kranken- und Rentenvers. auf Antrag)
– stationäre Rehabilitation (gesetzl. KV und RV)

Terminvergabe nach Vereinbarung, Sekretariat Neurologie, Tel.: 09132-83-1035

Freiburg

Leiter/Sprecher: Prof. Dr. Korinthenberg, Abteilung für Neuropädiatrie und Muskelkrankheiten der Univ.-Kinderklinik, Mathildenstraße 1, 79106 Freiburg

Muskelsprechstunde für Kinder und Jugendliche:
– Prof. Dr. Korinthenberg, Montag 9-12 Uhr
– Prof. Dr. Sauer, Dienstag 9-12 Uhr
Universitätskinderklinik, Mathildenstr. 1, 79106 Freiburg, nur nach tel. Anmeldung, Tel.: 0761-270-43 15 (Sekretariat Frau Stach)

Genetische Untersuchung und Beratung: Genetische Beratungsstelle am Institut für Humangenetik und Anthropologie, Breisacher Str. 33, 79106 Freiburg, Prof. Dr. G. Wolff, Frau Dr. B. Wissenrieder, Dr. Uyanik, Frau Dipl.-SozArb. Schenck-Kaiser, Frau Dipl.-SozArb. Walter, nur nach tel. Anmeldung, Tel.: 0761-270-7056

Neurologische Muskelsprechstunde für Erwachsene: OA PD Dr. Glocker, Dr. Kottlors, Neurolog. Univ.-Klinik und Poliklinik im Neurozentrum, Breisacher Str. 64, 79106 Freiburg, Dienstag nachmittags, nur nach tel. Anmeldung, Tel.: 0761-270-5345

Lungendiagnostik und Beatmung: Abteilung Pneumologie der Medizinischen Universitätsklinik (Robert-Koch-Klinik), Hugstetter Str. 55, 79106 Freiburg, Dr. Windisch, nur nach tel. Anmeldung, Tel.: 0761-270-3745

Orthopädische Poliklinik und Kindersprechstunde: Abteilung Orthopädie d. Chirurgischen Universitätsklinik, Hugstetterstr. 55, 79106 Freiburg, OA Dr. Schwering und Mitarbeiter, Donnerstag nachmittags, nur nach tel. Anmeldung, Tel.: 0761-2702612

Einsendung von Muskelbiopsaten: Myopathologisches Labor der Abt. für Neuropädiatrie und Muskelkrankheiten der Universitätskinderklinik, Mathildenstr. 1, 79106 Freiburg, Prof. Dr. U.-P. Ketelsen. Einsendung von frischem, nichtfixiertem Material! Geeignetes Versandmaterial und Ratschläge zum Versand sollten eingeholt werden unter Tel.: 0761-2704498 oder -4437

Ergometrische Funktionsdiagnostik: Abt. für Prävention, Rehabilitation und Sportmedizin der Medizinischen Universitätsklinik, Hugstetterstr. 55, 79106 Freiburg, Dr. Schmidt-Trucksäß und Vertreter. Termine nach tel. Absprache, Tel.: 0761-2707473 oder -7460

Göttingen

Leiter/Sprecher: Prof. Dr. F. Hanefeld, Abteilung Kinderheilkunde, Schwerpunkt Neuropädiatrie im Zentrum Kinderheilkunde der Universität, Robert-Koch-Str. 40, 37075 Göttingen, Tel.: 0551-39-8035 und 39-6239

Stellvertreter: Prof. Dr. E. Wilichowski

Pädiatrische Muskelsprechstunden: Prof. Dr. F. Hanefeld: Montag und Donnerstag nachmittags, Prof. Dr. E. Wilichowski: Mittwoch nachmittags, Tel.: 0551-39-6239

Neurologische Muskelsprechstunde: Zentrum für Neurologische Medizin der Georg-August-Universität, Robert-Koch-Straße 40, 37075 Göttingen, Prof. Dr. W. Paulus, Abt. Klinische Neurophysiologie, tel. Anmeldung, Tel.: 0551-39-6650

Seesen

Dr. V. Thorwirth; Vertretung: Dr. R. Brodhun, Asklepios Kliniken Schildautal, Karl-Herold-Str. 1, 38723 Seesen, Dienstag und Donnerstag von 9-12 Uhr, nach tel. Voranmeldung, Tel.: 05381-741353 (Sekretariat)

Halle

Leiter/Sprecher: Prof. Dr. med. S. Zierz, Direktor der Neurologischen Klinik und Poliklinik, Martin-Luther-Universität Halle-Wittenberg, Ernst-Grube-Str. 40, 06097 Halle/S., Tel.: 0345-557-2858, Fax: 0345-557-2860, E-Mail: sekretariat.neurologie@medizin.uni.halle.de, Homepage http://www.medizin.uni-halle.de/neuro

Muskelambulanz (Sprechstunde für neuromuskuläre Erkrankungen): Herr S. Neudecker, Tel.: 0345-557-3340, Fax: 0345-557-3335, E-Mail: stephan.neudecker@medizin.uni-halle.de

Myasthenieambulanz (Sprechstunde für myasthene Syndrome): Frau K. Hertel Tel.: 0345-557-3340, Fax: 0345-557-3335, E-Mail: kathrin.hertel@medizin.uni-halle.de

Neurophysiologisches Labor, Tel.: 0345-557-2888, Fax: 0345-557-2885, Elektrophysiologische Diagnostik: Herr Dr. M. Kornhuber, E-Mail: malte.kornhuber@medizin.uni-halle.de

Bioenergetische Diagnostik (NIR-Spektroskopie, quantitative Kraftmessung, „boot", Laktat-Ischämie-Test, Fahrradbelastungstest): Herr Dr. T. Müller, E-Mail: tobias.müller@medizin.uni-halle.de

Muskellabor (Untersuchung von Muskelbiopsien und Blutproben. Bitte Merkblatt für den Versand des Materials anfordern): Herr S. Neudecker, Tel.: 0345-557-2738, Fax: 0345-557-3505, E-Mail: stephan.neudecker@medizin.uni-halle.de

Muskelsprechstunde für Kinder: Dr. W. Hiebsch, Klinik und Poliklinik für Kinderheilkunde, Tel.: 0345-557-2053, Fax: 0345-557-2389, E-Mail: wolfgang.hiebsch@medizin.uni-halle.de

Humangenetische Beratung: Frau Dr. H. Thiele, Institut für Humangenetik und Med. Biologie, Magdeburger Str. 2, 06097 Halle/S., nach Voranmeldung, Tel.: 0345-557-4712, Fax: 0345-557-4701; E-Mail: hannelore.thiele@medizin.uni-halle.de

Kardiologische Beratung: Prof. Dr. K. Werdan, Herr Dr. R. Prondzinsky, Tel.: 0345-557-2621, Fax: 0345-557-2072; E-Mail: karl.werdan@medizin.uni-halle.de

Orthopädische Beratung: Prof. Dr. Hein, Frau Dr. Lebek, Klinik und Poliklinik für Orthopädie, Tel.: 0345-557-4805, Fax: 0345-557-4809, E-Mail: werner.hein@medizin.uni-halle.de

Kardiochirurgische Beratung: Prof. Dr. E. Silber, Klinik und Poliklinik für Herz- und Thoraxchirurgie, Tel.: 0345-557-2719, Fax: 0345-557-2782, E-Mail: edgar.silber@medizin.uni-halle.de

Augenärztliche Beratung: Prof. Dr. H.G. Struck, Klinik und Poliklinik für Augenheilkunde, Tel.: 0345-557-4006, Fax: 0345-557-1848, E-Mail: hans-gert.struck@medizin.uni-halle.de

Sozialpädiatrisches Zentrum, Krankenhaus St. Elisabeth und St. Barbara Halle, Frau Chefärztin Dr. Fritzsch, Tel.: 0345-48255401

Hamburg

Leiter/Sprecher: Prof. Dr. Weiller, Neurologische Universitätsklinik Hamburg-Eppendorf, Martinistraße 52, 20246 Hamburg, Tel.: 040-42803-3770, Fax: 040-42803-6721

Allgemeine Muskelsprechstunde und EMG: Dr. Winkler, Dr. Schoser, Herr Heimbach, Neurologie UKE, Anmeldung Tel.: 040-42803-2780, Fax: 040-42803-6973, City-Funk: 016951-4504639

Myastheniesprechstunde: Dr. Thayssen, Dr. Schoser, Neurologie UKE, Anmeldung Tel.: 040-42803-2780, Fax: 040-42803-6973

ALS-Sprechstunde: Dr. Winkler, Dr. Schoser, Herr Heimbach, Neurologie UKE, Anmeldung Tel.: 040-42803-2780, Fax: 040-42803-6973, City-Funk: 016951-4504639

Neurogenetische Sprechstunde: Prof. Dr. Gal, Frau Dr. Wicklein, Neurologie/Humangenetik UKE, Anmeldung Tel.: 040-42803-2780, Fax: 040-42803-6973

Neurorheumatologische Sprechstunde: Dr. Winkler, Dr. Schoser, Neurologie UKE, Anmeldung Tel.: 040-42803-2780, Fax: 040-42803-6973, City-Funk: 016951-4504639

Diagnostik und Therapie von Muskelkrankheiten: Prof. Dr. Vogel, AK St. Georg, Neurologie, Lindmühlenstr. 1, 20099 Hamburg, Anmeldung Tel.: 040-2890-2268 und -2267, Fax: 040-2890-4895

Pädiatrische Muskelsprechstunde: Prof. Dr. A. Kohlschütter, Uni-Kinderklinik, Hamburg-Eppendorf, Martinistr. 52, 20246 Hamburg, Anmeldung Tel.: 040-42803-2710, Fax: 040-42803-5137

Rehabilitation und Hilfsmittelberatung: Herr Heimbach, Dr. Winkler, siehe Allgemeine Muskelsprechstunde, Neurologie UKE, Kooperation mit: Maligne Hyperthermie-Sprechstunde, Klinik für Anästhesiologie, Prof. Dr. J. Schule am Esch, PD Dr. F. Wappler, Anmeldung Tel.: 040-42803-4634, Fax: 040-42803-3416

Orthopädische Betreuung von Muskelkranken:

– Praxis Dr. Schäfer, Mönckebergstr. 18, 20095 Hamburg, Anmeldung Tel.: 040-327605, Fax: 040-323811
– Prof. Dr. Meiss (und Kindersprechstunde) Orthop. UKE, Tel.: 040-42803-6120, Fax: 040-42803-4988
– Prof. Dr. Hille und Mitarbeiter, Orthopädie AK Barmbek, Tel.: 040-6385-3307 und -3308
– PD Dr. med. R. Stücker, Kinderorthopädische Abt. Kinderkrankenhaus Hamburg-Altona, Bleicher Allee 38, 22763 Hamburg, Anmeldung Tel.: 040-88908-382, Fax: 040-88908-386

Beatmungsfragen:

- Dr. Hein, Zentrum für Pneumologie, KH Großhansdorf, Wöhrendamm 80, 22927 Großhansdorf, Tel.: 04102-601108, Fax: 04102-601108
- Dr. Meyer, Medizinische Klinik UKE, Martinistr. 52, 20246 Hamburg, Tel.: 040-42803-4970, Fax: 040-42803-6436

Häusliche Beatmungspflege: Thomas Grund, Krankenpfleger für Intensivmedizin, Süderfeldstr. 47 c, 22529 Hamburg, Tel.: 040-5604684, Mobil-Tel.: 0172-4093708

Hannover

Leiter des Muskelzentrums: Prof. Dr. R. Dengler, Neurologische Klinik mit Klinischer Neurophysiologie der Medizinischen Hochschule Hannover

Sprecher: Priv.-Doz. Dr. J. Bufler, Neurologische Klinik mit Klinischer Neurophysiologie der Medizinischen Hochschule Hannover

Neurologische Muskelsprechstunden: Prof. Dr. R. Dengler, Neurologische Klinik mit Klinischer Neurophysiologie der Medizinischen Hochschule Hannover, Carl-Neuberg-Str. 1, 30625 Hannover, Tel.: 0511-532-2392 (Frau Menges), Fax: 0511-532-3115, E-Mail: Dengler.Reinhard @MH-Hannover.de

Post-Polio-Ambulanz: Tel.: 0511-532-3122

ALS-Ambulanz: PD Dr. J. Bufler, Tel.: 0511-532-3122, Fax: 0511-532-3115, E-Mail: Bufler. Johannes@MH-Hannover.de

Pädiatrische Muskelsprechstunde: Oberarzt Dr. R. Heyer, Neuropädiatrische Ambulanz, MHH, Carl-Neuberg-Str. 1, 30625 Hannover, Tel.: 0511-532-3247

Lemgo

Neurologische Klinik, Klinikum Lippe Lemgo GmbH, Rintelner Str. 85, 32657 Lemgo, Prof. Dr. P. Vieregge, nach tel. Voranmeldung, Tel.: 05261-26-4176

Heidelberg-Mannheim

Leiter/Sprecher: Prof. Dr. med. D. Rating, Neuropädiatrische Abt. der Univ.-Kinderklinik Mannheim, Im Neuenheimer Feld 153, 69120 Heidelberg

Heidelberg

Neuropädiatrische Sprechstunde: Prof. Dr. med. D. Rating, Tel.: 06221-56-2327, Freitag 12 Uhr nach tel. Voranmeldung

Neurologische Muskelsprechstunde: Prof. Dr. H.-M. Meinck, Sektion Klinische Neurophysiologie, Ruprecht-Karls-Universität Heidelberg Klinikum, Im Neuenheimer Feld 400, 69120 Heidelberg, Donnerstag 13-16 Uhr nach tel. Voranmeldung, Tel.: 06221-567510

Homburg-Saar

Komm. Leiter: Prof. Dr. A. Haaß, Neurologische Universitätsklinik des Saarlandes, 66421 Homburg/Saar

Muskelsprechstunde: OA Dr. R. Lindemuth, OA PD Dr. U. Dillmann, Mittwoch und Donnerstag von 10-13 Uhr, nach Voranmeldung, Tel.: 06841-164138

Schwerpunkt: ALS-Sprechstunde: Dr. J. Osterhage, Dr. J. Prudlo, nach Voranmeldung, Tel.: 06841-164138

in Kooperation mit:
Universitätsaugenklinik, OÄ Dr. B. Käsmann-Kellner, nach Voranmeldung, Tel.: 06841-162312

Institut für Humangenetik der Universität, OÄ Dr. M. Zankl, nach Voranmeldung, Tel.: 06841-166605

Universitätsklinik für Kinder- und Jugendmedizin, OA Dr. W. Jost, nach Voranmeldung, Tel.: 06841-169343

Medizinische Universitätsklinik III, Kardiologie, OA PD Dr. Dr. H. Schwerdt, nach Voranmeldung, Tel.: 06841-163300

Medizinische Universitätsklinik V, Pulmologie, Prof. Dr. G.W. Sybrecht, nach Voranmeldung, Tel.: 06841-163605

Orthopädische Universitätsklinik, OA Dr. F. Adam, nach Voranmeldung, Tel.: 06841-164506

Abteilung für Neuropathologie
Ansprechpartner OÄ Dr. I. Niedermayer
Tel.: 06841-163865 oder 163863

Leipzig

Leiter/Sprecher: Prof. Dr. med. A. Wagner, Klinik u. Poliklinik f. Neurologie der Univ. Leipzig, Liebigstr. 22 a, 04103 Leipzig, Tel.: 0341-9724200

Muskelsprechstunde für Erwachsene: Frau Dr. G. Oertel, Dr. med. Pieles, Prof. Dr. med. Wagner, Tel.: 0341/9724302

Pädiatrische Muskelsprechstunde: OA Dr. R. Lietz, Univ.-Kinderklinik, Oststr. 21-25, 04317 Leipzig, Tel.: 0341-9726321

Myopathologie: Prof. Dr. Schober, Abt. f. Neuropathologie, Liebigstr. 26, 04103 Leipzig, Tel.: 0341-9714040

Genetische Beratung und molekulargenetische Diagnostik: Frau Dr. Strenge, Frau Dr. Wolf, Institut für Humangenetik der Universität Leipzig, Phil.-Rosenthal-Str. 55, 04103 Leipzig, Tel.: 0341-9723800

Magdeburg

Leiter/Sprecher: Prof. Dr. med. H. Feistner, Otto-von-Guericke-Universität Magdeburg, Medizinische Fakultät, Klinik für Neurophysiologie, Universitätsklinikum, Leipziger Str. 44, 39120 Magdeburg

Stellvertreter: Dr. med. S. Vielhaber, Tel.: 0391-6715031 (Poliklinik), Fax: 0391-6715032, E-Mail: stefan.vielhaber@medizin.uni-magdeburg.de

Allgemeine Muskelsprechstunde: Dr. Vielhaber, Prof. Dr. Feistner, Montag und Dienstag nach Vereinbarung, Tel.: 0391-6715031 (Poliklinik)

ALS/MND-Sprechstunde: Dr. Vielhaber, Prof. Dr. Feistner, Montag und Dienstag nach Vereinbarung, Tel.: 0391-6715031 (Poliklinik)

Sprechstunde Myasthenie und chronisches Müdigkeitssyndrom: Dr. S. Vielhaber, Prof. H. Feistner, Montag und Dienstag nach Vereinbarung, Tel.: 0391-6715031 (Poliklinik)

Pädiatrische Muskelsprechstunde in Zusammenarbeit mit der Kinderklinik: Dr. Vielhaber, PD Dr. Mohnike, PD Dr. von Rohden, Prof. Dr. Feistner, Montag und Dienstag nach Vereinbarung, Tel.: 0391-6715031 (Poliklinik)

Muskel-MRT und MR-Spektroskopie: Dr. Vielhaber, Tel.: 0391-6715031 (Poliklinik)

Genetische Beratungsstelle, Institut für Humangenetik: Frau Dr. Muschke, Tel.: 0391/6717230

Orthopädische Sprechstunde: Prof. Graßhoff, Tel.: 0391-6714050

Arbeitsgruppe Neurogenetik, Institut für Humangenetik: Dr. Jakubizka, Prof. Wieacker, Tel.: 0391-6715381

Sozialberatungszentrum und weitere Informationen (Selbsthilfeaktivitäten usw.): Kontaktperson der DGM: Frau Goertz, Vitalzentrum Strehlow, Magdeburg, Tel.: 0391-6629844, Klinik für Neurologie II, Magdeburg, Tel.: 0391-6715031

Mainz

Leiter/Sprecher: Prof. Dr. med. H.H. Goebel, Neuropathologie, Langenbeckstr. 1, 55131 Mainz

Neurologische Muskelsprechstunden: Prof. Dr. med. H.C. Hopf, Dr. P. Urban, Frau A. Mika-Grüttner, Neurolog. Univ.-Klinik, Langenbeckstraße 1, 55101 Mainz, Mittwoch 9-13 Uhr oder nach Voranmeldung, Tel.: 06131-17-2226, Fax: 06131-17-3271

Sprechstunde Myasthenie- u. chronisches Müdigkeitssyndrom: Prof. Dr. med. W.A. Nix, Neurolog. Univ.-Klinik, Langenbeckstr. 1, 55101 Mainz, Montag-Freitag 9-12 nach Anmeldung, Tel.: 06131-172224, Fax: 06131-173271

Pädiatrische Muskelsprechstunden: Kinderklinik der Universität Mainz, Prof. Reitter und Frau Dr. Grieben, Donnerstag von 8-14 Uhr, nach telefonischer Voranmeldung, Tel.: 06131-17-2104, Fax: 06131-17-6646

Marburg/Gießen (Kassel)

Sprecher: PD Dr. K. Schepelmann, Neurologische Universitäts-Klinik und Poliklinik Marburg, Rudolf-Bultmann-Str. 8, 35039 Marburg

Neurologische Muskelsprechstunden:

Marburg

Dr. O. Bandmann (Neurogenetik), Frau Dr. S. Jäckel (Muskelambulanz), PD Dr. K. Schepelmann (Elektrophysiologie), Prof. Dr. N. Sommer (Neuroimmunologie), Donnerstag 9-12 Uhr nach Voranmeldung, Tel.: 06421-286-5220

Neuropathologie:
Prof. Dr. H.D. Mennel, Zentrum für Pathologie, Abt. für Neuropathologie, Baldingerstr. 1, 35043 Marburg, Tel.: 06421-286-2282

Gießen - Neurologie

Dr. D. Hermann, Dr. F. Blaes, Neurologische Universitätsklinik Gießen, Am Steg 18, 35392 Gießen, Montag, Dienstag, Donnerstag und Freitag 8-12 Uhr, nach Vereinbarung, Tel.: 0641-9945345 oder 9945346

Neuropathologie:
Prof. Dr. W. Schachenmayr, PD Dr. K. Kuchelmeister, Institut für Neuropathologie der Universität Gießen, Arndtstr. 16, 35392 Gießen, Tel.: 0641-9941180

Pädiatrische Muskelsprechstunden:
Gießen - Prof. Dr. G. Neuhäuser, Abt. Neuropädiatrie und Sozialpädiatrie, Universitäts-Kinderklinik Gießen, Feulgenstr. 12, 35385 Gießen, Montag-Freitag von 9-12 Uhr nach Vereinbarung, Tel.: 0641-99-43481

Marburg - Frau Dr. Jackowski-Dohrmann, Frau Dr. Ott-Vierbuchen, Univ.-Kinderklinik Marburg, Deutschhausstr. 12, 35033 Marburg, Donnerstag 14 Uhr, Voranmeldung, Tel.: 06421-2862686

Genetik:
Marburg - PD Dr. Manuela Koch, Zentrum für Humangenetik der Universität Marburg, Bahnhofstr. 7, 35037 Marburg, Dienstag 8-12 Uhr, Tel.: 06421-286-6269

Orthopädische Muskelsprechstunde:
Marburg - PD Dr. Wirth, Orthopäd. Univ.-Klinik Marburg, Baldingerstraße, 35033 Marburg, Freitag 8-12 Uhr nach Vereinbarung, Tel.: 06421-286-4913, -4914

Innere Medizin/Kardiologie:
Frau Dr. Richter, Zentrum für Innere Medizin der Universität Marburg, Abt. f. Kardiologie, Baldingerstraße, 35033 Marburg, nach Vereinbarung, Tel.: 06421-286-3691

Kassel - Neurologie:
Prof. Dr. A. Ferbert, OA J. Forster, Neurologische Klinik, Klinikum Kassel, Mönchebergstr. 41-43, 34125 Kassel, Montag, Mittwoch, Freitag 9.30-12 Uhr, nach Vereinbarung, Tel.: 0561-980-3419, 980-3400 oder 980-3402

Bad Nauheim - Innere Medizin/Rheumatologie:
PD Dr. G. Neeck, Kerckhoff-Klinik für Rheumatologie Bad Nauheim, Ludwigstr. 37-39, 61231 Bad Nauheim, Tel.: 06032-8080

**Mecklenburg-Vorpommern
(Univ. Greifswald in Kooperation mit der Univ. Rostock)**
Leiter/Sprecher: Prof. Dr. Dr. F. H. Herrmann, Institut für Humangenetik, Medizinische Fakultät, Ernst-Moritz-Arndt-Universität Greifswald, Fleischmannstraße 42-44, 17489 Greifswald, Zentrale Tel.: 03834-86-5370

Greifswald

Neurologische Muskelsprechstunde: Prof. Dr. H. Röder, Klinik für Neurologie der Universität Greifswald, Ellernholzstr. 1/2, 17487 Greifswald, Mittwoch, 13-16 Uhr, Tel.: 03834-86-6819

Pädiatrische Muskelsprechstunde:
– OÄ Dr. Burtzlaff, Klinik für Kinder- und Jugendmedizin, Soldtmannstr. 15, 17487 Greifswald, nach tel. Vereinbarung, Tel.: 03834-86-6363
– Frau PD Dr. I. Weinke, Sozialpädiatrisches Zentrum Greifswald, Makarenkostr. 8, 17491 Greifswald, Montag-Donnerstag von 9-12 Uhr, Tel.: 03834-875227

Genetik:
– Prof. Dr. Dr. F.H. Herrmann (Diagnostik), Tel.: 03834-865370
– Frau Dr. U. Hoeltzenbein (Beratung), Tel.: 03834-865391, Institut für Humangenetik, Fleischmannstr. 42-44, 17487 Greifswald

Rostock

Neurologische Muskelsprechstunde: Prof. Dr. R. Benecke, Klinik f. Neurologie u. Poliklinik, Gehlsheimer Str. 20, 18055 Rostock, Donnerstag 14-16 Uhr, Tel.: 0381-494-9511

Pädiatrische Muskelsprechstunde: Dr. D. Hobusch, Kinder- und Jugendklinik, Rembrandtstr. 16/17, 18055 Rostock, Tel.: 0381-494-7004-83

**München
(München-Augsburg, Regensburg)**

Leiter: Prof. Dr. D. Pongratz, Friedrich-Baur-Institut bei der Medizinischen und Neurologischen Klinik, Klinikum Innenstadt der Univ. München, Ziemssenstr. 1a, 80336 München

Stellv.: Prof. Dr. med. K.D. Gerbitz, Chefarzt des Instituts für Klinische Chemie des Städt. KH München-Schwabing, Kölner Platz 1, 80805 München

Sprecher: PD Dr. W. Müller-Felber, Friedrich-Baur-Institut bei der Medizinischen und Neurologischen Klinik, Klinikum Innenstadt der Universität München, Ziemssenstr. 1 a, 80336 München

Sozialberatung: Frau Deuter, Tel.: 089-5160-7411, Montag:13-16.30 Uhr, Freitag: 9-12 Uhr

München

Neurologische Muskelsprechstunden:
- Prof. Dr. D. Pongratz, Prof. Dr. K.-H. Krause, PD Dr. W. Müller-Felber, Friedrich-Baur-Institut bei der Medizinischen und Neurologischen Klinik, Klinikum Innenstadt der Universität München, Ziemssenstr. 1a, 80336 München, jeden Wochentag, tel. Voranmeldung, Tel.: 089-5160-7470
- PD Dr. med. Ch. Bischoff und Mitarbeiter Dr. D. Jonas u. Dr. M. Hofmann, Neurologische Klinik und Poliklinik der TU München, Möhlstraße 28, 81675 München, Mittwoch und Freitag, tel. Voranmeldung, Tel.: 089-4140-4630, 4140-4699
- Prof. Dr. D. Pongratz und Mitarbeiter, Neurologisches Klinikum, Klinikum Großhadern der Universität München, Marchioninistraße 15, 81377 München, jeden Donnerstag nach tel. Voranmeldung, Tel.: 089-7095-3690
- PD Dr. med. G.D. Borasio, Spezialambulanz für Motoneuronerkrankungen (ALS), Neurologische Klinik im Klinikum Großhadern der Universität München, Marchioninistr. 15, 82377 München, jeden Wochentag nach tel. Voranmeldung, Tel.: 089-7095-3681
- Prof. Dr. Th. N. Witt, PD Dr. Olteanu, Dr. Chrestel, Spezialambulanz für traumatische und nicht traumatische Erkrankungen peripherer Nerven, Neurochirurgische Klinik, Klinikum Großhadern der Universität München, Marchioninistr. 15, 81377 München, Donnerstag und Freitag nach tel. Voranmeldung, Tel.: 089-7095-3540-41

Pädiatrische Muskelsprechstunde:
- Neuropädiatrische Sprechstunde: PD Dr. med. W. Müller-Felber, Friedrich-Baur-Institut, Ziemssenstr. 1, 80336 München, tägl. nach Vereinbarung, Tel.: 089-5160-7470 (Anmeldung der Ambulanz)
- Kinderklinik im Dr. von Haunerschen Kinderspital, Klinikum der Innenstadt der Universität München, Lindwurmstr. 4, 80337 München, Neuropädiatrie: Prof. Dr. med. Ch. Förster, Tel.: 089-5160-2882, Prof. Dr. med. J. Egger, Tel.: 089-5160-2802, Entwicklungsneurologie: Frau Dr. med. A. Enders, Dr. med. K. Kugler, Tel.: 089-5160-2881, jeden Wochentag nach tel. Voranmeldung
- Prof. Egger und Mitarbeiter, Kinderklinik der TU München im Städtischen Krankenhaus München-Schwabing, Kölner Platz 1, 80804

München, jeden Wochentag nach tel. Voranmeldung, Prof. Egger, Tel.: 089-3068-2746, Fr. Hiendleder, Tel: 089-3068-2632

Sprechstunde für neurologische Patienten mit bestehenden oder zu erwartenden Atemproblemen: Dr. med. A. Bockelbrink, Stiftung Pfennigparade, Barlachstr. 36 b, 80804 München, nach tel. Voranmeldung, Tel.: 089-3061-6201

Genetische Sprechstunden: Prof. Dr. med. J. Murken und Mitarbeiter, Genet. Beratungsstelle d. Kinderpoliklinik Univ. München, Goethestr. 29, 80336 München, nach Vereinbarung, Tel.: 089-5160-4476

Regensburg

Neurologische Sprechstunden: Prof. Dr. med. B. Schalke, Myasthenie- und Muskelsprechstunde, Bezirkskrankenhaus Regensburg, Abteilung für Neurologie, Universitätsstr. 84, 93053 Regensburg, tägl. nach tel. Vereinbarung, Tel.: 0941-941-3002

Pädiatrische Sprechstunden: Dr. B. Ostertag, Regensburger Kinderzentrum St. Martin, Wieshuber Str. 4, 93059 Regensburg, jeden Wochentag nach tel. Voranmeldung, Tel.: 0941-465020

Augsburg

Orthopädische Sprechstunde: PD Dr. med. Th. Naumann, Zweite Orthopädische Klinik der Hessing-Stiftung, Hessingstr. 17, 86199 Augsburg; Tel.: 0821-909-247

Münster/Westfalen (Höxter)

Leiter/Sprecher: Prof. Dr. Ringelstein, Direktor der Klinik u. Poliklinik für Neurologie, Westfälische Wilhelms-Universität Münster, Albert-Schweitzer-Str. 33, 48129 Münster, Tel.: 0251-83-48172, Fax: 0251-83-48199

Stellvertreter: PD Dr. Dworniczak, Institut für Humangenetik der WWU, Vesaliusweg 12-14, 48129 Münster, Tel.: 0251-83-55430, Fax: 0251-83-56995

Neurologische Muskelsprechstunde (für Erwachsene): OA PD Dr. Kiefer, nach Vereinbarung, Tel.: 0251-83-48016, Fax: 0251-83-48181

Neuromuskuläre HIV-Sprechstunde: OA PD Dr. Husstedt, nach Vereinbarung Tel.: 0251-83-48016, Fax: 0251-83-48181

Neurohistologisches Labor: OA PD Dr. Kiefer, Tel.: 0251-83-48323, -49645, Fax: 0251-83-48181

Labor für Neurologische Molekulardiagnostik: OA PD Dr. Stögbauer, Tel.: 0251-83-48178, Fax: 0251-83-48181

Pädiatrische Muskelsprechstunde: Klinik u. Poliklinik für Kinderheilkunde (Direktor: Prof. Dr. Harms), Albert-Schweitzer-Str. 33, 48129 Münster, Prof. Dr. G. Kurlemann (Leiter Bereich Neuropädiatrie); OA Dr. O. Debus, Montag-Freitag 8.15-12.30 Uhr, nach tel. Voranmeldung, Tel.: 0251-83-47774, Fax: 0251-83-47765

Humangenetische Beratung: Institut für Humangenetik (Direktor Prof. Dr. Horst), Vesaliusweg 12-14, 48129 Münster, Prof. Dr. Horst, OÄ Dr. Witwer, nach Vereinbarung, Tel.: 0251-83-55424, Fax: 0251-83-56995

Molekulargenetische Diagnostik: PD Dr. Dworniczak, Tel.: 0251-83-55430, Fax: 0251-83-56995

Neuroorthopädische Sprechstunde: Klinik und Poliklinik für Allgemeine Orthopädie (Direktor: Prof. Dr. Winkelmann), Albert-Schweitzer-Str. 33, 48129 Münster, Prof. Dr. Winkelmann, OA Dr. R. Rödl, nach Vereinbarung, Tel.: 0251-83-47950, -48010, Fax: 0251-83-47989

Kardiologische Sprechstunde für Muskelkranke: Medizinische Klinik u. Poliklinik - Innere Medizin C - Kardiologie, (Direktor: Prof. Dr. Breithardt), Albert-Schweitzer-Str. 33, 48129 Münster, Prof. Dr. Breithardt, OA Dr. Wichter, nach Vereinbarung, Tel.: 0251-83-47622, Fax: 0251-83-47621

Klinik und Poliklinik für Neurochirurgie (Direktor: Prof. Dr. H. Wassmann): Albert-Schweitzer-Str. 33, 48129 Münster, nach Vereinbarung, Tel.: 0251-83-48005, -48006, Fax: 0251-83-47479

Institut für Neuropathologie (Direktor: Prof. Dr. W. Paulus): Domagkstr. 19, 48129 Münster, Tel: 0251-83-56967, Fax: 0251-83-56971

Höxter

Weserbergland-Klinik Höxter, Grüne Mühle 90, 37669 Höxter, Tel.: 05271-98-0, Fax: 05271-98-4444

Physikalische Therapie; Innere Medizin: Chefarzt Dr. C.-R. Arnold, Tel.: 05271/98-2420, Fax: 05271-98-2393

Orthopädie: Chefarzt Dr. G. Brüggemann, Tel.: 05271-98-2360, Fax: 05271-98-2319

Neurologie: Chefarzt Dr. J. Faig, Tel.: 05271-98-2330, Fax: 05271-98-2390

Nordrhein
(Aachen, Bonn, Düsseldorf, Essen, Köln, Wuppertal)

Leiter/Sprecher: Prof. Dr. W.F. Haupt, Klinik und Poliklinik für Neurologie der Universität zu Köln, Joseph-Stelzmann-Str. 9, 50937 Köln, Tel.: 0221-478-4007

Stellvertreter: Prof. Dr. Klaus Zerres, Institut für Humangenetik, Universitätsklinikum der RWTH, Pauwelsstr. 30, 52057 Aachen

Aachen

Humangenetische Sprechstunde: Prof. Dr. med. Klaus Zerres, PD Dr. S. Rudnik-Schöneborn, Institut für Humangenetik, Universitätsklinikum der RWTH, Pauwelsstr. 30, 52057 Aachen, Tel.: 0241-808-0178

Institut für Neuropathologie der RWTH Aachen, Prof. Dr. J. M. Schröder, Pauwelstr. 30, 52057 Aachen, Tel.: 0241-808-9429

Bonn

Leiter: Prof. Dr. med. T. Klockgether, Komm. Direktor der Neurologischen Klinik und Poliklinik, Rheinische Friedrich-Wilhelms-Universität, Sigmund-Freud-Str. 25, 53105 Bonn

Muskelsprechstunde: Dr. D. Fischer, Dr. C. Kornblum, Dr. R. Schröder, Termine nach Vereinbarung, Tel.: 0228-287-5712, -4071

Motoneuronsprechstunde: Dr. C. Grothe, Dr. R. Schröder, Termine nach Vereinbarung, Tel.: 0228-287-5714

Maligne-Hyperthermie-Diagnostik: Dr. Breuer, Tel.: 0228-287-5712, -5964

Humangenetische Sprechstunde: Frau PD Dr. B. Wirth, Humangenetisches Institut der Universität Bonn, Wilhelmstr. 31, 53111 Bonn, Tel.: 0228-287-2346

Düsseldorf

Neurologische Muskelsprechstunde: Prof. Dr. G. Stoll, Dr. H. Köller, Dr. C.O. Hanemann, Neurologische Universitätsklinik Düsseldorf, Moorenstr. 5, 40225 Düsseldorf, Tel.: 0211-817881

Pädiatrische Muskelsprechstunde: Prof. Dr. H.-G. Lenard, Klinik für allgemeine Pädiatrie der

Univ. Düsseldorf, Moorenstraße 5, 40001 Düsseldorf; Voranmeldung, Tel.: 0211-8117640

Institut für Neuropathologie der Universität Düsseldorf, Frau PD Dr. E. Neuen-Jacob, Moorenstr. 5, 40255 Düsseldorf; Tel.: 0211-8118653

Essen

Neurologische Muskelsprechstunde: Essen/Oberhausen, Priv. Doz. Dr. med. Christoph W. Zimmermann, Leitender Arzt der Neurologischen Abteilung des St. Josef-Hospitals, - Akademisches Lehrkrankenhaus der Universität Essen - Mülheimer Str. 83, 46045 Oberhausen, Tel.: 0208-837-351

Frau Dr. S. Köppen, Neurologische Universitätsklinik Essen, Hufelandstr. 55, 34122 Essen, Tel.: 0201-723-2804, -2730

Pädiatrische Muskelsprechstunde: Prof. Dr. T. Voit, Klinik für Allgemeine Pädiatrie, Universitätsklinikum Essen, Hufelandstr. 55, 34122 Essen, Freitag 13.30-17 Uhr nach tel. Voranmeldung, Tel.: 0201-723-2451

Köln

Neurologische Muskelsprechstunde: Prof. Dr. W.F. Haupt, Klinik und Poliklinik für Neurologie der Univ. zu Köln, Joseph-Stelzmann-Str. 9, 50937 Köln, Dienstag 9-13 Uhr nach tel. Voranmeldung, Tel.: 0221-478-4007

Pädiatrische Muskelsprechstunde: PD Dr. U. Schuseil-Zipf, Dr. P. Herkenrath, Dr. J.-Chr. von Kleist-Retzow, Universitäts-Kinderklinik Köln, Sozialpädiatrisches Zentrum (SPZ), Joseph-Stelzmann-Str. 9, 50924 Köln, Tel.: 0221-478-5900

Orthopädische Muskelsprechstunde: Prof. Dr. J. Rütt, Orthopädische Universitätsklinik Köln, Joseph-Stelzmann-Str. 9, 50924 Köln, Tel.: 0221-478-4682

Wuppertal

Neurologische Muskelsprechstunde: Prof. Dr. J. Jörg, Neurologische Universitätsklinik Wuppertal, Heusnerstr. 40, 42283 Wuppertal, Montag ab 13 Uhr, Voranmeldung, Tel.: 0202-8962641

**Nordwest
(Bremen, Oldenburg, Sande, Westerstede)**

Leiter/Sprecher: Prof. Dr. med. A. Engelhardt, Chefarzt der Neurologischen Klinik, Evangeli-

sches Krankenhaus Oldenburg, Steinweg 13-17, 26122 Oldenburg, Tel.: 0441-236-414

Neurologische Muskelsprechstunden:

Bremen

Prof. Dr. med. Schwendemann, Chefarzt der Neurologischen Klinik, Zentralkrankenhaus Bremen Ost, Züricher Str. 40, 28235 Bremen, Tel: 0421-408-1286, -1285

PD Dr. med. Bergmann, Chefarzt der Neuropathologie, Zentralkrankenhaus Bremen-Ost, Züricher Str. 40, 28235 Bremen, Tel.: 0421-408-1388, -2388

Dr. med. P. Lauber. Ltd. Arzt des Kinderzentrums, Zentralkrankenhaus Bremen, St. Jürgen Straße, 28205 Bremen, Tel.: 0421-4973368

Frau Dr. med. S. Spranger, Zentrum für Humangenetik und Genetische Beratung, Zentralkrankenhaus Bremen, St. Jürgen-Straße, 28205 Bremen, Tel.: 0421-497-4710

Oldenburg

Prof. Dr. A. Engelhardt, Chefarzt der Neurologischen Klinik, Ev. Krankenhaus Oldenburg, Steinweg 13-17, 26122 Oldenburg, Tel.: 0441-236-414

PD Dr. med. Ch. Korenke, Chefarzt der Abteilung für Neuropädiatrie, Elisabeth-Kinderkrankenhaus, Cloppenburger Str. 363, 26133 Oldenburg, Tel.: 0441-403-2017

Dr. med. M. Wagner, Sozialpädiatrisches Zentrum Oldenburg, Cloppenburger Str. 361, 26133 Oldenburg, Tel.: 0441-969670

Sanderbusch

Prof. Dr. med. R. Rohkamm, Chefarzt der Neurologischen Klinik, Nordwest-Krankenhaus Sanderbusch, Hauptstraße, 26452 Sande, Tel.: 04422-801-401, -404

Westerstede

Prof. Dr. Uwe A. Besinger, Chefarzt der Neurologischen Klinik, Ammerland-Klinik GmbH, Lange Str. 38, 26655 Westerstede, Donnerstag 9-12 und 15-17 Uhr, Tel.: 04488-50-3370

**Rhein-Main
(Darmstadt, Frankfurt, Wiesbaden)**

Leiter/Sprecher: Prof. Dr. D. Claus, Klinikum Darmstadt, Klinik für Neurologie, Klinische

Neurophysiologie, Grafenstr. 9, 64283 Darmstadt, Tel.: 06151-107-4501, Fax: 06151-107-4599, E-Mail: d.claus@t-online.de

Muskelsprechstunden:

Darmstadt

Prof. Dr. D. Claus, Klinikum Darmstadt, Klinik für Neurologie Klinische Neurophysiologie, Heidelberger Landstr. 379, 64297 Darmstadt, Donnerstag und Freitag von 11-13 Uhr, Tel.: 06151-107-4501, Fax: 06151-107-4599

Frankfurt

Prof. Dr. R.W.C. Janzen, Krankenhaus Nordwest, Neurologische Klinik, Steinbacher Hohl 2-26, 60488 Frankfurt, Dienstag von 14-16 Uhr, Tel.: 069-76013247, Fax: 069-7681554

OA Dr. M. Baestlein, Neurologische Klinik, Städt. Kliniken Frankfurt Höchst, Gotenstr. 6-8, 65907 Frankfurt Höchst, Mittwoch und Freitag von 10-12 und nach Vereinbarung, Tel.: 069-3106-2938, Fax: 069-3106-2186, E-Mail: m.baestlein@t-online.de

Dr. W. Cleff, Neurologische Klinik, Universität Frankfurt, Th.-Stern-Kai 7, 60590 Frankfurt, Freitag 9.15-11.15 Uhr, Tel.: 069-6301-5769, Fax: 069-6301-6842, E-Mail: h.steinmetz@ em.uni-frankfurt.de

Neuropathologie: Frau PD Dr. Geiger, Neurologisches Institut der Universität Frankfurt (Edinger-Institut), Deutschordenstr. 46, 60528 Frankfurt, Montag-Freitag 9-15 Uhr, Tel.: 069-6301-6042, Fax: 069-679487

Prof. Dr. J. Kaltwasser, Institut für Rheumatologie, Med. Klinik III der Universität Frankfurt, Theodor-Stern-Kai 7, 60590 Frankfurt, Rheumaambulanz Montag-Freitag 8-13 Uhr, Tel.: 069-6301-7317, -7301, Fax: 069-6301-5929

Geschäftsstelle des Rheumazentrums Rhein-Main Frankfurt, Schlangenbad, Wiesbaden, Orthopädische Univ.-Klinik, Friedrichsheim, Tel.: 069-6705-390

Dr. J. Lauen, Abteilung Rehabilitation der Orthopädischen Universitätsklinik, Friedrichsheim, Marienburgstr. 2, 60528 Frankfurt, Mittwoch 8-13 Uhr, Tel.: 069-6705-204, -205, Fax: 069-6705-280

Pädiatrische Muskelsprechstunde: Dr. Roger Weis, Dr. Kieslich, Zentrum für Kinderheilkunde der Universität Frankfurt, Theodor-Stern-Kai 7, 60590 Frankfurt, Tel.: 069-6301-5560, Fax: 069-6301-5765, Dienstag 14-16 Uhr, Tel.: 069-6301-5025

Prof. Dr. U. Langenbeck, Institut für Humangenetik der Universität Frankfurt, Theodor-Stern-Kai 7, 60590 Frankfurt, Tel.: 069-6301-6008 (vormittags auch -5603), Fax: 069-6301-6002

Humangenetische Poliklinik, Montag-Freitag 9-15 Uhr, Tel.: 069-6301-5678

Wiesbaden

Neurologische Muskelsprechstunde: PD Dr. B. Schrank, Deutsche Klinik für Diagnostik, 65191 Wiesbaden, täglich 8-17 Uhr, Tel.: 0611-577321, Fax: 0611-/577311, E-Mail: schrank-wiesbaden@t-online.de

Pädiatrische Muskelsprechstunde: Dr. J. Seeger, Deutsche Klinik für Diagnostik, 65191 Wiesbaden, Montag-Donnerstag 8-17 Uhr, Freitag 8-14 Uhr, Tel.: 0611-577254, Fax: 0611-577557

Ruhrgebiet
(Bochum, Datteln, Duisburg/Oberhausen)

Leiter/Sprecher: Prof. Dr. J.-P. Malin, Direktor der Neurologischen Universitätsklinik der Ruhr-Universität Bochum, Kliniken Bergmannsheil, Bürkle-de-la-Camp-Platz 1, 44789 Bochum

Bochum

Muskelsprechstunden für Erwachsene: Prof. Dr. J.-P. Malin, PD Dr. M. Vorgerd, Dr. T. Grehl, Frau Dr. A. Schroers, Neurologische Klinik und Poliklinik der Ruhr-Universität Bochum, Klinken Bergmannsheil, Bürkle-de-la-Camp-Platz 1, 44789 Bochum, Tel.: 0234-302-6812, -6808

Prof. Dr. H. Przuntek, PD Dr. L. Schöls, Frau Dr. Otto, Neurologische Klinik der Ruhr-Universität Bochum, St. Josef-Hospital, Gudrunstr. 56, 44791 Bochum, Tel.: 0234-509-2420

Muskelsprechstunde für Kinder und Jugendliche: Prof. Dr. W. Mortier, Frau Dr. U. Schara, Frau Dr. U. Hoffmann, Frau Dr. U. Langen, Klinik für Kinder- und Jugendmedizin, St. Josef-Hospital, Univ.-Kinderklinik, Alexandrinenstr. 5, 44791 Bochum, Tel.: 0234-509-2631

Humangenetische Beratung: Prof. Dr. J.-T. Epplen, Frau Dr. A. Epplen, Molekulare Humangenetik der Ruhr-Universität Bochum, Universitätsstr. 150, 44801 Bochum, nach Voranmeldung, Tel.: 0234-322-3839

Orthopädische Beratung: PD Dr. J. Grifka, Prof. Dr. J. Krämer, Klinik und Poliklinik für Orthopädie der Ruhr-Universität Bochum, St. Josefs-Hospital, Grudrunstr. 56, 44791 Bochum, Montag von 9-12 Uhr nach Voranmeldung, Tel.: 0234-509-2511

Datteln

Muskelsprechstunde für Kinder: Prof. Dr. F. Aksu, Vestische Kinderklinik, Neuropädiatrische Abteilung, Universität Witten/Herdecke, Lloydstr. 5, 45711 Datteln, Tel.: 02363-9750

Duisburg/Oberhausen

Neurologische Muskelsprechstunden: PD Dr. Holger Grehl, Evangelisches und Johanniter-Klinikum Duisburg/Dinslaken/ Oberhausen, Akademisches Lehrkrankenhaus der Universität Düsseldorf, Fahrnerstr. 133-135, 47169 Duisburg, Tel.: 0203-5081260

Schleswig-Holstein
(Kiel, Lübeck)

Leiter/Sprecher: Prof. Dr. med. U. Stephani, Klinik für Neuropädiatrie, Universitätsklinikum, Schwanenweg 20, 24105 Kiel

Kiel

Muskelsprechstunde für Erwachsene: Dr. H. Porschke, Prof. Dr. G. Deuschl, Klinik für Neurologie, Universitätsklinikum, Niemannsweg 147, 24105 Kiel, nach Voranmeldung, Tel.: 0431-597-2561

Muskelsprechstunde für Kinder: Dr. A. Hahn, Prof. Dr. U. Stephani, Klinik für Neuropädiatrie, Universitätsklinikum, Schwanenweg 20, 24105 Kiel, Voranmeldung, Tel.: 0431-597-768

Sozialberatung: Frau I. Bieber, Klinik für Neuropädiatrie, Universitätsklinikum, Schwanenweg 20, 24105 Kiel, Tel.: 0431-597-1670

Lübeck

Muskelsprechstunde für Erwachsene: Prof. Dr. D. Kömpf, Klinik für Neurologie der Medizin. Universität, Ratzeburger Allee 160, 23538 Lübeck, Anmeldung bei Frau Haase, Tel.: 0451-5002928

Muskelsprechstunde für Kinder: OA Priv. Doz. Dr. J. Sperner, Klinik für Pädiatrie der Medizin. Universität, Kahlhorststr. 31-35, 23538 Lübeck, Anmeldung Tel.: 0451-5002613

Thüringen

Leiter/Sprecher: Prof. Dr. med. S. Patt, Institut für Neuropathologie, Klinikum der FSU Jena, Bachstr. 18, 07740 Jena, Tel.: 03641-933596

Muskelsprechstunden für Erwachsene:

Erfurt

mit genetischer Beratung; Schwerpunkte: Myasthenie, ALS Klinik für Neurologie des Klinikums Erfurt GmbH, Nordhäuser Str.74, 99089 Erfurt, Prof. Dr. H. W. Kölmel, Dipl.-Med. A. Thieme, Dr. S. Endler, Dienstag 8-14 Uhr, Tel.: 0361-7812130

Jena

Klinik für Neurologie der FSU Jena (Poliklinik), Prof. Dr. O. Witte, Dr. Ch. Terborg, Donnerstag 9-12 Uhr, Tel.: 03641/935254

Genetische Beratung: Institut für Humangenetik und Anthropologie der FSU Jena, Prof. Dr. U. Claussen, Dr. Ernst, Dr. Hauschild, Vereinbarung, Tel.: 03641-631262

Muskelsprechstunden für Kinder:

Erfurt

mit genetischer Beratung; Sozialpädiatrisches Zentrum Klinikum Erfurt GmbH, Dr. F. Schulze, Dipl.-Med. K. Bohne, tägl. 7.30-16 Uhr, Tel.: 0361-420000

Jena

Abteilung für Neuropädiatrie der FSU Jena, Prof. Dr. U. Brandl, Dipl.-Med. P. Sitte-Zöllner, Donnerstag 8-13 Uhr, Tel.: 03641-638245, Genetische Beratung nach Vereinbarung: Dr. J. Seidel

Eisenberg

Lehrstuhl für Orthopädie der FSU Jena, Waldkrankenhaus „Rudolf Elle", Dr. I. Strohbach, Montag und Freitag 8-14 Uhr, Tel.: 036691-81601

Ulm

Leiter/Sprecher: Prof. Dr. A.C. Ludolph, Neurologische Klinik im Rehabilitationskrankenhaus Ulm (RKU), Oberer Eselsberg 45, 89081 Ulm, Tel.: 0731-177-1200

Stellvertreter: Prof. Dr. R. Rüdel, Universität Ulm, Abt. Allgemeine Physiologie, Albert-Einstein-Allee 11, 89081 Ulm, Tel.: 0731-5002-3230, -3231

Muskelsprechstunde: PD Dr. O. Hanemann, PD Dr. H. Schreiber und Mitarbeiter, Universitätsklinik Ulm, Neurologische Ambulanz, Steinhövelstr. 1, 89075 Ulm, Donnerstag 13-16 Uhr, Tel.: 0731-50-21430, -21431

PD Dr. H. Schreiber: Tel.: 0731-177-1206 (Sekretariat), Fax: 0731-177-1202, Dr. Sperfeld, Dr. Rosenbohm, Dr. Butz, alle Tel.: 0731-177-0

ALS-Sprechstunde: Universitätsklinik Ulm, Neurologische Ambulanz, Steinhövelstr. 1, 89075 Ulm, Anmeldung Tel.: 0731-502-1431, Dr. Karitzki, Frau Dr. M. Butz: Tel.: 0731-177-0

Orthopädische Muskelsprechstunde: Rehabilitationskrankenhaus Ulm (RKU), Orthopädische Ambulanz, Oberer Eselsberg 45, 89081 Ulm, Tel.: 0731-177-0 (von dort Verbindung zur Ambulanz), PD Dr. K.P. Günther, Tel.: 0731-177-1107

Sprechstunde für Beatmungsfragen: Rehabilitationskrankenhaus Ulm (RKU), Abt. Anaesthesiologie und Intensivmedizin, Oberer Eselsberg 45, 89081 Ulm, Anmeldung, Tel. 0731-177-0, OA Dr. K.H. Wollinsky, Tel.: 0731-177-1304, Fax: 0731-177-1306

Genetische Beratungsstelle: Dr. M. Wolf, Universität Ulm, Abt. Klinische Genetik, Frauenstr. 29, 89073 Ulm, Tel.: 0731-500-25205

Testlabor und genetische Diagnostik für Maligne Hyperthermie, Myotonie und periodische Paralysen, Univ. Ulm, Abt. für Angewandte Physiologie, Oberer Eselsberg, 89069 Ulm; Anmeldung: Tel.: 0731-5002-3251 (Sekretariat), Fax: 0731-5002-3260, Prof. Dr. F. Lehmann-Horn: Tel.: 0731-5002-3250

Alle Sprechstunden nur nach telefonischer Voranmeldung.

Würzburg

Leiter: Prof. Dr. K. Reiners, Neurolog. Klinik der Universität Würzburg, Josef-Schneider-Straße 11, 97080 Würzburg und Prof. Dr. T. Grimm, Genetische Beratungsstelle des Institut für Humangenetik der Universität Würzburg, Am Hubland, 97074 Würzburg

Sozialberatung: Frau Eiler, Tel.: 0931-888-4074, Dienstag 9-12 Uhr und Donnerstag 12-16 Uhr

Neurologische Sprechstunden: Prof. Dr. Toyka, Prof. Dr. Reiners, Neurologische Universitätsklinik und Poliklinik, Josef-Schneider-Str. 11, 97080 Würzburg, nur nach tel. Voranmeldung,

Tel.: 0931-201-5757 oder Pforte, Tel. 0931-201-2617

Motoneuronsprechstunde: OA Dr. Naumann, Dr. Beck, Josef-Schneider-Str.11, 97080 Würzburg, Anmeldung: Tel.: 0931-201-5769

Pädiatrische Muskelsprechstunden: Prof. Dr. H.-M. Straßburg und Mitarbeiter, Kinderklinik der Universität Würzburg, Frühdiagnose-Zentrum, Josef-Schneider-Str. 2, 97080 Würzburg, Dienstag und Freitag nach telefonischer Voranmeldung, Tel.: 0931-280824

Orthopädische Muskelsprechstunde: Dr. Raab und Mitarbeiter, König-Ludwig-Haus, Orthopädische Klinik, 97074 Würzburg, Brettreichstr. 11, Anmeldung Tel.: 0931-803-321

Genetische Beratung: Prof. Dr. T. Grimm und Mitarbeiter, Institut für Humangenetik der Universität Würzburg, Biozentrum, Am Hubland, 97074 Würzburg, Anmeldung Tel.: 0931-888-4075, -4069

Zusätzliche Muskelsprechstunden:

Stuttgart

Pädiatrische Muskelsprechstunde: Dr. Köhler, Dr. Keimer (Neuropädiatrie), Pädiatrisches Zentrum Olgahospital, Bismarckstr. 8, 70176 Stuttgart, täglich außer Freitag nach tel. Voranmeldung, Tel.: 0711-992-1 (Zentrale) oder 0711/992-3540, -3541 (Anmeldung)

Tübingen

Pädiatrische Muskelsprechstunde: Frau Dr. med. M. Stötter und Kollegen/innen, Kinderklinik d. Universität Tübingen, Abteilung III, Neuropädiatrie, Entwicklungsneurologie, Frondsbergstr. 21, 72070 Tübingen, täglich nach tel. Voranmeldung, Tel.: 07071-298-4734

DGM Referat Sozialberatung
Im Moos 4, 79112 Freiburg
Tel.: 0180-59444-70, Fax: 07665-9447-20
E-Mail: DGM_SOZREF@t-online.de

DGM Medizin Referat
Tel.: 0180-59444-70, Fax: 07665-9447-20
E-Mail: DGM_MEDREF@t-online.de

DGM Hilfsmittelberatung
Tel.: 0180-59444-70, Fax: 07665-9447-20
E-Mail: DGM-FR@t-online.de

Neuromuskuläre Erkrankungen: Erbgang, Genort, Genprodukt, molekulargenetische Diagnostik

T. Grimm[1], W. Kreß[1], C. R. Müller[2], O. Kurzai[1], S. Rudnik-Schöneborn[3], K. Zerres[3]

[1] Abt. für Medizinische Genetik im Institut für Humangenetik der Universität Würzburg
[2] Institut für Humangenetik der Universität Würzburg
[3] Institut für Humangenetik der RWTH Aachen

In der nachfolgenden Tabelle ist der aktuelle Stand der derzeitigen Möglichkeiten der molekulargenetischen Diagnostik wichtiger neuromuskulärer Krankheitsbilder aufgeführt. Die Auswahl kann keinen Anspruch auf Vollständigkeit erheben, da beinahe wöchentlich Krankheiten kartiert bzw. deren Gene identifiziert werden.

Die OMIM-Nummer (Online Mendelian Inheritance in Man) verweist auf die Einträge des von Victor McKusick 1966 begründeten Katalogs erblicher Krankheitsbilder (MIM = Mendelian Inheritance in Man; 1998, 12. Auflage), der als Datenbank fortlaufend aktualisiert wird und über das Internet zugänglich ist (http://www.ncbi.nlm.nih.gov/Omim/). Ein Stern (*) vor einer Nummer bedeutet, dass der Erbgang gesichert ist und die Krankheit einem Genort zugeordnet werden kann. Das Symbol (#) vor einer Nummer zeigt, dass der Krankheitsphänotyp durch Mutationen in mehr als einem Gen hervorgerufen werden kann.

Die erste Ziffer gibt eine Aussage über den Erbgang:

- 1----- autosomal dominanter Erbgang (Datensatz vor dem 15.05.1994 eingerichtet)
- 2----- autosomal rezessiver Erbgang (Datensatz vor dem 15.05.1994 eingerichtet)
- 3----- X-chromosomaler Erbgang
- 4----- Y-chromosomaler Erbgang
- 5----- mitochondriale Vererbung
- 6----- autosomaler Erbgang (Datensatz nach dem 15. 05. 1994 eingerichtet)

Die Abbildung macht den Zuwachs an Einträgen der letzten Jahre deutlich. Es werden täglich Gene einer chromosomalen Region zugeordnet bzw. ihre Struktur aufgeklärt. Es wird deutlich, dass die aktuelle Entwicklung der molekularen Forschung selbst in einem relativ begrenzten Gebiet heute für einen praktisch tätigen Arzt nicht mehr überschaubar ist. Der Gebrauch von Informationssystemen wird daher auch in der täglichen Praxis notwendig.

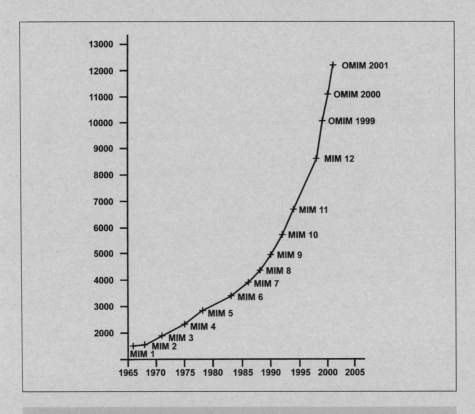

Abb. 1: Einträge in MIM/OMIM. (Aus Online Mendelian Inheritance in Man, OMIM (TM). McKusick-Nathans Institute for Genetic Medicine, Johns Hopkins University (Baltimore, MD) and National Center for Biotechnology Information, National Library of Medicine (Bethesda, MD), 2000. World Wide Web URL: http://www.ncbi.nlm.nih.gov/omim/).

Die Lokalisation eines Gens (ohne dessen Charakterisierung) ist für den klinischen Gebrauch meist weniger bedeutend, sie liefert in Fällen unklarer Symptomatik in der Regel keine zusätzlichen Informationen. In großen Familien bzw. bei eindeutig definierten Krankheiten können sich aus einer Koppelungsanalyse Informationen für die genetische Einordnung ergeben. Diese Methode findet darüber hinaus im Rahmen der vorgeburtlichen Diagnostik einzelner Krankheitsbilder Anwendung.

In Fällen, in denen das betreffende Gen identifiziert worden ist, kann der Nachweis einer spezifischen Veränderung (Mutation) die Diagnose sichern. Eine weitergehende klinische Diagnostik ist dann häufig nicht mehr erforderlich. Mit gewissen Einschränkungen erlaubt der

Nachweis spezifischer Veränderungen prognostische Angaben, wie bei der Muskeldystrophie Duchenne/Becker und bei den Triplett-Repeatkrankheiten. Es sollte bedacht werden, dass in zahlreichen Fällen der Nachweis häufiger Mutationen routinemäßig erfolgt, spezielle Mutationen jedoch nicht in der Routinediagnostik nachgewiesen werden können. Wichtige Beispiele hierfür sind die X-chromosomal erblichen Muskeldystrophien Duchenne und Becker, die HMSN I sowie die proximalen spinalen Muskelatrophien. Hier ist nach Ausschluss häufiger bzw. typischer Mutationen eine weiterführende Diagnostik äußerst aufwendig und sollte erst nach Rücksprache mit der untersuchenden Einrichtung in Erwägung gezogen werden.

Bei mehreren Krankheitsbildern kann die molekulargenetische Diagnostik heute bereits sehr früh im Rahmen der diagnostischen Abklärung eingesetzt werden. Bei Mutationsnachweis ist dann oft eine Muskelbiopsie bzw. ein EMG nicht mehr notwendig. In Fällen genetischer Heterogenie (gleicher Phänotyp verursacht durch unterschiedliche Gene) kann lediglich der positive Nachweis einer Mutation die Diagnose sichern, ein Ausschluss ist in diesen Fällen nicht möglich.

Es soll hier einem weit verbreiteten Irrtum deutlich entgegengetreten werden. Die molekulargenetische Diagnostik kann und soll die klinische (nicht-invasive) Diagnosestellung nicht ersetzen. Einsendungen mit einem diagnostischen Suchauftrag z. B. der gleichzeitigen Abklärung einer Muskeldystrophie, myotonen Dystrophie und spinalen Muskelatrophie sind in der Regel unsinnig.

Bei den Stoffwechselkrankheiten tritt die Bedeutung der molekulargenetischen Diagnostik weiterhin hinter die klassische biochemische Analyse zurück und wird vorerst auf Einzelfälle, wie z. B. Untersuchungen im Rahmen einer Pränataldiagnostik, beschränkt sein. Grundsätzlich muss man beim Einsatz von molekulargenetischen Untersuchungen zwischen differentialdiagnostischer Anwendung und prädiktiver Diagnostik unterscheiden. Da die molekulargenetische Diagnostik unabhängig vom klinischen Bild erfolgen kann, ermöglicht sie bei spätmanifesten Krankheiten eine präsymptomatische Diagnostik vor dem Auftreten klinischer Symptome bzw. eine pränatale Diagnostik. Aufgrund der u. U. erheblichen Konsequenzen derartiger Untersuchungen sollte jede prädiktive Diagnostik, die nicht der Abklärung der klinischen Symptomatik eines Patienten dient, ausschließlich nach einer vorangegangenen humangenetischen Beratung erfolgen (vgl. auch die Richtlinien des Berufsverbandes „Medizinische Genetik e. V." und der „Deutschen Gesellschaft für Humangenetik e. V.").

Da die Diagnosestellung einer genetisch bedingten Krankheit in vielen Fällen auch Bedeutung für weitere Familienangehörige hat, sollte dieser Aspekt auch bei der Abklärung einer bestehenden Symptomatik berücksichtigt werden und immer mit dem Angebot einer humangenetischen Beratung verbunden sein.

195

OMIM-Nummer	Erbkrankheit	Symbol (Genprodukt)	Erb-gang	Genort	Diagnostische Hinweise

Muskeldystrophien

OMIM-Nummer	Erbkrankheit	Symbol (Genprodukt)	Erb-gang	Genort	Diagnostische Hinweise
*310200	Duchennesche/ Beckersche Muskeldystrophie	DMD/BMD/DYS (Dystrophin)	XR	Xp21.2	Deletionsnachweis im Dystrophin-Gen (ca. 60 %), Nachweis von z. B. Punktmutationen prinzipiell möglich, aber sehr aufwendig. Nachweis in der Muskelbiopsie von fehlendem oder verändertem Dystrophin (immunhistochemisch und Western-Blot)
*310300	Emery-Dreifuss-Muskeldystrophie	EMD (Emerin)	XR	Xq28	Nachweis von fehlendem Emerin (Western-Blot in Lymphozyten); Mutationsnachweis bei fehlendem Emerin
*158900	Fazioskapulo-humerale Muskel-dystrophie I	FSHD1A	AD	4q35	Nachweis eines verkürzten DNA-Fragments auf Chrom. 4q35 (ca. 80 %)
*158901	Fazioskapulo-humerale Muskel-dystrophie II	FSHD1B	AD	?	wenige Familien zeigen keine Kopplung zu 4q35
#164300/ 602279	Dominante Okulo-pharyngeale Muskeldystrophie	OPMD1/PABP2 (Poly(A)-Binding-Protein 2)	AD	14q11.2-q13	Mutationsanalyse; $(GCG)_{8-13}$ Repeat
#257950/ 602279	Rezessive Okulo-pharyngeale Muskeldystrophie	OPMD2/PABP2 (Poly(A)-Binding-Protein 2)	AR	14q11.2-q13	Mutationsanalyse; homozygot für $(GCG)_7$ Repeat; bisher nur in Kanada beschrieben
*159000	Dominante Gliedergürtel-muskeldystrophie I	LGMD1A	AD	5q-q31	bisher nur in einer Familie aus Nordamerika beschrieben
*159001	Dominante Gliedergürtel-muskeldystrophie II	LGMD1B LMNA (Lamin A/C)	AD	1q11-q21	sehr selten; mit Herzbeteiligung, Mutationen im Lamin A/C-Gen
#181350/ *150330	Hauptmann-Thannhauser-Muskeldystrophie (EDMD-AD)	LMNA (Lamin A/C)	AD	1q21.2	klinisch von EMD nicht unterscheidbar; gleiches Gen wie bei der dominanten Gliedergürtel-muskeldystrophie II und bei der dilatativen Kardiomyopathie 1A
*601253	Dominante Gliedergürtel-muskeldystrophie III	LGMD1C (=CAV3) (Caveolin 3)	AD	3p25	selten

OMIM-Nummer	Erbkrankheit	Symbol (Genprodukt)	Erb-gang	Genort	Diagnostische Hinweise
*602087	Dominante Gliedergürtel-muskeldystrophie IV	LGMD1D (FDC-CDM)	AD	6q23	mit dilatativer Kardiomyopathie und Überleitungsdefekt
*603511	Dominante Gliedergürtel-muskeldystrophie V	LGMD1E	AD	7q	
#253600/ *114240	Calpainopathie (LGMD2A)	CAPN3 (Calpain 3)	AR	15q15.1-q21.1	häufigste Form der LGMD, normale Sarkoglykane, fehlendes oder reduziertes Calpain 3 im Muskel; Mutationsnachweis
*253601/ *603009	LGMD2B	DYSF (Dysferlin)	AR	2p13	normale Sarkoglykane und Calpain 3 im Muskel; allelisch mit Miyoshi-Myopathie; Dysferlin im Western-Blot
*253700	γ-Sarkoglykano-pathie (LGMD2C; SCARMD1)	SGCG (γ-Sarkoglykan)	AR	13q12	nordafrikanischer Typ, fehlendes oder reduziertes γ-Sarkoglykan, reduziertes oder fehlendes α- und β-Sarkoglykan, normales oder reduziertes Dystrophin
*600119	α-Sarkoglykano-pathie (LGMD2D; SCARMD2)	SGCA/ADL (α-Sarkoglykan/ Adhalin)	AR	17q21-q21.33	fehlendes oder reduziertes α-Sarkoglykan, reduziertes oder fehlendes β- und γ-Sarkoglykan, normales bis reduziertes Dystrophin
*600900	β-Sarkoglykano-pathie (LGMD2E)	SGCB (β-Sarkoglykan)	AR	4q12	fehlendes oder reduziertes β-Sarkoglykan, reduziertes oder fehlendes α- und γ-Sarkoglykan, normales oder reduziertes Dystrophin
#601287/ *601411	δ-Sarkoglykano-pathie (LGMD2F)	SGCD (δ-Sarkoglykan)	AR	5q33-q34	reduziertes oder fehlendes α-, β- und γ-Sarkoglykan, normales oder reduziertes Dystrophin
*601954	LGMD2G	LGMD2G (Telethonin)	AR	17q11-q12	Familien in Brasilien beschrieben
*254110	LGMD2H (Hutterer-Typ)	LGMD2H	AR	9q31-q34.1	nur bei Hutterern beobachtet
	LGMD2I	LGMD2I	AR	19q13.3	
#604149	ε-Sarkoglykano-pathie	SGCE (ε-Sarkoglykan)	AR	7q21	keine Patienten bisher bekannt

OMIM-Nummer	Erbkrankheit	Symbol (Genprodukt)	Erb-gang	Genort	Diagnostische Hinweise
#226670/ *601282	Gliedergürtel-muskeldystrophie mit Epidermolysis bullosa simplex	PLCT (MD-EBS) (Plectin)	AR	8q24	fehlende Plectin-Aktivität in Haut und Muskel (Immunhisto-chemie); einzelne Mutationen im Plectin-Gen nachgewiesen
#158810/ *120220/ *120240/ *120250	Bethlem-Myopathie	COL6A1 (Collagen Typ VI Untereinheit α1)/ COL6A2 Collagen Typ VI Untereinheit α2)/ COL6A3 Collagen Typ VI Untereinheit α3)	AD	21q22.3 21q22.3 2q37	genetische Heterogenie; bisher erst einzelne Mutationen in den α1-, α2- bzw. α3-Untereinheiten nachgewiesen
*603689	Proximale Muskelschwäche (Edström)	MPRM	AD	2q24-q31	mit früher respiratorischer Beteiligung
Distale Myopathien					
*160500	Dominante distale Myopathie (Laing-Typ)	MPD1	AD	14q	Mutationsanalyse noch nicht möglich
*604454	Dominante distale Myopathie (Welander-Typ)		AD	2p13	Mutationsanalyse noch nicht möglich
*600334	Dominante distale Myopathie (Markesbery-Griggs-Typ)		AD	2q31	selten
*600334	Tibiale Muskel-dystrophie (Finnischer Typ)	TMD	AD	2q31	selten (in Finnland mehrere Familien); in Muskelbiopsie häufig rimmed vacuoles
#254130/ *603009	Distale Myopathie (Miyoshi Typ)	DYSF (Dysferlin)	AR	2p12-p14	allelisch zu LGMD2B
*147420	Dominante Ein-schlusskörper-chen-Myopathie	IBM1	AD	?	typisches Bild in der Muskel-biopsie (rimmed vacuoles)
#254130/ *600737	Distale Myopathie mit „rimmed vacuoles" (Nonaka Typ) (Rezessive Ein-schlusskörper-chen-Myopathie)	DMRV (IBM2)	AR	9p1-q1	sehr selten; typisches Bild in der Muskelbiopsie (rimmed vacuoles)

OMIM-Nummer	Erbkrankheit	Symbol (Genprodukt)	Erb-gang	Genort	Diagnostische Hinweise
*158580	Stimmband- und Rachenschwäche mit autos.-dom. distaler Myopathie	VPDMD	AD	5q31	
#601419/ *123590	Desmin-abhängige Myopathie	DRM (= CRYAB) (αβ-Crystallin)	AD	11q22	eine Mutation bekannt
#601419/ *125660	Desmin-abhängige Myopathie	DRM (= DES) (Desmin)	AD	2q35	Mutationen bekannt

Kongenitale Myopathien

OMIM-Nummer	Erbkrankheit	Symbol (Genprodukt)	Erb-gang	Genort	Diagnostische Hinweise
*310400	X-chromosomale myotubuläre Myopathie	MTM1 (MTMX) (Myotubularin)	XR	Xq28	Mutationen im MTMX-Gen durch SSCP bei 60-70 % der Patienten nachweisbar (50 % der Mutationen in Exons 4 und 12)
*160150	Dominante zentronukleäre Myopathie		AD	?	nur klinisch und histologisch diagnostizierbar
255200	Rezessive zentronukleäre Myopathie		AR	?	nur klinisch und histologisch diagnostizierbar
#117000/ *180901	Central-Core-Erkrankung	CCD (Ryanodin-Rezeptor/RYR1)	AD	19q13.1	gute Evidenz für Koppelung zum RYR1-Gen, jedoch bisher nur wenige Mutationen bekannt. Disposition zur malignen Hyperthermie abklären!
#161800/ *191030	Nemaline-Myopathie	NEM1 (= TPM3) (α-Tropomyosin)	AD	1q21-q23	Punktmutation im TPM3-Gen bisher nur in einer australischen Familie identifiziert
*256030	Nemaline-Myopathie	NEM2	AR	2q22	Nebulin-Gen als Kandidatengen, bisher keine molekulargenetische Diagnostik
#161800/ *102610	Nemaline Myopathie/ Aktin-Myopathie	ACTA1 (α-Aktin)	AD/ AR	1q42.1	Mutationen im ACTA1-Gen bei dominanten und rezessiven Familien beschrieben, bisher keine Routinediagnostik
*156225	Klassische kongenitale Muskeldystrophie mit Merosindefizienz	CMDI LAMA2 (Merosin/ α-Laminin)	AR	6q22-q23	Merosinmangel immunhistochemisch an Gewebe oder Hautbiopsie darstellbar (ca. 50 % der Fälle mit klassischem Phänotyp); Nachweis von Mutationen

OMIM-Nummer	Erbkrankheit	Symbol (Genprodukt)	Erb-gang	Genort	Diagnostische Hinweise
*156225	Kongenitale Muskeldystrophie ohne Merosin-defizienz		AR	?	Fälle mit klassischem Phänotyp ohne Merosindefizienz
*600536	Kongenitale Muskeldystrophie mit Integrin-defizienz	ITGA7 (integrin α7)	AR	12q13	wie CMD ohne Merosin-defizienz, bisher nur einzelne Patienten mit Integrin α7-Mangel beschrieben
*253800	Kongenitale Muskeldystrophie Fukuyama	FCMD (Fukutin)	AR	9q31-q33	partielle Merosindefizienz (sekundär), Mikropolygyrie. Insertion bei 87 % der betroffe-nen Chromosomen nachweisbar (nur in Japan), kaukasische Patienten sind meist compound-heterozygot für Punktmutation und Insertion
*602771	Kongenitale Muskeldystrophie mit Rigid-Spine-Syndrom	RSMD-1	AR	1p35-36	keine Merosindefizienz, Kontrakturen ab Kindheit, Rigid-Spine-Syndrom in der 2. Lebensdekade

OMIM-Nummer	Erbkrankheit	Symbol (Genprodukt)	Erb-gang	Genort	Diagnostische Hinweise
Kardiomyopathien					
Familiäre hypertrophe Kardiomyopathien					
#192600/ *160760 #1025 40	Familiäre hypertrophe Kardiomyopathie 1	CMH1, MYH7 (schwere Kette des kardialen Myosins) ACTC (kardiales α-Aktin)	AD	14q11.2 15q14	Nachweis von Mutationen bei ca. 40 % der Fälle von CMH1 im MYH7-Gen; Kopplungs- bzw. Mutationsanalysen besonders in kleinen Familien bzw. sporadischen Fällen aufwendig
#115195/ *191045	Familiäre hypertrophe Kardiomyopathie 2	CMH2 (=TNNT2) (kardiales Troponin T)	AD	1q32	
#115196/ *191010 #192600	Familiäre hypertrophe Kardiomyopathie 3	CMH3 (=TPM1) (α-Tropomyosin)	AD	15q22	
#115197/ *600958	Familiäre hypertrophe Kardiomyopathie 4	CMH4 (=MyBP-C) (kardiales Myosinbindendes Protein-C)	AD	11p11.2	
115198	Familiäre hypertrophe Kardiomyopathie 5	CMH5	AD	?	
*600858	Familiäre hypertrophe Kardiomyopathie 6 mit Wolff-Parkinson-White-Syndrom	CMH6	AD	7q3	
*191044	Familiäre hypertrophe Kardiomyopathie 7	CMH7 (=TNNI3) (kardiales Troponin 1)	AD	19p12-q13	
*160790	Familiäre hypertrophe Kardiomyopathie 8	CMH8 (=MYL3) (essenzielle leichte Peptidkette des Myosins)	AD	3p21	2 Mutationen beschrieben, identisch mit hypertropher, Kardiomyopathie, mittel-links ventrikulärer Kammertyp; Typ 1
*188840	Familiäre hypertrophe Kardiomyopathie 9	CMH9 (=TTN) (Titin)	AD	2q24.3	ein Fall beschrieben

201

OMIM-Nummer	Erbkrankheit	Symbol (Genprodukt)	Erb-gang	Genort	Diagnostische Hinweise
*160781	Hypertrophe Kardiomyopathie mittel-links ventrikulärer Kammertyp; Typ 2	MYL2 (regulatorische leichte Peptid-kette des Myosins)	AD	12q23-q24	3 Mutationen beschrieben

Familiäre dilatative Kardiomyopathien
(sehr heterogenes Krankheitsbild, bisherige Genlokalisationen in der Regel ohne praktische diagnostische Konsequenzen)

OMIM-Nummer	Erbkrankheit	Symbol (Genprodukt)	Erb-gang	Genort	Diagnostische Hinweise
#115200 *1500330	Dilatative Kardio-myopathie 1A	CMD1A (=CDCD1) LMNA (Lamin A/C)	AD	1q21	Mutationen im Lamin A/C-Gen sowie im MYH7 und im TNNT2-Gen beschrieben
*160760 *191045		MYH7 TNNT2		14q12 1q32	
*600884	Dilatative Kardio-myopathie 1B	CMD1B (CMPD1)	AD	9q13	
*601493	Dilatative Kardio-myopathie 1C	CMD1C	AD	10q21-23	
*601494	Dilatative Kardio-myopathie 1D	CMD1D	AD	1q32	
*601154	Dilatative Kardio-myopathie 2 mit Herzreiz-leitungsdefekt	CDCD2	AD	3p25	
*602067	Dilatative Kardio-myopathie 3 mit Herzreiz-leitungsdefekt und Muskel-dystrophie	CDCD3	AD	6q23	siehe auch LGMD1D
#300069/ *302060	Dilatative Kardio-myopathie 3A (CMO3A)	EFE2/G4.5 (Tafazzin)	XR	Xq28	identisches Gen wie beim Barth-Syndrom
*302060	Barth-Syndrom	EFE2/G4.5 (Tafazzin)	XR	Xq28	Nachweis von Mutationen im EFE2-Gen (Endocardfibro-elastose-2-Gen) mit Neutropenie und abnormalen Mitochondrien
*102540	Idiopathische dilatative Kardiomyopathie	ACTC (kardiales α-Aktin)	AD	15q14	Mutationen im kardialen Aktin-Gen
*310200	X-chromosomale dilatative Kardiomyopathie	DYS (Dystrophin)	XR	Xp21	Mutationen im Dystrophin-Gen

OMIM-Nummer	Erbkrankheit	Symbol (Genprodukt)	Erb-gang	Genort	Diagnostische Hinweise
Myotone Erkrankungen (ohne Ionenkanalerkrankungen)					
*160900	Myotone Dystrophie (Curschmann-Steinert)	DM (Myotonin-Protein-Kinase) ?	AD	19q13	Mutationsnachweis (CTG-Repeat über 50)
*602668/ *600109	Myotone Dystrophie Typ 2/ Proximale myotone Myopathie (PROMM)	DM2	AD	3q	nur klinisch diagnostizierbar (wahrscheinlich identisch mit PROMM); PROMM ist heterogen
*600332	Rippling Muskelerkrankung	RMD1	AD	1q41	praktisch nur klinisch diagnosti-zierbar, genetisch heterogen
*255800	Schwartz-Jampel-Syndrom	SJS	AR	1p36.1	praktisch nur klinisch diagnosti-zierbar, genetisch heterogen
#601003/ *108730	Brody-Myopathie	SERCA1 $Ca^{2+}ATPase$ des sarko-plasmatischen Retikulums	AR	16p12	praktisch nur klinisch diagnostizierbar; Mutationen bekannt
Muskuläre Ionenkanalerkrankungen					
Chloridkanal					
#160800/ *118425	Myotonia congenita (Thomson)	CLC1 (Chloridionen-Kanal)	AD	7q35	Punktmutationen im CLC1-Gen
#255700/ *118425	Generalisierte Myotonie (Becker)	CLC1 (Chloridionen-Kanal)	AR	7q35	
Natriumkanal					
#170500/ *60397	Hyperkalämische periodische Lähmung	SCN4A (Natriumionen-Kanal α-Untereinheit)	AD	17q23.1-q25.3	Punktmutationen im SCN4A-Gen
#168300/ *60397	Paramyotonia congenita (Eulenburg)	SCN4A (Natriumionen-Kanal α-Untereinheit)	AD	17q23.1-q25.3	
#600304/ #60397	Kaliumsensitive Myotonie (hypokalämische periodische Lähmung Typ II)	SCN4A (Natriumionen-kanal α-Unter-einheit)	AD	17q23.1-q25.3	

OMIM-Nummer	Erbkrankheit	Symbol (Genprodukt)	Erb-gang	Genort	Diagnostische Hinweise
Kalziumkanal					
#170400/ *114208	Hypokalämische periodische Lähmung Typ I	CACNL1A3 (Kalziumionen-kanal, Dihydropyridin-Rezeptor)	AD	1q31-q32	Punktmutationen im CACNL1A3-Gen; heterogen eine französische Familie koppelt nicht zu 1q31-q32
#108500/ #601011	Episodische Ataxie Typ 2 (Azetazol-amidabhängige paroxysmale zerebelläre Ataxie)	EA2 (= CACNL1A4) (Kalzium-Kanal)	AD	19p13	siehe auch SCA6; allelisch mit der familiären hemiplegischen Migräne
Kaliumkanal					
#160120/ 176260	Episodische Ataxie/ Myokymie/hereditäre Neuromyotomie	EA1 (= KCNA1)	AD	12p13	

Maligne Hyperthermie

OMIM-Nummer	Erbkrankheit	Symbol (Genprodukt)	Erb-gang	Genort	Diagnostische Hinweise
#145600/ *180901	Maligne Hyperthermie 1	MHS1 (= RYR1) (Ryanodin-Rezeptor)	AD	19q13.1	ca. 50 % aller Fälle MHS1, da-von etwa 40 % mit verschiedenen Mutationen im RYR1-Gen; Nachweis über In-vitro-Kontraktionstest im Muskel
*154275	Maligne Hyperthermie 2	MHS2 (evtl. SCN4A)	AD	17q11.2-q24	?, bedarf der Bestätigung; Nach-weis über In-vitro-Kontraktions-test im Muskel
*154276	Maligne Hyperthermie 3	MHS3 (evtl. CACNL2A)	AD	7q21-q22	bisher nur in 1 Familie; Nach-weis über In-vitro-Kontraktions-test im Muskel
*600467	Maligne Hyperthermie 4	MHS4	AD	3q13.1	bisher nur in 1 Familie; Nach-weis über In-vitro-Kontraktions-test im Muskel
#601887/ *114208	Maligne Hyperthermie 5	MHS5/ CACNL1A3 (Calciumkanal, Dihydropyridin-Rezeptor)	AD	1q31-q32	bisher nur in 1 Familie; Nach-weis über In-vitro-Kontraktions-test im Muskel
*601888	Maligne Hyperthermie 6	MHS6	AD	5p	bisher nur in 1 Familie; Nach-weis über In-vitro-Kontraktions-test im Muskel

OMIM-Nummer	Erbkrankheit	Symbol (Genprodukt)	Erb-gang	Genort	Diagnostische Hinweise
Kongenitale myasthene Syndrome (CMS)					
*100690/ *100710/ *100725	Postsynaptische CMS (Slow- und Fast-Channel-Syndrome durch Mangel an Acetylcholin-Rezeptoren)	CHRNA CHRNB1 CHRNE (Untereinheiten des ACh-Rezeptors)	AD AD AD/ AR	2q24-32 17p11-12 17p13	erbliche Formen der Myasthenie nehmen nur einen Anteil von 1-4 % ein; aufgrund erheblicher Heterogenie ist die molekular-genetische Diagnostik für die Praxis nur selten von Bedeutung Diagn. Klassifikation nach elektrophysiologischen Be-funden, Anti-AchR-Antikörper neg., Reaktion auf ChE-Hemmer
*254210	Familiäre infantile Myasthenie	FIMG (Synaptobrevin)	AR	17pter	s. kongenitale Myasthenie-Syndrome
*603034	Synaptisches CMS Endplatten-ACh-Esterase-Mangel	EAD (COLQ = Collagen Q)	AR	3p24.2	Mutationen im COLQ-Gen nachweisbar; keine Besserung unter ChE-Hemmer

OMIM-Nummer	Erbkrankheit	Symbol (Genprodukte)	Erb-gang	Genort	Diagnostische Hinweise
Spinale Muskelatrophien (SMA) und Amyotrophe Lateralsklerose					
*158590	Dominante SMA	SMAD	AD	?	möglicherweise genetisch heterogen (juvenile und adulte Formen)
#105400/ *147450	Familiäre Amyotrophe Lateralsklerose	ALS (=SOD1) (Cu/Zn Superoxid-Dismutase)	AD/ AR	21q22	familiäre Häufung bei 10 % der Fälle, Mutationsnachweis bei ca. 20 % der autosomal dominanten Familien; selten Nachweis der Mutationen bei sporadischen Fällen als Neumutationen; verminderte Penetranz (ca. 80 %); verminderte Enzymaktivität; einzelne SODI-Mutationen führen im homozygoten Zustand (= a.r. Vererbung) zur Krankheit
*205100	Juvenile ALS	ALS2 ALS5	AR	2q33 15q15-q22	bisher einzelne Familien beschrieben
#253300/ *600354/ *600355	Spinale Muskel-atrophie Typ 1 (Werdnig-Hofmann)	SMA/survival motor neuron protein (SMN)	AR	5q12.2-q13.3	in Abhängigkeit von der Schwere in ca. 85-98% Nachweis der homozygoten Deletion der telomerischen Kopie des SMN-Gens, die bei klinischem Verdacht die Diagnose sichert; Punktmutationen des SMN-Gens nur bei wenigen Prozent mit typischer Klinik
#253550/ *600354/ *600355	SMA Typ 2 (intermediäre Form)				
#253400/ *600354/ *600355	SMA Typ 3 (Kugelberg-Welander)				
*604320	SMA mit Zwerch-fellparese (dia-phragmale SMA)	SMARD	AR	11q13-q21	im Gegensatz zur klassischen proximalen SMA ist die diaphragmale SMA mehr distal betont
*600794	Distale SMA	SMADI	AD	7p	Betonung der oberen Extremität
#313200/ *313700	Bulbospinale Muskelatrophie (Kennedy)	SBMA (Androgen-rezeptor)	XR	Xq13.1	Mutationsnachweis (CAG-Repeat über 40) im Androgenrezeptor-Gen

OMIM-Nummer	Erbkrankheit	Symbol (Genprodukt)	Erb-gang	Genort	Diagnostische Hinweise

Hereditäre-motorisch-sensible Neuropathien, HMSN
Demyelinisierende Neuropathien

OMIM-Nummer	Erbkrankheit	Symbol (Genprodukt)	Erb-gang	Genort	Diagnostische Hinweise
#118220/ *601097	Charcot-Marie Tooth-Syndrom Typ 1A	CMT1A/PMP22 (peripheres Myeloprotein 22)	AD	17p11.2	in der Regel reduzierte NLG von < 38 m/s (N. medianus), Duplikation 17p11 (1,5 Mb) diagnostisch beweisend (80 - 90 % der familiären Fälle und bei 70 % aller Patienten mit demyelinisierender Neuropathie), Hörstörungen möglich
#118200/ *159440	Charcot-Marie Tooth-Syndrom Typ 1B	CMT1B/PMP0/ MPZ (peripheres Myeloprotein 0)	AD	1q22	klinisch siehe CMT1A; Punktmutationen im MPZ-Gen bei 10 - 15 % der Nicht-CMT1A-Fälle nachweisbar
*601098 *605253	Charcot-Marie Tooth-Syndrom Typ 1C CMT Typ 4E	CMT1C/EGR2 (early growth response 2-Gen)	AD/ AR	10q21-22	klinisch wie CMT1 oder kongenitale Hypomyelinisierung, vereinzelt Mutationen im EGR2-Gen beschrieben
#145900/ *601097/ *159440	Charcot-Marie Tooth-Syndrom Typ 3 (Dejerine Sottas Syndrom)	CMT3/PMP22/ PMP0/MPZ/ EGR2	AD/ AR	17q11 1q21 10q21-22	schwerer Verlauf mit deutlich reduzierter NLG (< 10 m/s), in Einzelfällen Mutationen im PMP22-, MPZ- oder EGR2-Gen beschrieben
*214400	Charcot-Marie Tooth-Syndrom Typ 4A	CMT4A	AR	8q13-q21	schwerer Verlauf, Beginn in den ersten Lebensjahren, Hypomyelinisierung; tunesische Familien
*601382	Charcot-Marie Tooth-Syndrom Typ 4B	CMT4B1 (=MTMR2)	AR	11q23	schwerer Verlauf mit frühem Beginn; italienische Familien; histologisch fokal gefaltete Myelinscheiden
*604563	Charcot-Marie-Syndrom Typ 4B	CMT4B2	AR	11p15	schwerer Verlauf mit frühem Beginn, italienische Familien; histologisch fokal gefaltete Myelinscheiden
*601596	Charcot-Marie-Tooth-Syndrom Typ 4C	CMT4C	AR	5q23-q33	demyelinisierende Neuropathie; algerische Familien
*601455	Charcot-Marie-Tooth-Syndrom Typ 4D (Typ Lom)	CMT4D (NDRG1)	AR	8q24	demyelinisierende Neuropathie mit Taubheit in bulgarischen Roma-Familien

OMIM-Nummer	Erbkrankheit	Symbol (Genprodukt)	Erb-gang	Genort	Diagnostische Hinweise
*605260	Charcot-Marie-Tooth-Syndrom Typ 4F	CMT4F	AR	19q13	libanesische Familie
#302800/ *304040	X-chromosomale CMT	CMTX1 (Connexin 32)	XD	Xq13	klinisch wie CMT1A, Mutations-nachweis bei ca. 85 % der CMTX-Fälle (Screening positiv bei 25-30 % der männlichen Nicht-CMT1A-Patienten), Hör-störungen möglich, Überträge-rinnen sind klinisch manifest
*302801	X-chromosomale CMT 2	CMTX2	XR	Xp22.2	Überträgerinnen zeigen keine Symptome, keine Mutations-analyse
*302802	X-chromosomale CMT 3	CMTX3	XR	Xq24-26	Überträgerinnen zeigen keine Symptome, keine Mutations-analyse
#162500/ *601097	Tomakulöse Neuropathie (Hereditäre Neuro-pathie mit Druck-empfindlichkeit, HNPP)	PMP22 (peripheres Myeloprotein 22)	AD	17q11.2	Deletionen im PMP22-Gen nachweisbar (65-90 % der familiären und 75-80 % der isolierten Fälle)
Axonale Neuropathien					
*118210	Charcot-Marie Tooth-Syndrom Typ 2A	CMT2A	AD	1p35-p36	axonale Neuropathie, NLG normal oder nur leicht verringert, keine molekulargenetische Diagnostik
*600882	Charcot-Marie Tooth-Syndrom Typ 2B	CMT2B	AD	3q13-q22	vorherrschend sensible Neuropathie
*158580	Charcot-Marie Tooth-Syndrom Typ 2C	CMT2C	AR	1q21	bisher in einer marokkanischen Familie
*601472	Charcot-Marie Tooth-Syndrom Typ 2D	CMT2D	AD	7p14	wie CMT2A

OMIM-Nummer	Erbkrankheit	Symbol (Genprodukt)	Erb-gang	Genort	Diagnostische Hinweise

Hereditäre Ataxien

OMIM-Nummer	Erbkrankheit	Symbol (Genprodukt)	Erb-gang	Genort	Diagnostische Hinweise
#164400/ *601556	Spinocerebelläre Ataxie (SCA) Typ 1	SCA1 (Ataxin-1)	AD	6p23	Mutationsnachweis (CAG-Repeat: N > 40); ca. 9 % der deutschen Ataxie-Familien
#183090/ *601517	SCA Typ 2	SCA2 (Ataxin-2)	AD	12q24.1	Mutationsnachweis (CAG-Repeat: N > 34); ca. 10 % der deutschen Ataxie-Familien
*109150	SCA Typ 3 (Machado-Joseph-Erkrankungen)	SCA3/MJD	AD	14q24.3-q31	Mutationsnachweis (CAG-Repeat: N > 67); ca. 42 % der deutschen Ataxie-Familien
*600223	SCA Typ 4	SCA4	AD	16q22.1	derzeit kein Mutationsnachweis möglich
*600224	SCA Typ 5	SCA5	AD	11p11-q11	derzeit kein Mutationsnachweis möglich
#183086/ *601011	SCA Typ 6	SCA6/ CACNL1A4 (Calciumionen-Kanal)	AD	19p13	Mutationsnachweis (CAG-Repeat: N > 22); ca. 22 % der deutschen Ataxie-Familien
*164500	SCA Typ 7 mit Makuladystrophie	SCA7	AD	3p12-p21	Mutationsnachweis (CAG-Repeat: N > 38)
*603680	SCA Typ 8	SCA8	AD	13q21	Einzelfamilie
*603516	SCA Typ 10	SCA10	AD	22q13	Mutationsnachweis (ATTCT-Repeat: N > 22)
*604432	SCA Typ 11	SCA11	AD	15q14-q21.3	zwei britische Familien
#604326/ *604325	SCA Typ 12	Untereinheit der Protein-Phosphatase PP2A	AD	5q31-q33	sehr selten, Mutationsnachweis (CAG-Repeats)
*229300	Friedreichsche Ataxie	FA (Frataxin)	AR	9cen-q21	Mutationsnachweis (GAA-Repeat: N > 200), seltener Punktmutationen
#277460/ *600415	Friedreichsche Ataxie mit Vitamin E-Mangel	AVED (TTP) (α-Tocopherol-transfer-Protein)	AR	8q13.1-q13.3	Mutationsnachweis
*208900	Ataxia teleangiectasia	AT	AR	11q23	Nachweis von diversen Punktmutationen
#270550/ *604490	Spastische Ataxie Typ Charlevoix-Saguenay	SACS (Sacsin)	AR	13q12	Mutationsnachweis

OMIM-Nummer	Erbkrankheit	Symbol (Genprodukt)	Erb-gang	Genort	Diagnostische Hinweise
\multicolumn{6}{l}{Metabolische Erkrankungen}					

Metabolische Erkrankungen

OMIM-Nummer	Erbkrankheit	Symbol (Genprodukt)	Erb-gang	Genort	Diagnostische Hinweise
*232300	Glykogenose Typ II (Pompe)	GAA (1,4-Glukosidase) (saure Maltase)	AR	17q23	Nachweis der Enzymdefizienz in Biopsie oder Lymphozyten; Mutationsanalyse möglich
*232600	Glykogenose Typ V (McArdle)	PYGM (Muskel-phosphorylase)	AR	11q13	histochemische Diagnose; Mutationsanalyse prinzipiell möglich
*232800	Glykogenose Typ VII (Tarui)	PFKM (Muskel-phospho-fruktokinase)	AR	12q13.3	biochemischer Nachweis; Mutationsanalyse prinzipiell möglich
*311800	Glykogenose Typ IX	PGK1 (Phospho-glyzeratkinase)	XR	Xq13	biochemischer Nachweis; Mutationsanalyse prinzipiell möglich
*261670	Glykogenose Typ X	PGAM2 (Muskel-Phosphoglyzerat-mutase)	AR	7p12	biochemischer Nachweis; Mutationsanalyse prinzipiell möglich
*150000	Glykogenose Typ XI	LDHA (Laktatdehydro-genase)	AR	11p15	biochemischer Nachweis; Mutationsanalyse prinzipiell möglich
*231680	Glutarazidurie Typ II A	ETFA (Electron-transf.-Flavoprotein - α-Untereinheit)	AR	15q23	Formen klinisch nicht differen-zierbar, Diagnosestellung durch Nachweis der Glutarazidurie
*130410	Glutarazidurie Typ II B	ETFB (Electron-transf.-Flavoprotein - β-Untereinheit)	AR	19q13	Mutationsanalyse prinzipiell möglich
*231675	Glutarazidurie Typ II C	ETF=Q0 (Ubiquino-Oxidoreduktase)	AR	4q32	
*201470	Mangel an kurzkettigen Acyl-CoA-Dehydrogenase	SCAD (kurzkettige Acyl-CoA-Dehydrogenase)	AR	12q22-qter	biochemischer Nachweis; Mutationsanalyse prinzipiell möglich
*201450	Mangel an mittelkettiger Acyl-CoA-Dehydrogenase	MCAD (mittelkettige Acyl-CoA-Dehydrogenase)	AR	1p31	biochemischer Nachweis; Mutationsanalyse prinzipiell möglich

OMIM-Nummer	Erbkrankheit	Symbol (Genprodukt)	Erb-gang	Genort	Diagnostische Hinweise
*201460	Mangel an langkettiger Acyl-CoA-Dehydrogenase	LCAD (langkettige Acyl-CoA-Dehydrogenase)	AR	2q34	biochemischer Nachweis; Mutationsanalyse prinzipiell möglich
*201475	Mangel an überlangkettiger Acyl-CoA-Dehydrogenase	VLCAD (überlang-kettige Acyl-CoA-Dehydrogenase)	AR	12q22-qter	biochemischer Nachweis; Mutationsanalyse prinzipiell möglich
*25510/ *600650	Carnitin-Palmityltrans-ferase (II)-Mangel	CPT2 (Carnitin-Palmityl-transferase II)	AR	1p32	biochemischer Nachweis
#212140/ *603377	Systemischer Carnitinmangel	OCTN2 (plasmazelluläre Carnitin-transportase)	AR	5q33.1	verminderte Carnitin-Konzentration in unter-schiedlichen Geweben
*300100	Adrenoleuko-dystrophie	ALD (ALD-Protein)	XR	Xq28	biochemisch durch Nachweis von VLCFA (very long-chain fatty acids C26/C22) in Plasma und/oder kultivierten Fibro-blasten; Mutationsanalyse möglich